供医学相关专业本科生使用

临床
体外诊断设备教程

主审　周亚峰

主编　张卫国　韩清珍　江　淼

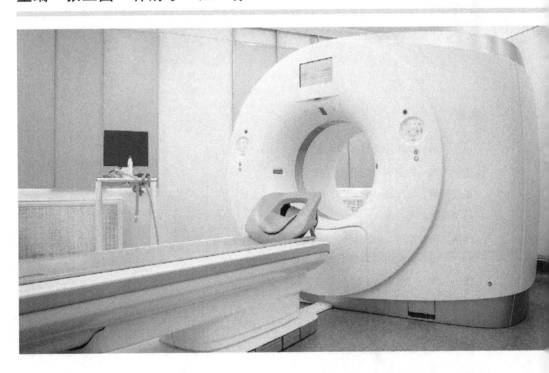

苏州大学出版社
Soochow University Press

图书在版编目(CIP)数据

临床体外诊断设备教程 / 张卫国,韩清珍,江淼主
编. --苏州 :苏州大学出版社,2023.12
ISBN 978-7-5672-4649-2

Ⅰ. ①临… Ⅱ. ①张… ②韩… ③江… Ⅲ. ①医疗器
械-教材 Ⅳ. ①R197.39

中国国家版本馆 CIP 数据核字(2023)第 244649 号

书　　名：临床体外诊断设备教程

主　　编：张卫国　韩清珍　江　淼

责任编辑：赵晓嬿

装帧设计：刘　俊

出版发行：苏州大学出版社(Soochow University Press)

社　　址：苏州市十梓街 1 号　邮编：215006

印　　刷：广东虎彩云印刷有限公司印装

邮购热线：0512-67480030

销售热线：0512-67481020

开　　本：787 mm×1 092 mm　1/16　印张：15.5　字数：368 千

版　　次：2023 年 12 月第 1 版

印　　次：2023 年 12 月第 1 次印刷

书　　号：ISBN 978-7-5672-4649-2

定　　价：55.00 元

若有印装错误,本社负责调换
苏州大学出版社营销部　电话：0512-67481020
苏州大学出版社网址　http://www.sudapress.com
苏州大学出版社邮箱　sdcbs@suda.edu.cn

编写组名单

主　审：周亚峰

主　编：张卫国　韩清珍　江　淼

编　者：（按姓氏笔画排序）

王　琳　王　燕　王一斐　卜思涵

孙　瑞　孙利港　严　雨　李　益

李　瑾　李晓然　吴　梦　何雅欣

张贝贝　张家亮　陈　平　陈　实

陈莉莉　林　科　周楚淦　柳杰毅

钱思程　徐　业　徐成钰　高　倩

郭小榕　郭紫怡　黄　瑜　谢铠何

临床体外诊断相关设备如同鹰隼，始终执着捕捉病症的踪迹。近年来，体外诊断设备的迅速发展，将体外诊断带入精准诊断时代，其在疾病诊断、治疗和监测中扮演着越来越重要的角色。各种先进仪器的出现不断实现相应领域的技术突破。二代测序技术帮助临床医学在肿瘤领域真正实现个性化诊疗，在感染性疾病诊疗领域实现了病原体一网打尽式的高效检测；X线、CT、MRI等医学影像检查因其无创、高效、直观等特点已成为临床科室进行疾病筛查和辅助诊治最重要的手段之一，时刻朝着"精准医疗"的目标不断前进，精益求精。精准时代先进仪器的发展，是临床医学、物理学、生物化学、设备制造等各个学科相互融合的共同产物。为适应新形势下对医学生培养和临床实践的需求，越来越多的高校和医院要求学生不仅要掌握基础医学知识，而且必须具有扎实的实验操作技能，理解实验设备的基本原理和发展动向，了解新技术、新方法的创造过程，以适应体外诊断技术未来日新月异的发展。具有丰富临床工作和教学经验的医学影像学、临床检验诊断学及其他临床医学相关人员，共同编写了本教程。

《临床体外诊断设备教程》主要供医学影像学、医学检验技术、临床医学、儿科学、口腔医学等专业或方向的本科生教学使用。临床体外诊断学是医学生的必修专业课程，体外诊断设备是临床体外诊断不可缺少的利器。本教程为了满足广大医学生使用的通用性，配合临床体外诊断课程教学，综合主要的体外诊断设备，从其发展简史、基本原理和构造、临床应用、发展方向等方面进行编写。各位从事本行业的具有丰富经验的编者，以简明易懂的语言讲述体外诊断设备的相关知识，有助于医学生综合对照和理解不同体外诊断技术并融会贯通，激发自身的创造性。

目录 *MU LU*

第一章　临床血液学检验仪器与技术

血液是流动在人的血管和心脏中的一种红色不透明的黏稠液体，由血浆和血细胞组成。在人体生理上，血液具有运输营养、清除废物、促进凝血、维持人体内环境平衡和免疫调节等功能。检测分析血液成分能为临床医生对疾病的辅助诊断、治疗、疗效判断及预后提供重要参考依据。临床血液学检验仪器就是利用血液检验相关技术检测血液成分最常用的仪器，也是临床实验室最基本的分析仪器，主要包括血细胞分析仪和凝血分析仪。本章将重点介绍这些分析仪的发展简史、仪器分类、检测原理、基本结构、主要参数和临床应用等内容。

第一节　血细胞分析仪

血细胞分析仪（blood cell analyzer，BCA）又被称为血细胞自动计数仪（automated blood cell counter，ABCC）、血液自动分析仪（automated hematology analyzer，AHA）等，用于检测和分析人体血液样本中的各种细胞类型和参数，是现代临床实验室中最常见的设备之一。血细胞分析仪通过自动化的流式细胞技术，可以快速、准确地计算血液样本中的血细胞数量、大小、形态等各种参数。

一、血细胞分析仪的发展简史

传统的血液学检查方法是显微镜手工计数法。该法的检查结果如血细胞计数和白细胞分类等的准确性、可靠性受到一定主观因素影响，且检验人员费时费力。

1947年，美国科学家库尔特（W. H. Coulter）发明了用电阻抗法计数微粒子的技术。1956年他又将这一技术应用于血细胞计数，并获得成功。其原理是根据血细胞非传导的性质，将电解质溶液悬浮颗粒在通过计数小孔时引起的电阻变化进行放大，再通过阈值调节、甄别和整形，最后送入计数系统计数和体积测定，这种方法称为电阻抗法或库尔特原理。

20世纪60年代末，血细胞分析仪除可进行血细胞计数外，还可以同时测定血红蛋白（HGB）含量。

20世纪70年代，计算机技术快速发展，将血小板计数的烦琐程序（手工分离富血小板血浆后再进行血小板计数）改进成血小板与红细胞同时计数。

20世纪80年代，血细胞分析仪发展迅速，在八项检测的基础上加上红细胞指数、三个直方图的报告，不仅可以明确是否贫血，而且可对贫血的类型和原因进行分析；血小板参数对止血和血栓疾病的诊断及一些疾病的疗效观察有重要价值。白细胞三分群血细胞分析仪也被开发出来。

20 世纪 90 年代，研究人员开发出五分类和可对网织红细胞进行计数的血细胞分析仪，同时将激光、射频、化学染色计数应用于细胞检测，研发出更成熟的血细胞分析流水线。

二、血细胞分析仪的分类

1. 按自动化程度分类　可分为半自动、全自动和流水线三类。

2. 按检测原理分类　可分为电阻抗型、激光型、光电型等。

3. 按白细胞分类的方法分类　可分为两分群、三分群、五分类、五分类+网织红细胞等类型。

4. 按品牌及原理分类

（1）BECKMEN COULTE：体积、电导和光散射（VCS）技术；

（2）ABBOTT：多角度偏振光散射（MAPSS）法；

（3）ADVIA：过氧化物酶（POX）染色法；

（4）SYSMEX：核酸荧光染色法；

（5）Mindray：激光散射+细胞化学染色法；

（6）其他。

三、血细胞分析仪的检测原理及技术

（一）血细胞分析仪电学检测原理及技术

1. 电阻抗法　电阻抗法的基础是库尔特原理。仪器的小孔管有内外两个电极，当注入等渗缓冲液并加载低频直流电（direct current，DC）后，内、外电极与缓冲液即构成电流回路。当细胞悬液经负压吸引通过小孔管上的宝石计数小孔时，由于血细胞具有相对非导电的特性，其会使电路中小孔感应区内的电阻突然增大，引起瞬间电压变化而形成脉冲信号。脉冲信号的强弱反映细胞体积的大小，脉冲信号的多少反映细胞的数量。这些脉冲信号经过放大、阈值调节、甄别、整形、计数及自动控制保护系统，完成对血细胞的计数和体积测定。电阻抗法是三分群血细胞分析仪的核心技术，可准确测出细胞（或类似颗粒）的大小和数量。电阻抗法还与其他检测技术组合应用于五分类血细胞分析仪中。

2. 射频电导法　高频电流能通过细胞膜，用高频电磁探针渗入细胞膜脂质层测定细胞膜的电导性，并可提供细胞内部化学成分、胞核和胞质（如比例）、颗粒成分（如大小和密度）等特征性信息。电导性特别有利于鉴别体积相同而内部结构不同的细胞（或具有相似体积的颗粒）。

（二）血细胞分析仪光（化）学检测原理及技术

1. 激光散射法　将稀释、染色（化学染色或核酸荧光染色）、球形化的细胞悬液注入鞘液流中央，单个细胞沿着悬液和鞘液流两股液流整齐单个排列，以恒定流速定向通过检测区，即鞘流技术。细胞（或颗粒）通过激光束时，因其本身具有某些特征（如体积、染色程度、细胞内容物大小及含量、细胞核密度等），故可阻挡激光束或改变激光束的方向，产生与其特征相应的各种角度的散射光。放置在石英毛细管周围不同角度的信号检测器（光电倍增管）可接收特征各异的散射光，不同散射光代表不同的细胞特征。

（1）低角度散射光（前向散射光）：反映细胞（或颗粒）的数量和表面积。

（2）高角度散射光（侧向散射光）：反映细胞内部颗粒、细胞核等的复杂性特征。

（3）散射荧光：激光照射采用荧光染料染色后的细胞（或颗粒）时，可产生不同波长的散射荧光而被特定检测器接收。

用于血细胞分析仪检测的染料分为荧光染料和非荧光染料。荧光染料有碱性槐黄、噻唑橙、噁嗪、聚亚甲基蓝、碘化丙啶等，主要用于核酸染色，被激光照射后产生荧光和散射光，如采用荧光染料和激光散射法原理进行网织红细胞计数。非荧光染料有亚甲基蓝（用于核酸染色）、氯唑黑 E（用于单核细胞、嗜酸性粒细胞、中性粒细胞颗粒和白细胞的膜结构染色）、过氧化物酶试剂等。

经过染色的细胞随鞘液流经激光检测区时，染色部分可发生光吸收现象，使光检测器接收到的散射光强度发生改变，从而区分细胞的种类（图 1-1）。

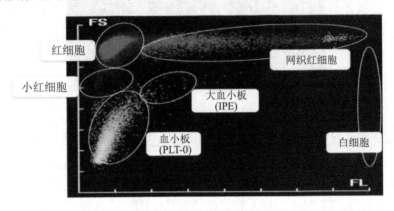

图 1-1　血细胞分析仪网织红细胞通道散点图

2. 分光光度法　主要用于血红蛋白测定。用于血红蛋白测定的溶血剂有两大类。① 改良氰化高铁血红蛋白溶血剂：稀释液含氰化物成分，测定波长为 540 nm。② 非氰化高铁血红蛋白溶血剂：稀释液不含氰化物成分，如 SLS-Hb 法，测定波长为 555 nm。经氰化高铁血红蛋白测定（HiCN）法校准后，既可达到与 HiCN 法相当的精密度和准确度，又可避免使用 HiCN 法的试剂对检验人员的潜在危害和对环境的污染。

（三）血细胞分析仪检测原理的综合运用

1. 体积、电导和光散射技术（VCS 技术）

（1）体积（V）：用低频电流准确分析细胞体积，体积是区分白细胞亚群一个很重要的参数，它能有效区分淋巴细胞和单核细胞。

（2）电导（C）：运用高频电磁探针检测细胞核及核质比的特性。细胞膜对高频电流具传导性，当电流通过细胞时，细胞核的化学组分使电流的传导产生变化，其变化量（RF）可以用来反映细胞内含物的信息。该参数可用来进一步区别体积类似的细胞，如淋巴细胞和嗜碱性粒细胞，它们由于细胞核特性不同而在传导性参数上有所区别。

（3）光散射（S）：运用一个氦氖激光源发出的单色激光扫描细胞，收集细胞在

100~700 nm 的散射光可提供关于细胞结构、形态的信息，这些信息可以很好地区分不同颗粒特性的细胞。

在白细胞检测通道中，红细胞被溶解，而白细胞接近自然状态。应用 VCS 技术可检测白细胞大小、结构特点等，并形成三维散点图（图 1-2）。目前，该技术也可用于网织红细胞和有核红细胞的计数。例如，在进行网织红细胞计数时，采用"透明剂"使红细胞内血红蛋白溢出形成"影细胞"，再用新亚甲基蓝对网织红细胞的 RNA 进行染色，然后采用 VCS 技术测定和分析网织红细胞。

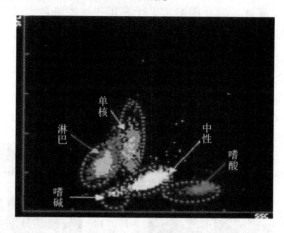

图 1-2　白细胞散点图

2. 电阻抗、射频、流式细胞术和核酸荧光染色方法

（1）4DIFF 通道：利用半导体激光流式细胞术、核酸荧光染色技术，先采用溶血剂完全溶解红细胞和血小板，此时白细胞的细胞膜仅部分溶解，再使聚亚甲基蓝核酸荧光染料进入白细胞内，使 DNA、RNA 和细胞器着色。因为荧光强度与细胞内核酸含量成比例，所以未成熟粒细胞、异常细胞荧光染色深，成熟白细胞荧光染色浅，从而得到 4DIFF 白细胞散点图。

（2）WBC/BASO 通道：在碱性溶血剂作用下，除嗜碱性粒细胞外的其他所有细胞均被溶解或萎缩，经流式细胞术计数，可得到白细胞/嗜碱性粒细胞百分率和绝对值及 WBC/BASO 散点图。

（3）未成熟髓细胞信息通道：采用射频、电阻抗和特殊试剂结合法。在细胞悬液中加硫化氨基酸，幼稚细胞膜脂质含量高，结合硫化氨基酸的量多于较成熟的细胞，对溶血剂有抵抗作用。加入溶血剂后，成熟细胞被溶解，只留下幼稚细胞和异型/异常淋巴细胞，检测报告显示百分率和绝对值，并提示核左移。

3. 激光散射与细胞化学方法　采用过氧化物酶染色通道，在白细胞通道加入溶血剂和 POX 染色剂，可计算粒细胞过氧化物酶指数（MPXI），得到嗜酸性粒细胞、中性粒细胞或单核细胞的相对 POX 活性。通过形成以 POX 分布强度为 X 轴、以细胞体积为 Y 轴的散点图，进行白细胞计数与分类。

4. 多角度偏振光激光散射方法　本法应用（氦氖）激光流式细胞术，分 4 个角度检测细胞：0°，反映细胞的大小、检测细胞的数量；7°，反映细胞内部结构及核染色质的复杂性；90°偏振光，反映细胞内部颗粒及细胞核分叶状况；90°去偏振光，"去偏振"是指垂直方向的激光光波运动随光散射结果而改变。若嗜酸性粒细胞颗粒丰富，可消除偏振光，以此与中性粒细胞相鉴别。

四、血细胞分析仪的基本结构

（一）机械系统

血细胞分析仪包括机械装置（进样针、分血器、稀释器、混匀器、定量装置等）和真空泵，用于样本的定量吸取、稀释、传送、混匀，以及将样本移入各种参数的检测区。机械系统还兼有清洗管道和排除废液的功能。

（二）电学系统

电学系统包括主电源、电子元器件、控温装置、自动真空泵电子控制系统，以及仪器的自动监控、故障报警和排除系统等。

（三）血细胞检测系统

常用的血细胞分析仪使用的检测系统可分为电阻抗检测系统和光散射检测系统两大类。

1. 电阻抗检测系统　此系统由检测器、放大器、甄别器、阈值调节器、检测计数系统和自动补偿装置组成。这类检测系统主要应用于二分群、三分群仪器中。

2. 流式光散射检测系统　此系统由激光光源、检测装置和检测器、放大器、甄别器、阈值调节器、检测计数系统和自动补偿装置组成。这类检测系统主要应用于五分类、五分类+网织红细胞仪器中。

3. 血红蛋白测定系统　此系统和分光光度计构造基本相同，由光源、透镜、滤光片、流动比色池和光电传感器等组成。

（四）计算机控制系统

计算机在血细胞分析仪中的广泛应用使其检测报告参数不断增加。微处理器（MPU）具有完整的计算机中央处理单元（CPU）的功能，包括算术逻辑部件（ALU）、寄存器、控制部件和内部总线四个部分。此外，计算机的组成部件还包括存储器、输入/输出电路。

五、血细胞分析仪的检测参数、临床应用及结果显示

（一）红细胞相关检验参数

红细胞是血液中重要的组成成分，主要功能是携带氧气到身体各个组织和器官，并将二氧化碳带回肺部排出体外，它们通过血液循环在体内运输氧气和二氧化碳。红细胞相关参数主要用于贫血等疾病的检测，血细胞分析仪中红细胞相关参数主要包括红细胞计数（red blood cell, RBC）［成年男性的正常范围为 $(4.5 \sim 5.5) \times 10^{12}/L$，成年女性的正常范围为 $(4.0 \sim 5.0) \times 10^{12}/L$］、血红蛋白浓度（hemoglobin, Hb）、红细胞比容（hematocrit, HCT）、红细胞平均体积（mean corpuscular volume, MCV）、红细胞平均血红蛋白含量（mean corpuscular hemoglobin, MCH）、红细胞平均血红蛋白浓度（mean corpuscular hemoglobin concentration, MCHC）、红细胞体积分布宽度（red blood cell distribution width，RDW）等。

（二）白细胞相关检验参数

白细胞在免疫系统中扮演着重要的角色，参与免疫防御、炎症应答和免疫记忆等生理功能。在临床上，白细胞可反映感染、炎症、自身免疫性疾病、血液病等临床意义。白细胞相关参数包括白细胞计数（white blood cell/leukocytes，WBC/LEU）[成人的正常范围为（4.0~10.0）×10^9/L，儿童的正常范围为（5.0~12.0）×10^9/L]、中性粒细胞（neutrophil，NE）、淋巴细胞（lymphocyte，LY）、单核细胞（monocyte，MO）、嗜酸性粒细胞（eosinophil，EO）、嗜碱性粒细胞（basophil，BA）等。

（三）血小板相关检验参数

血小板主要具有凝血、血管修复、参与炎症和免疫反应等生理功能。在临床上，血小板相关参数主要有凝血功能评估、血栓形成风险评估、血小板相关疾病的诊断和监测、抗血小板治疗监测等临床意义。血小板相关参数包括血小板计数（platelet，PLT）[成人的正常范围为（100~300）×10^9/L]、血小板平均体积（mean platelet volume，MPV）、血小板分布宽度（platelet distribution width，PDW）、血小板比容（plateletcrit，PCT）等。

六、血细胞分析仪的报警及结果复核

（一）报警

1. 血细胞分析仪的报警功能

① 筛检和报告正常检测结果，此时一般不出现任何报警。

② 在技术条件已成熟，被食品药品监督管理部门批准，并在仪器或实验室设定的检测项目规则内做出报告时，也可无报警。但在多数情况下仍出现报警，以提醒检验人员密切注意已经出现的异常。

③ 标本不能满足实验室预先设定的各项规则时，仪器必然出现报警，必须进行复查。检测结果出现报警，意味着其可靠性已经明显降低，在没有复查确认或有效解释之前，不能直接向临床签发检测结果报告。

2. 报警来源　报警来源主要包括检测结果超出实验室设定的检测项目参考区间、处于要求复查的状态、临床病理标本、标本异常干扰和人群变异。应高度重视标本异常干扰引起的报警。

3. 报警形式　报警形式有图形、符号和文字3种。仪器根据预先设定的检测数据、大小分布和图形等做出全面分析和判断，对可疑结果用文字或图的形式给出解释性、易于理解的报警信息，如用红色表示阳性、绿色表示阴性。出现"阳性"或"错误"提示，可能是由于标本异常所致，需要进一步复查。

4. 报警内容　报警内容由厂商和用户自定义，涉及检测对象的年龄和性别、参考区间、危急值、红细胞计数值、血小板计数值、白细胞计数和分类值、细胞形态及各种可疑的异常信息。

（二）结果复核

1. 结果复核的目的　在保证患者不会因错误报告或可导致误诊的结果（假阴性结

果）而承受风险的前提下，最大限度地减少不必要的复检（假阳性）的样本数量。

2. 血细胞分析仪复检规则　此规则是指实验室中使用血细胞分析仪进行血液分析时，对于某些异常结果的复检规定。复检规则的制订旨在确保实验结果的准确性和可靠性，并排除可能的人为误差。主要内容包括血细胞计数、血细胞形态、血细胞参数等。

七、血细胞分析仪的校准及质量控制

（一）血细胞分析仪的校准

校准品的来源和性能要求：校准品是用于校准血细胞分析仪的物质，应具有稳定且可溯源的特点，以保证检测结果的准确性。通常使用与仪器配套的商品化校准品。对于校准品定值的来源，应由新鲜全血经参考测量系统传递赋值，不应由前批号的校准品或其他厂商的校准品传递，血细胞分析仪相关参数检测的参考方法见表1-1。

表1-1　血细胞分析仪相关参数检测的参考方法

指标	参考方法
Hb（g/L）	ICSH（1995）：HiCN法和氰化高铁血红蛋白标准品
HCT（V/V）	ICSH（2001）：微量离心法
RBC（$\times 10^{12}$/L） WBC（$\times 10^{9}$/L）	ICSH（1994）：单通道、半自动颗粒计数仪红细胞、白细胞计数法
PLT（$\times 10^{9}$/L）	ICSH（2001）：流式细胞术间接血小板计数法
Ret（%）	ICSH/CLSI（2004）：流式细胞术和活体染色网织红细胞计数法
DLC	CLSI（2010）：白细胞分类计数（比例）法

注：1. Hb为血红蛋白浓度，HCT为红细胞比容，RBC为红细胞计数，WBC为白细胞计数，PLT为血小板计数，Ret为网织红细胞计数，DLC为白细胞分类计数。

2. ICSH为国际血液学标准委员会，CLSI为美国临床和实验室标准协会。

3. 原国家食品药品监督管理局于2008年发布、2010年实施的YYT 0701—2008号文件规定了血液分析仪用校准物（品）的主要指标和主要特征。

（二）血细胞分析仪的质量保证

血细胞分析仪检测结果的质量保证，要贯穿临床医生的申请，护士或检验人员采集标本，运输人员转运标本，检验人员接收标本、检测、复查确认、打印结果、发出报告，以及临床满意的全过程。其包括检测前、检测中和检测后三个阶段。

1. 检测前质量保证

① 合格的检验人员：a. 上岗前接受规范的培训；b. 掌握采用参考方法校正仪器检测参数的原则；c. 参加能力测试。

② 合适的检测环境。

③ 合格的血细胞分析仪。

④ 配套试剂。

⑤ 合格的检测标本。

2. 检测中质量保证

① 仪器启动：按照标准作业程序（SOP）的规定，在各种设备连接完好的基础上，才能开启仪器。

② 室内质控：所有检测结果的室内质控结果都可控。

③ 标本检测：吸样前必须采用混匀器法或人工法多次充分混匀标本。

④ 仪器清洁：应及时清洁被血液标本污染的部位。特别注意在关闭仪器后，清洁检测部件（如吸样针孔）和仪器外部，确保其通畅、洁净，并处理检测废液。

3. 检测后质量保证

① 实验室内结果分析。按国际实验室血液学技术创新研讨会（ISLH）的复查标准，并根据本实验室设定的规则，复查检测结果。

a. 分析有密切关联的参数之间的关系。例如，在 RBC、HCT 与 Hb 之间掌握 "3 规则"，即 RBC 计数×3＝Hb（g/dL）×3＝HCT（%）。临床允许误差为±3%。

b. 确定是否需要显微镜复查。复查的重点：一是检查血细胞形态，并注意可能存在的异常细胞和血液寄生虫；二是做白细胞分类计数，并估算显微镜油镜下细胞分布良好区域内的白细胞和血小板的数量，以验证血细胞计数的准确性。

② 结合临床情况做相关分析。

③ 定期征求临床对检验结果的评价。

④ 记录和报告难以解释的检测结果。对于难以解释的检测结果，必须记录并报告临床，这有助于积累实践经验，发现新的临床意义。

八、血细胞分析仪的发展展望

目前，新的技术、新的方法、新的思维、新的模式不断被引入血细胞分析仪的研发中，"技术新、功能多、操作易、速度快、精度高、结果准、标准化、信息化"是现代血细胞分析仪的主要趋势。血细胞分析仪为临床不同的需求提供了有效的血液细胞学检测参数，对疾病诊断与治疗有着重要的临床意义。

血细胞分析仪未来可能向以下几方面发展。

第一，数字图像分析或机器视觉技术进入血细胞形态学检验。所谓机器视觉技术，是采用机器代替人眼来做测量和判断。它具有与人类相似的视觉处理能力，可协助乃至代替人的工作。人工血细胞分析是凭经验对所见物进行识别，机器自动血细胞分析是靠程序建模进行判断，当被检测标本中的单个细胞通过检测核心系统时，仪器可高速拍出清晰的图像，然后通过数字识别技术进行"细胞分类"。如果识别符合实际结果，即可发出检验报告；如有不能识别的细胞，仪器可自动发出信息，提示进一步进行人工显微镜检查。这类流水线可大大降低血细胞分析的镜检率。

第二，利用单克隆抗体标记技术提高仪器识别细胞的能力。随着细胞化学和单克隆抗体技术的发展，以及流式细胞仪的普及应用，已有血细胞分析仪在进行血细胞计数的同时，可进行细胞免疫标志的分群，如 CD-4000 型血细胞分析仪可同时提供同一标本的血细胞各项参数及 CD3、CD4、CD8 各群淋巴细胞的数值。相信这种模式可促进其他细胞标记物的分析，如造血干细胞 CD34、血小板 CD62p 等。

第三，同机检测血细胞和血浆内生化学或免疫学指标。21 世纪初问世的 ABX-macro-CRP 血细胞分析仪，1 分钟内可报告 15 项血细胞指标，3 分钟内报告全血 CRP 的含量，对急症的鉴别诊断很有意义。这种理念将会为仪器提供很大的发展空间，如红细胞参数与铁蛋白检测、淋巴细胞参数与免疫球蛋白检测等，对疾病的诊断和鉴别诊断均具有一定的临床意义。

第四，机内"专家诊断系统"临床应用。随着基础医学和临床医学的发展，血细胞分析仪的功能不断拓展，检测参数不断增多。因此，需要不断地向临床医生介绍参数检测原理、分析方法和临床价值，满足这种需求的最佳途径就是在机内建立高水平的"专家诊断系统"。

第五，实现血细胞分析仪与标本前处理仪、生化分析仪、免疫分析仪之间更便捷的全自动流水线。通过增加信息化、网络化功能，仪器能够实施和监测标本检验的全程质量管理和过程控制。

第二节 凝血分析仪

全自动凝血分析仪（automated coagulation analyzer, ACA）主要用于评估和监测人体血液的凝血功能。它可以测量和分析血液样本中的凝血参数，以检测出血和凝血异常情况。通过凝血分析仪，临床实验室技术人员可以定量测量凝血系统的各项指标，包括凝血因子、凝血酶原时间（PT）、活化部分凝血活酶时间（APTT）、凝血酶时间（TT）、纤维蛋白原（FIB）、D-二聚体（D-Dimer）等。

一、凝血分析仪的发展简史

1910 年，科特曼（Kottman）发明了世界上最早的凝血仪，通过测定血液凝固时黏度的变化来反映血浆凝固时间。

1922 年，库马思（Kugelmass）用浊度计通过测定透射光的变化来反映血浆凝固时间。

1950 年，史尼特格（Schnitger）和格罗斯（Gross）发明了基于电流法的凝血仪。

20 世纪 60 年代，机械法凝血仪得到开发，出现了早期的平面磁珠法。

20 世纪 70 年代以后，机械、电子工业的发展使各种类型的全自动凝血仪先后问世。

20 世纪 80 年代，随着发色底物的出现及其在血液凝固检测方面的应用，使全自动凝血仪除了可以进行一般的筛选试验外，还可以进行凝血、抗凝和纤维蛋白溶解系统单个因子的检测，使抗凝、纤溶的检测成为可能。

20 世纪 80 年代末，双磁路磁珠法的发明给血栓与止血的检测带来新思路，其独特的设计原理使光学法检测中的一些影响因素在本类型的检测仪器上均不复存在。

20 世纪 90 年代，全自动凝血仪免疫通道的开发将各种检测方法融为一体，检测的项目更加全面，为血栓与止血的检测提供了新的手段。

二、凝血分析仪的分类

1. 按自动化程度分类　可分为半自动血凝仪、全自动血凝仪、全自动血凝检测流水线。

2. 按测量原理分类　可分为电流法血凝仪、超声分析法血凝仪、光学法血凝仪和磁珠法血凝仪。

三、凝血分析仪的检测原理

（一）凝固法

凝固法是通过检测血浆在凝血激活剂作用下一系列物理量（光、电、机械运动等方面的物理量）的变化，再由计算机分析所得数据并将之换算成最终结果的方法，所以也可将其称作生物物理法。

1. 电流法　利用纤维蛋白原无导电性而纤维蛋白具有导电性的特点，将待测样本作为电路的一部分，根据凝血过程中电路电流的变化来判断纤维蛋白的形成。由于该方法的不可靠性及单一性，其很快被更灵敏、更易扩展的光学法取代。

2. 光学法（比浊法）　根据血浆凝固过程中浊度的变化来测定凝血功能。根据待测样本在凝固过程中光的变化来确定检测终点。当向样本中加入凝血激活剂后，随着样本中纤维蛋白凝块的形成，样本的光强度逐步增加，仪器把这种光学变化描绘成凝固曲线，当样本完全凝固以后，光的强度不再变化。根据光学信号测量原理的不同，此法又可分为散射比浊法和透射比浊法两类。

散射比浊法中光源、样本与接收器成一定的角度，接收器得到的完全是浊度测量所需的散射光；而透射比浊法中光路为直线，接收器得到的是很强的透射光和较弱的散射光。因而，散射比浊法较优。

优点：灵敏度高、仪器结构简单、易于自动化。

缺点：样本的光学异常（溶血、黄疸、高脂血症）、测试杯的光洁度、加样时产生的气泡等都会成为测量结果的干扰因素。但从目前的发展来看，随着科学的进步，光学异常、加样气泡等都不会成为严重的干扰因素。

3. 磁珠法　早期的磁珠法是在检测杯中放入一粒磁珠，并使其与杯外一根铁磁金属杆紧贴呈直线状，标本凝固后，由于纤维蛋白的形成，磁珠发生移位而偏离金属杆，仪器据此检测出凝固终点。这种方法也可称为平面磁珠法。早期磁珠法能有效克服光学法中样品本底干扰问题，但存在灵敏度低等缺点。现代磁珠法出现在 20 世纪 80 年代末，90 年代初进入商品化。现代磁珠法被称为双磁路磁珠法。双磁路磁珠法的测试原理为：测试杯的两侧有一组驱动线圈，它们产生恒定的交变电磁场，使测试杯内特制的去磁小钢珠保持等幅振荡运动。加入凝血激活剂后，随着纤维蛋白的增多，血浆的黏稠度增加，小钢珠的运动幅度逐渐减弱，仪器根据另一组测量线圈感应小钢珠运动的变化，当小钢珠的运动幅度衰减到 50% 时确定凝固终点。

优点：不受溶血、黄疸、高脂血症标本及加样时产生的微量气泡等特异情况的干扰；试剂用量少；磁珠运动还有利于血浆和试剂的充分混匀。

缺点：磁珠的质量、杯壁的光滑程度等均会对测量结果造成影响。

4. 超声分析法　超声分析法是一种利用超声波测定血浆在体外凝固过程中发生变化的半定量方法。在血浆凝固分析过程中，以频率 2.0 ~ 2.7 MHz 的石英晶体传感器作为信号的发射器和接收器，当血浆样品加入试剂后，其凝固过程可使石英传感器的发射波发生变化，仪器记录和分析这些变化即可得到所测结果。超声分析法现在较少使用，主要用于 PT、APTT 和 FIB 的测定。

（二）底物显色法

底物显色法通过测定产色底物的吸光度变化来推测所测物质的含量和活性，因而此方法又可称为生物化学法。其实质是光电比色原理，检测波长一般为 405 nm。

底物显色法的原理是通过人工合成与天然凝血因子有一段相似的氨基酸排列顺序并含有特定作用位点的多肽，并将可水解产色的化学基团与作用位点的氨基酸相连。测定时由于凝血因子具有蛋白水解酶的活性，它不仅能作用于天然蛋白质肽链，也能作用于人工合成的多肽底物的肽链，从而释放出产色基团，使溶液显色。产生颜色的深浅与凝血因子活性成比例关系，故可进行精确的定量。目前人工合成的多肽底物有几十种，而其中最常用的是对硝基苯胺（PNA），它呈黄色，可用 405 nm 波长进行测定。

（三）免疫学方法

在免疫学方法中，以纯化的被检物质为抗原制备相应的抗体，然后利用抗原-抗体反应对被检物进行定性或定量测定。

1. 免疫扩散法　将被检物与相应抗体在一定介质中结合，测定其沉淀环大小，与标准进行比较，再计算待测物浓度。此法操作简单，不需要特殊设备，但耗时过长，灵敏度不高，仅适于含量较高的凝血因子的检测。

2. 火箭电泳法　在一定电场中，凝胶支持物内的被检物与其相应抗体结合形成一个个 "火箭峰"，"火箭峰" 的高度与其含量成正比，通过测定峰高并与标准比较进行定量测定。此法操作复杂，临床应用较少。

3. 双向免疫电泳　在水平与垂直两个方向进行电泳，可将某些分子结构异常的凝血因子进行分离。

4. 酶联免疫吸附试验（ELISA 法）　用酶标抗原或抗体和被检物进行抗原结合反应，经过洗涤除去未结合的抗原或抗体及标本中的干扰物质，留下固定在管壁的抗原-抗体复合物，然后加入酶的底物和色原性物质，发生反应并产生有色物质，用酶标仪进行测定，颜色深浅与被检物浓度成比例关系。该法灵敏度高，特异性强，目前已用于许多止血、血栓成分的检测。

5. 免疫比浊法　将被检物与其相应抗体混合形成复合物，从而产生足够大的沉淀颗粒，通过透射比浊或散射比浊进行测定。此法操作简便，准确性好，便于自动化。

（四）干化学技术

将惰性顺磁铁氧化颗粒（paramagnetic iron oxid particles，PIOP）结合在可产生凝固反应或纤溶反应的干试剂中，在固定垂直磁场的作用下使颗粒来回移动。血液将干试剂溶解，发生相应的凝固反应或纤溶反应，导致干试剂中 PIOP 摆动幅度减小或增加，间接反映出纤维蛋白的形成或溶解的动态过程。仪器的光电检测器可记录 PIOP 摆动所产生的光亮变化，这些变化再通过信号放大、转换、运算得到所测结果。此技术主要应用于床旁即时检测的便携式血凝分析仪。

四、凝血分析仪的基本结构

（一）半自动血凝仪的基本结构

半自动血凝仪主要由样本和试剂预温槽、加样器、检测系统（光学、磁场）及微机组成。有的半自动仪器还配备了发色检测通道，使该类仪器同时具备检测抗凝系统及纤维蛋白溶解系统活性的功能。

（二）全自动血凝仪的基本结构

1. 样本试剂模块　样本试剂模块主要包括托盘装载、双支架输送机、样品输送轨道和试剂储存仓（图1-3）。

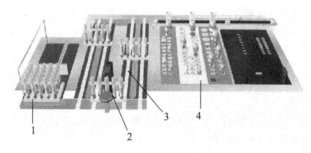

1. 托盘装载；2. 双支架输送机；3. 样品输送轨道；4. 试剂储存仓。

图1-3　样本试剂模块结构图

2. 样本及试剂分配模块　样本及试剂分配模块包括样本臂、试剂臂和自动混合器。样本臂负责将测试杯从样本盘中提起，放入样本预温槽进行预温。试剂臂将试剂注入测试杯中（全自动血凝仪通常会使用独立的凝血酶吸样针，以避免凝血酶对其他检测试剂的污染）。自动混合器会将试剂和样本充分混合，混合好的样本和试剂会被送到测试位进行检测，已经完成检测的测试杯会被自动丢弃到专门设计的废物箱中。

3. 检测模块　检测模块是仪器的关键部件。血浆凝固过程通过前述多种凝固反应检测法进行检测。

4. 计算机控制模块　计算机控制模块主要用于计算机指令输入，对仪器进行人为控制和干预，还可完成储存患者的检验结果、记录操作过程中的各种失误报警等工作，并且具有和实验室信息系统（LIS）进行通信的功能，以满足数据双向传输需要。

五、凝血分析仪的检测参数和临床应用

（一）凝血系统的检测

常规筛选实验：如PT、APTT、TT测定。

单个凝血因子含量或活性的测定：纤维蛋白原（Fib），凝血因子 II 、V、VII、VIII、IX、X、XI、XII。

（二）抗凝系统的检测

抗凝血酶 III （AT-III）、血浆蛋白 C（PC）、血浆蛋白 S（PS）、狼疮抗凝物质

（LAC）等测定，活化蛋白 C 抵抗试验（APCR）。

（三）纤维蛋白溶解系统的检测

纤溶酶原（PLG）、α2-抗纤溶酶、纤维蛋白（原）降解产物（FDP）、D-二聚体等。

临床最常见检测参数的应用：

1. PT　主要用于检测外源性凝血系统，以及口服华法林等抗凝剂的监测等。

2. APTT　主要用于检测内源性凝血系统，以及普通肝素（UFH）和低分子肝素（LMWH）的监测等。

3. TT　主要用于检测共同途径凝血系统，以及链激酶、尿激酶溶栓治疗的监测等。

4. Fib　主要用于辅助诊断感染、炎症、急性血栓性疾病，以及链激酶、尿激酶等溶栓治疗的监测等。

5. D-二聚体　主要用于辅助诊断血栓前状态与血栓性疾病，是 DIC 早期诊断的重要依据，也可用于溶栓治疗的监测等。

6. FDP　主要用于 DIC 的辅助诊断，可用作 DIC 实验室的监测指标；与 D-二聚体联合检测时，用于鉴别原发性和继发性纤溶等。

六、全自动凝血分析仪的维护保养

清洗或更换空气过滤器；检查及清洁反应槽；清洗洗针池及通针；检查冷却剂液面水平；清洁机械运动导杆和转动部分并加润滑油；及时保养定量装置；更换样品针及试剂针；数据备份及恢复等。

七、凝血分析仪的发展展望

凝血四项（PT、APTT、Fib、TT）通常用于术前检查，但并不能特异性地判断患者出现血栓与出血的原因。随着人们对止血与血栓领域研究的不断深入，临床上对凝血项目的检测需求也日益上升。现有的凝血六项（PT、APTT、Fib、TT、FDP、D-二聚体）已经无法满足临床上对各种血栓类疾病的诊断需求，亟需新的检测项目来对现有检测菜单进行有益补充。于是，越来越多新的、有价值的检测指标被发现，为血栓与止血疾病的检测与诊断提供新的参考。近些年，随着研究的深入，人们开发了更多的、更加精准的凝血指标，并在常规凝血分析仪器上进行检测。下面以抗 Xa（Anti-Xa）检测的发展为例来进行介绍。

普通肝素（UFH）是常用的抗凝药物，可以有效地降低与血栓栓塞相关的疾病的发病率和死亡率。目前常用于监测肝素治疗效果的指标是 APTT，然而该指标不直接测量肝素，且易受生理和分析变量的影响，如使用狼疮抗凝物、凝血因子缺乏、肝病、长期服用抗生素/华法林等，均可导致 APTT 延长。因此，需要开发更具特异性的指标来更加准确地监控肝素的使用效果，Anti-Xa 检测应运而生。相对于 APTT，Anti-Xa 检测所受干扰因素较少，方法特异性更强，能更为直接、可靠地反映体内肝素的浓度。除了肝素外，Anti-Xa 还可用于监测新型口服抗凝药，如利伐沙班、阿哌沙班等直接 Xa 因子抑制剂的疗效。此外，由于 APTT 对低分子量肝素（LMWH）不敏感，对于需要监测 LMWH 的特殊人群，应考虑使用 Anti-Xa 来监测临床疗效。UFH 通过与抗凝血酶（AT）

结合并抑制凝血酶和活化因子 Xa（FXa）以及其他丝氨酸蛋白酶来发挥抗凝作用。由于 APTT 复杂的药代动力学，其在用于肝素治疗监测时有许多显著的局限性，包括无法监测 LMWH、生物学变异、分析前和分析中的问题等。Anti-Xa 检测特异度较高，受已知会干扰 APTT 的患者因素（如急性期反应物、狼疮抗凝物、消耗性凝血病）的影响较小。Anti-Xa 检测显示出额外的好处，如更快达到治疗水平、更一致的治疗水平、更少的剂量调整、在治疗期间进行的测试更少。使用 Anti-Xa 检测进行 UFH 监测的主要优势是标准治疗范围为 0.3~0.7 U/mL。尽管 LMWH 安全性高，年龄、性别、体重等对 LMWH 药代动力学影响小，在多数情况下有可预期的疗效和安全性，无须常规监测。但在特殊临床情况下，可使用 Anti-Xa 评估抗凝效果和安全性。监测 LMWH 的适应证包括（但不限于）妊娠期、肾功能不全（肌酐清除率<30 mL/min）、严重出血或有出血倾向、肥胖、体重低（男性<57 kg，女性<45 kg）等。总的来说，Anti-Xa 检测是一种重要的检测项目，可以有效地评估患者接受 LMWH 治疗的效果和剂量，为患者提供更精确和个体化的抗凝治疗。Anti-Xa 检测可在常规血凝分析仪上进行，对实验室技术条件要求较低，在临床应用中具有较高的可靠性和准确性，对于防止血栓形成和减少相关并发症具有重要意义。

第二章 临床体液检验仪器与技术

人体的体液有许多种，包括尿液（urine）、粪便（feces）、白带（vaginal discharge）、精液（semen）、前列腺液（prostatic fluid）、胆汁（bile）、浆膜腔积液（serous cavity effusion）、关节腔积液（joint cavity effusion）、羊水（amniotic fluid）等，而临床实验室中最常见和基础的体液检验标本类型为尿液、粪便和白带，这三种体液成分的检测分析能为临床医生对疾病的辅助诊断、治疗、疗效判断及器官功能评估提供重要参考依据。本章将着重介绍检测这三种体液分析仪的发展简史、仪器分类、检测原理、基本结构、主要参数和临床应用。

✛ 第一节 尿液分析仪

尿液是血液在流经肾脏时，经肾小球的过滤、肾小管和肾集合管的重吸收与分泌作用生成的，生成后的尿液流经输尿管，在膀胱内暂时贮存，最终被排出体外。尿液分析（urinalysis）是一项快速、非侵入性的检验方法，一种通过化学、物理等方法，结合显微镜和其他仪器对尿液标本进行分析的技术。它可以用于辅助诊断泌尿系统、循环系统、消化系统等方面的疾病，也可以用于观察治疗效果和监测疾病的发生、发展。随着科技的不断发展，各种全自动尿液分析仪（甚至是流水线）得到了广泛应用，为尿液化学成分和尿液有形成分的自动化检查提供了可靠的手段。

一、尿液干化学分析仪

尿液干化学分析被称为尿试带测定法，由含干化学试剂的模块附着在坚固的塑料条或纸条上构成。尿液中各种常规化学检查成分与干化学试剂发生反应，使模块颜色发生变化，其颜色的深浅与尿液中相应化学成分的浓度成正比。尿液干化学分析仪常用来检测尿液的酸碱度、蛋白质、葡萄糖、酮体、胆红素、尿胆素原、红细胞或血红蛋白、亚硝酸盐、白细胞、维生素 C 等项目。

（一）尿液干化学分析仪的发展简史

早在远古时期，人们就了解到尿液的颜色、黏稠度和尿量的变化与疾病发生有关。古印度的医生曾将尿液倒在地上，如果这种尿液能够招来蚂蚁，就说明它是糖尿病患者排出的"蜜尿"，这可能是人们所知道的最早的尿糖测定方法。

公元前约 400 年，古希腊名医希波克拉底（Hippocrates）注意到儿童和成年人发热时尿液的变化，并提到气味的不同和颜色的变化。

公元约 1000 年，波斯名医依新梅尔（Ismail）总结了他对尿液颜色、黏稠度、尿量、透明度、沉淀物、臭味和泡沫的研究。

16 世纪，英国物理学家罗伯特·玻意耳（Robert Boyle）发明了石蕊试纸。罗马学者普林尼（Plinius）通过浸泡于没食子酸的莎草纸测定铁。16 世纪后期到 20 世纪初，尿液蛋白、葡萄糖等化学成分的检验方法在不断改进和完善。

在前人研究的基础上，1941 年美国拜耳（Bayer）公司的医学博士沃尔特·坎普通（Walter Compton）基于班氏试剂中铜还原的原理，首次研制出具有纪念意义的测定尿糖的试剂 Clinitest。20 世纪 50 年代，拜耳公司在阿尔弗莱德·弗瑞（Alfred Free）博士的指导下，开发的一些简单、方便用于尿液检查的试剂相继问世；1950 年，研制出测定血清、尿酮体的试剂 Acetest；1955 年，又研制出测定尿隐血和尿胆红素的试剂 Oecultest 和 Ictotest。

现在大家熟悉并广泛使用的试剂带出现于 1956 年，美国 Bayer 和礼来（Lilly）两家公司几乎同时推出了测定尿葡萄糖的新产品 Clinistix 和 TesTape 试剂带。1957 年，美国 Bayer 公司又利用"蛋白质误差"原理推出测定尿蛋白的试剂带 Albustix。1958 年，该公司又推出测定尿葡萄糖和尿蛋白的二联试剂带 Uristix，次年又推出测定尿葡萄糖、尿蛋白和尿 pH 的三联试剂带 Combistix，以后几乎每年都有新的产品问世，直至现在所使用的十联试剂带 Multistix。20 世纪 60 年代，世界上许多公司也开始研制、生产尿液干化学试剂带，如德国宝灵曼（Boehringer Mannheim）公司于 1964 年推出 Combur-Test 试剂带。20 世纪 70 年代，随着自动化程度的不断提高，半自动尿液分析仪问世。20 世纪 80 年代，许多公司将层析和免疫技术用于试纸中，生产出具有极强敏感性和特异性的检测单克隆抗体的试剂带，如宝灵曼公司的测定尿微量白蛋白试剂带 Micral-Test 等。

1970 年后，用于尿液试剂带检测的自动化分析仪开始使用。1972 年，克莱门斯（Clemens）和赫德（Hurtle）制造了 Clinilab 自动化分析仪。在这以后的几十年中，日本京都第一株式会社、美国拜耳公司、德国宝灵曼公司、韩国盈东制药株式会社等先后制造出尿液分析仪，并将尖端的光学元件 CCD（电荷耦合器件）应用于尿液分析仪。

1993 年，德国宝灵曼公司推出 10 项 Supertron 全自动尿液分析仪。1994 年，美国拜耳公司推出 11 项 Clinitek Atlas 全自动尿液分析仪，具有条码识别系统和双探头计数装置。

2000 年，日本 KDK 公司推出 Aution MaxTM AX-4280 型全自动尿液分析仪，采用双波长反射指数法测定尿 9 项、折射指数法测定尿比重、四波长反射法测定尿液颜色和透光指数法测定尿浊度。

2001 年，宝灵曼/罗氏诊断（Roech Diagnostics）公司又推出新型的 URYSYS 2400 型尿液分析仪。这些仪器不仅大大地解放了劳动力，而且减少了医务人员的医源性感染。

我国尿液干化学试剂带的研制始于 20 世纪 60 年代。1957 年，美国的阿尔弗莱德·弗瑞博士来广州讲学并举办展览。1966 年，北京协和医院检验科和上海医学化验所开始研制尿液试剂带。1980 年，江定强教授在国内首先研制的国产尿液试剂带问世并投放市场。

1955 年，广西桂林医疗电子仪器厂以技术贸易的方式从日本京都第一株式会社引进当时具有国际先进水平的 MA-4210 型尿液分析仪和专用试剂带的生产技术及设备。1992 年，国外出现了尿 10 项分析仪及专用试剂带。为了赶上世界先进国家的发展水平，该厂 1994 年推出了 Uritest-100 尿液分析仪及专用试剂带，1997 年上半年又推出了 Uritest-200 尿液分析仪及专用试剂带，以后又推出 Uritest-300、Uritest-500 尿液分析仪。

1992 年，长春迪瑞公司开始研发和生产尿液分析仪，先后生产出采用六波长光学分析技术的 N-600、H-300、H-500、H-800 等系列尿液分析仪。该系列产品于 2003 年 11 月通过欧盟 CE 认证，于 2004 年 6 月通过美国食品药品监督管理局（FDA）认证。

（二）尿液干化学分析仪的分类

1. 按工作方式分类　可分为湿式尿液分析仪、干式尿液分析仪。

2. 按自动化程度分类　可分为半自动尿液干化学分析仪、全自动尿液干化学分析仪。

（三）尿液干化学分析仪的检测原理

1. 尿液干化学分析仪的试剂带

① 试剂带的结构。

a. 尼龙膜：防止大分子物质对反应的污染。

b. 绒制层：包括碘酸盐层和试剂层，主要与尿液中测定物质发生化学反应，产生颜色变化，碘酸盐层可以破坏维生素 C 等干扰物质，试剂层含有试剂成分。

c. 吸水层：可使尿液均匀快速地浸入，并能抑制尿液流到相邻的反应区。

d. 塑料底层：作试剂带的支持体。

多联试剂带是将多种项目的试剂块集成在一个试剂带中。使用多联试剂带，浸入一次尿液可同时测定多个项目。

② 试剂带的反应原理，详见表 2-1。

表 2-1　试剂带的反应原理

项目	反应原理
pH	利用 pH 指示剂原理。常用甲基红和溴麝香草酚蓝组成的复合型指示剂，pH 4.5～9，颜色由橘黄色、绿色变为蓝色
蛋白质	利用蛋白质误差的原理。蛋白质离子与带相反电荷的指示剂离子结合，引起指示剂颜色变化
葡萄糖	常采用葡萄糖氧化酶−过氧化物酶法。葡萄糖被葡萄糖氧化酶氧化释放出过氧化氢，从而使色原物质显色
酮体	常采用亚硝基铁氰化钠反应测量酮体。在碱性条件下，尿中酮体和亚硝基铁氰化钠发生反应而显色
隐血	利用血红蛋白类过氧化物酶催化反应原理。血红蛋白具有类似过氧化物酶的作用，能催化过氧化氢与色原物质反应并显色
胆红素	利用重氮反应原理。在强酸条件下，尿胆红素与重氮盐发生偶联反应，形成重氮色素
尿胆素原	利用 Ehrlich 醛反应原理。尿胆素原与对二甲氨基苯甲醛在酸性条件下反应生成樱红色缩合物

续表

项目	反应原理
亚硝酸盐	利用重氮-偶联反应原理。在酸性条件下，亚硝酸盐与芳香胺反应形成重氮盐，再与苯喹啉反应产生重氮色素
白细胞	利用酯酶法。中性粒细胞的酯酶能水解吲哚酚酯生成吲哚酚和有机酸，吲哚酚可进一步氧化成靛蓝；或吲哚酚和重氮盐反应生成重氮色素而显色，颜色深浅与粒细胞量的多少有关
比重	基于某种预处理的多聚电解质在一定离子浓度溶液中 pKa 的变化来测量比重。尿液中电解质离子可和聚甲乙烯顺丁烯二酸共聚体中的氢离子发生置换，置换出的氢离子使溴麝香草酚蓝指示剂的颜色发生变化
维生素 C	磷钼酸缓冲液或甲基绿与尿中维生素 C 反应，形成钼蓝，颜色由蓝色变成紫色
颜色	反射法。不同类型的仪器采用不同的波长对空白块进行检测
浊度	利用透光指数原理。将尿液与蒸馏水的透射和折射光相比较，计算出尿液的浊度

③ 试剂带的应用：不同型号的尿液干化学分析仪，一般使用配套的专用试剂带。除检测项目外，还会配有位置参考块和空白块，前者用于减少测试误差，后者用于样本自身对照。

2. 尿液干化学分析仪的工作原理　把试剂带浸入尿液后，除了空白块外，其余的试剂块都因和尿液发生化学反应而产生颜色的变化。试剂块的颜色深浅与光的吸收和反射程度有关，颜色越深，相应某种成分的浓度越高，吸收光量值越大，反射光量值越小，反射率也越小；反之，反射率越大。因为颜色的深浅与光的反射率成比例关系，而颜色的深浅又与尿液中各种成分的浓度成比例关系，所以只要测得光的反射率即可以求得尿液中各种成分的浓度。

尿液分析仪一般采用双波长法测定试剂块的颜色变化。一种波长为测量波长，它是被测试剂块的敏感特征波长；另一种为参考波长，是被测试剂块不敏感的波长，用于消除背景光和其他杂散光的影响。各种试剂块都有相应的测量波长，其中亚硝酸盐、酮体、胆红素、尿胆素原的测量波长为 550 nm，pH、葡萄糖、蛋白质、维生素 C、隐血的测量波长为 620 nm。各试剂块所选用的参考波长为 720 nm。

试剂块的反射率 $R_{试剂}$ 由式（2-1）计算：

$$R_{试剂} = \frac{T_m（试剂块对测量波长的反射强度）}{T_s（试剂块对参考波长的反射强度）} \times 100\% \tag{2-1}$$

空白块的反射率 $R_{空白}$ 由式（2-2）计算：

$$R_{空白} = \frac{C_m（空白块对测量波长的反射强度）}{C_s（空白块对参考波长的反射强度）} \times 100\% \tag{2-2}$$

总的反射率 R 为试剂块的反射率与空白块的反射率之比，见式（2-3）：

$$R = \frac{R_{试剂}}{R_{空白}} = \frac{T_m C_s}{T_s C_m} \times 100\% \tag{2-3}$$

（四）尿液干化学分析仪的基本结构

尿液干化学分析仪一般由机械系统、光学检测系统和电路系统三部分组成。

1. 机械系统 机械系统的主要功能是在微机的控制下，将待检的试剂带传送到预定的检测区，检测后将试剂带送到废物盒。

全自动尿液干化学分析仪的机械系统主要分为两类。① 浸式加样：由机械手取出试剂带，然后将试剂带浸入尿液中，再放入测量系统进行检测，此加样方式需要足够的尿液（10 mL）。② 点式加样：在加样装置吸取尿液标本的同时，试剂带传送装置将试剂带送入测量系统，定量吸样装置将尿液定量加到试剂带上，然后进行检测，此类分析仪只需 2.0 mL 的尿液。

2. 光学检测系统 光学检测系统包括光源、单色处理和光电转换三部分。

光线照射到反应区表面产生反射光，反射光的强度与各个项目的反应颜色成反比。不同强度的反射光再经光电转换器件转换为电信号进行处理。

光学检测系统通常有三种：滤光片分光系统、发光二极管（light emitting diode，LED）检测系统和电荷耦合器件（charge coupled device，CCD）检测系统。

① 滤光片分光系统：卤钨灯发出的混合光通过球面积分仪的通光孔照射到试剂带上，试剂带把光反射到球面积分仪上，透过滤光片得到特定波长的单色光，再照射到光电二极管上，实现光电转换。

② 发光二极管检测系统：采用可发射特定波长的 LED 作为检测光源，检测头上配有三个不同波长的光电二极管，对应于试剂带上特定的检测项目，分别照射红、橙、绿单色光（波长分别为 660 nm、620 nm、555 nm），它们相对于检测面以 60°角照射在反应区上。作为光电转换器件的光电二极管垂直安装在反应区的上方，在检测光照射的同时接收反射光。因光路近，无信号衰减，用光强度较弱的发光二极管照射也能得到较强的光反射信号。

③ 电荷耦合器件检测系统：采用光学元件 CCD 技术进行光电转换；把反射光分解为红、蓝、绿（610 nm、540 nm、460 nm）三原色，又将三原色中的每一种颜色分为 2 592 色素，这样整个反射光分为 7 776 色素，可精确分辨颜色由浅到深的各种微小变化。

3. 电路系统 尿液干化学分析仪的电路系统由光电转换系统、电流/电压转换器、中央处理器（CPU）、显示器、面板等组成。CPU 不但负责检测数据的处理，而且控制整个机械、光学系统的运作，这些功能均能通过特定软件实现。

（五）尿液干化学分析仪的临床应用

尿液干化学分析仪具备简单、快速、规范化初筛的条件要求，具有检测样本用量小、速度快、项目多、重复性好、灵敏度高、准确度高等优点。

尿液干化学分析仪的主要检测项目包括 pH、蛋白质、葡萄糖、酮体、隐血、胆红素、尿胆素原、亚硝酸盐、白细胞、比重、维生素 C、颜色、浊度等。

（1）pH：尿液的 pH 反映了尿液的酸碱性。

（2）蛋白质：尿液中的蛋白质测定可以帮助筛查肾脏疾病。

（3）葡萄糖：尿液中的葡萄糖测定可以用于筛查糖尿病。

（4）酮体：尿液中的酮体测定可以帮助检测糖尿病酮症酸中毒、饥饿等情况。

（5）隐血：尿液中的隐血检测可以发现尿液中的红细胞，对于早期肾脏病、泌尿系统感染和肾结石等情况有一定的辅助诊断价值。

（6）胆红素：尿液中的胆红素测定可以帮助评估黄疸的原因。

（7）尿胆素原：尿液中的尿胆素原测定可用于评估患者是否存在肝胆系统疾病。

（8）亚硝酸盐：尿液中的亚硝酸盐检测常用于辅助泌尿系统感染的诊断和监测。

（9）白细胞：尿液中的白细胞测定可以用于发现泌尿系统感染、肾盂肾炎等。

（10）比重：尿比重测定可以用于评估肾功能和水电解质平衡的情况。

（11）维生素 C：尿液中的维生素 C 测定可以用于评估维生素 C 缺乏或过量的情况。

（12）颜色：尿液颜色的变化可以提供关于身体健康状况的一些线索，如脱水、血尿等。

（13）浊度：尿液浊度的测定可用于评估尿液溶质的浓度、沉淀物或感染等情况。

（六）尿液干化学分析的干扰因素

（1）试剂带检测尿液结果易被药物因素干扰。

（2）检测尿蛋白时易受尿液中精子和黏液丝的影响。

（3）尿液样本中含有对热不稳定的酶、肌红蛋白或某些细菌代谢物等，易造成隐血结果假阳性。

（4）尿干化学分析仪检测白细胞呈阳性而镜检呈阴性可能是因为尿液在膀胱储存时间过长或其他原因致使白细胞被破坏，中性粒细胞酯酶释放到尿液中所致。

二、尿液有形成分分析仪

尿液有形成分又称尿沉渣（urine sediments），是尿液离体后经离心沉降处理或自然沉降后形成的沉降物。尿液有形成分包括红细胞、白细胞、上皮细胞、类酵母细胞、管型、细菌、霉菌、结晶、药物、精子等。

（一）尿液有形成分分析仪的发展简史

1630 年，尼古拉斯·克劳德（Nicolas Claude）等最早使用显微镜观察尿沉渣。

1948 年，苏格兰医师爱迪（Addis）介绍了尿液的收集和计数池的使用方法，即著名的"爱迪计数"。从此，尿液显微镜检查成为评估患者相关疾病的检测项目之一。

1983 年，美国国际遥控影像系统有限公司研制生产了世界上第一台"Yellow IRIS"高速摄影机式尿沉渣自动分析仪。

1989 年，日本东亚医疗电子有限公司引进 Y-1 尿自动分析仪，但发现此仪器不能满足临床要求。

1990 年，美国国际遥控影像系统有限公司与日本东亚医疗电子有限公司合作，对原有的尿沉渣分析仪进行改进，生产出采用影像流式细胞术的 UA-1000 型尿沉渣自动分析仪，随之又生产了 UA-2000 型尿沉渣自动分析仪。

1995 年，日本东亚医疗电子有限公司在原有影像流式细胞式尿沉渣自动分析仪的基础上，将流式细胞术和电阻抗技术结合起来，研制生产出新一代 UF-100 型全自动尿沉渣分析仪（UF-100 Fully Automated Urine Cell Analyzer）。

2000年，美国国际遥控影像系统有限公司推出改进型大型939UDX全自动尿液有形成分分析仪，于2002年通过美国FDA的认证及建立新的IQ-200系统，并推出小型的尿沉渣检测工作站。

2006年，日本东亚医疗电子有限公司又推出UF-1000i全自动尿液有形成分分析装置，本装置由检测主体部分以及数据处理部分组成，UF-1000i的可选外置设备有取样器单元、外装空气压力源、手持条形码阅读器和打印机。

近年来，美国国际遥控影像系统有限公司又推出第五代全自动尿液粒子分析仪（iQTM200全自动尿液显微镜分析仪）。

（二）尿液有形成分分析仪的分类

根据工作原理来分类，尿液有形成分分析仪主要有两类：一类应用流式细胞技术进行分析，另一类尿液有形成分先通过智能显微镜检测再进行影像分析。

1. 应用流式细胞技术的尿液有形成分分析仪

（1）工作原理：使用菲啶与羧花氰染料对尿液中的细胞进行染色。菲啶使细胞核酸成分DNA着色，在480 nm光波激发时，产生610 nm的橙黄色光波，用于区分有核的细胞与无核的细胞，如白细胞与红细胞、病理管型与透明管型。羧花氰的穿透能力强，与细胞质膜（细胞膜、核膜和线粒体膜）的脂质成分相结合，在460 nm的光波激发时，产生505 nm的绿色光波，主要用于区分不同大小的细胞，如上皮细胞与白细胞。

尿液样本由于液压作用进入鞘液流动池，使每个细胞、管型等有形成分以单个纵列的形式通过流动池的中心（竖直方向）轴线。鞘液流动池中各种有形成分被氩激光光束照射，同时接受电阻抗检查，得到荧光强度（fluorescent light intensity，FI）、前向散射光强度（forward scattered light intensity，FSC）和电阻抗信号三类数据。仪器将荧光、散射光等光信号转变成电信号，并对各种信号进行分析，最后得到每个尿液样本的直方图（histogram）和散射图（scattergram）。分析这些图形，即可区分每个细胞并得出有关细胞的形态。

（2）仪器结构：包括光学检测系统、液压系统、电阻抗检测系统和电子分析系统。

① 光学检测系统：由氩激光（波长488 nm）、激光反射系统、流动池、前向光收集器和前向光检测仪组成。激光发出的光束直接由两个二色镜反射、聚光镜收集，形成的射束点会聚于流动池中的样本上。通过测量区的尿液有形成分被照射，会产生前向散射光和荧光。光信号通过光电二极管转化为电信号，输送到光电倍增管，将光信号放大，再转化成电信号，然后输送到微处理器进行处理。

② 液压系统：反应池染色样本进入鞘液流动池。根据鞘流原理，鞘液形成一股液涡流，环绕在尿液样本外周，使尿液中的细胞等有形成分逐个纵向排列通过流动池。鞘液流动机制提高了细胞计数的准确性和重复性，防止错误的脉冲，减少了流动池被尿液样本污染的可能，降低了仪器的记忆效应。

③ 电阻抗检测系统：包括测定细胞体积的电阻抗系统和测定尿液导电率的传导系统。当尿液中的细胞通过流动池小孔时，电极之间产生的阻抗使电压发生变化。尿液中细胞体积变化与阻抗的改变成正比。电阻抗检测系统采用电极法测量尿液的导电率。导

电率与临床使用的尿渗量密切相关。

④ 电子分析系统：光电二极管能够直接将尿液中的细胞产生的前向散射光信号转变成电信号。光电倍增管将前向荧光转变成电信号并放大。从尿液中获得的电阻抗信号和传导性信号被传感器接收后直接放大输送给微处理器。所有电信号通过波形处理器整理后，再输送给微处理器汇总，进而得出每种细胞的直方图和散点图，通过计算可得出每微升尿液中各种细胞的数量。

（3）尿液有形成分的识别分析：

① 前向散射光信号主要反映细胞体积的大小。前向散射光强度反映细胞横截面积，前向散射光脉冲宽度（FSCW）反映细胞的长度。相关数量关系如式（2-4）：

$$FSCW = \frac{CL+BW}{V} \tag{2-4}$$

CL 为细胞长度，BW 为激光束宽度，V 为流动速度。

② 荧光信号主要反映细胞染色质的情况。荧光脉冲宽度（FLW）反映细胞染色质的长度。相关数量关系如式（2-5）：

$$FLW = \frac{NL+BW}{V} \tag{2-5}$$

NL 为细胞核长度，BW 为激光束宽度，V 为流动速度。

2. 应用智能显微镜检测的尿液有形成分分析仪

（1）流动式尿液有形成分分析仪：

① 工作原理：尿液样本在鞘液包围的状态下通过仪器的流式细胞池，数字照相机通过显微镜头对流过的样本拍照，再将照片传至电脑中进行分析处理。尿液标本在上、下两层鞘液的包裹下进入系统中。仪器的流体力学系统由特别制作的薄层板构成，蠕动泵驱动鞘液进入薄层板构成的流动池，双层鞘液流包裹在尿液标本外周，而尿液会以单层细胞颗粒的厚度进入薄层板，被高速拍摄照片后进入废液容器。

② 仪器结构：

a. 流动式显微成像模块：采用鞘流技术，被测样本进入系统后，在其流动过程中应用全自动智能显微镜摄像镜头（CCD）高速拍摄有形成分照片。

b. 计算机分析处理模块：对图像结果进行分析、处理、显示、存储和管理，包括电脑主机、显示器、键盘和鼠标等。

c. 自动进样模块：配备有自动进样装置，在样本架上可同时容纳多个专用试管架。

d. 干化学系统模块：可根据用户需求，接收其他类型的干化学分析系统的结果。

（2）静止式尿液有形成分分析仪：

① 工作原理：在人工显微镜下将尿液样本注入专用的计数板上，经一定时间静止沉淀后，由数码照相机通过显微镜放大，在计数板不同部位拍摄一定数量的数字影像图片，再经计算机进行处理。

② 仪器结构：

a. 显微镜系统：由传统光学显微镜与数码摄像头连接组成。流动计数池由单块光学玻璃和合金铝质底座构成，其尺寸与标准显微镜载玻片相同。

b. 加样器和冲洗系统：可完成试管中样本的混匀、吸出，并将其输送到计数池中；选择使用染色液；对管道和计数池进行冲洗；将计数后的样本送到废液容器中；选择性地对需要稀释的样本进行稀释。

c. 图像显示处理系统：显微镜上附带的数码摄像头拍摄一定数量视野下的照片后，将数码照片传入计算机进行处理和存储。

（三）尿液有形成分分析仪的检测项目和参数

1. 红细胞　尿液中出现红细胞，说明泌尿系统有出血。根据出血量的多少，血尿可分为镜下血尿和肉眼血尿，通过观察红细胞的形态，初步判断血尿的来源。

红细胞相关参数包括：尿红细胞数量、均一性红细胞百分比，非均一性红细胞百分比、非溶血性红细胞的数量和百分比、平均红细胞前向荧光强度、平均红细胞前向散射光强度和红细胞荧光强度分布宽度。

2. 白细胞　① 最常见于泌尿系统炎症；② 肾移植患者出现排斥反应时尿中可见淋巴细胞和单核细胞；③ 乳糜尿中有较多的淋巴细胞；④ 药物性急性间质性肾炎可在尿中查出大量的粒细胞、中等量的单核细胞和淋巴细胞。

3. 上皮细胞　鳞状上皮细胞又称扁平上皮细胞，主要来自输尿管下部、膀胱、尿道和阴道表层及子宫，这些部位表面均被覆鳞状上皮细胞。上皮细胞的生长、分化主要受卵巢所产生的雌激素影响，而孕激素的作用是促使上皮细胞脱落。仪器主要是计数鳞状上皮细胞。

4. 管型　在远曲小管和集合管的接合部形成，尿液中管型增多常见于肾实质性病变。目前的仪器只能检测出透明管型和标出有病理性管型的存在。当仪器标明有病理性管型时，只有通过进一步的离心和人工镜检，才能确认是哪一类管型。

5. 细菌　主要见于泌尿系统细菌感染或标本放置时间过久、被污染等情况。

6. 结晶　包括草酸钙结晶、非晶型盐结晶和其他类型结晶（如尿酸结晶、胆固醇结晶、磷酸铵镁结晶、磷酸钙结晶等）。

7. 真菌　主要见于泌尿系统真菌感染或标本放置时间过久、被污染等情况。

8. 黏液丝　当尿酸盐浓度增多时，部分结晶会对红细胞计数产生影响。因此，当仪器对酵母细胞、精子细胞和结晶有标记时，都应离心并人工镜检，才能真正鉴别出各种管型。

9. 其他成分　包括精子、脂肪滴、癌细胞、滴虫等。

（四）尿液有形成分分析仪的临床应用评价

尿液有形成分分析仪具有检测速度快、操作简单、批量进样、重复性好、样本不需要离心、样本间污染率低等优点。同时，其操作规范化和易于进行质量控制的特点，实现了尿液有形成分检测的自动化和标准化，大大加快了尿液有形成分的分析速度，提高了工作效率。

尿液有形成分分析仪存在的干扰因素较多、敏感度高，特异性相对较差，所以在实际应用中应结合传统的人工显微镜镜检来验证、校准和补充，以防止漏检。由于尿液样本中各种有形成分较为复杂，特别是当样本中出现草酸钙、尿酸结晶、真菌等成分时，分析仪容易产生假阳性结果，导致红细胞计数可信度降低。尿中的小圆上皮细胞的大小及染色敏感度与白细胞类似而相互干扰，也会造成假阳性率升高。管型的检测主要受卷曲的上皮细胞、黏液丝、精子、真菌菌丝的影响，其中黏液丝的干扰最大。尿液有形成分分析仪不能分析破碎的细胞。

尿液有形成分分析仪对红细胞、白细胞及管型的检出率显著高于干化学法和显微镜人工镜检。

目前临床实验室采用的策略是用尿液干化学分析仪和尿液有形成分分析仪对尿液样本进行联合检查，当检查结果提示异常或结果之间不相符时应进行人工显微镜镜检确认，方能有效避免尿液分析结果的错误。

（五）全自动尿液分析仪发展展望

尿液分析仪的发展日渐加快，但仍存在一些限制。干化学分析试纸需要持续改进，以提高其对不同成分的敏感度和特异度。尿液分析仪在识别有形成分时可能不够灵敏，因为各种病理条件下的渗透压和酸碱度变化可能导致有形成分的改变，从而导致信号参数的变化或重叠。如果尿液样本浓度异常高，分析仪可以自动识别并进行稀释，这可以减少手动稀释的需求。

此外，尿液分析仪只能粗略检测结晶和管型，无法进一步分析其类型。例如，草酸钙结晶和透明管型不仅可能出现在病理条件下，也可能出现在正常人的尿液中。如果能结合尿液沉渣形态学分析，提高对细胞荧光测定的灵敏度和特异度（如荧光强度、荧光脉冲宽度、前向散射光强度和脉冲宽度），通过光学和电学转换，就能区分各种类型的结晶和管型。另外，也可利用结晶和管型的形态差异，通过显微镜成像技术在电脑上直观观察其图像。这将为实验人员提供更多参考，使检验报告更具体化和标准化，为临床诊断提供更多实验室依据和可靠意见。

✚ 第二节　粪便分析仪

粪便是人体消化系统将食物消化后产生的废物，通过肛门排出体外。粪便主要由食物残渣、未经消化的食物成分、消化液、细菌、水分和其他废物组成。粪便检测是通过研究人体病理状态下粪便的外观性状、形态颗粒、生物化学等的改变，以及粪便中的致病性微生物，寻找感染源。粪便检测在人类疾病研究，特别是消化系统疾病的诊断、疗效观察、健康筛查、流行病学调查等领域具有重要价值。

一、粪便分析仪的发展简史

（一）第一阶段：单功能粪便分析仪

20 世纪 80 年代市场上出现的便潜血分析仪只对粪便标本做潜血检测，没有其他检测功能。20 世纪 90 年代末出现的 FE-2 粪便分析工作站，只适合用于寄生虫卵的筛查，没有其他功能。

（二）第二阶段：粪便标本处理仪

2009 年至 2014 年，市场上开始出现自动粪便检测前处理仪及标本处理仪，可对粪便标本进行检测前处理；标本处理方法为穿刺抽滤法、搅拌混匀侧滤法。

（三）第三阶段：半自动粪便分析仪

从 2010 年开始，市场上出现了大便常规分析仪（穿刺抽滤法）、自动操作粪便检验仪（仪器涂片法）等半自动设备。其特点是标本的处理由仪器完成，镜检时需要工作人员调节显微镜，免疫学检测需要人工放置试纸条和观察结果。

（四）第四阶段：多功能粪便分析仪

2013 年 2 月，第一款多功能粪便分析工作站获得批准。该仪器将粪便标本处理、形态学镜检、免疫学检测几个创新技术融合在一台设备上，采用全过滤分离法标本处理技术，使用全自动显微镜自动获取镜检图片，首次开发出具有 4 个试剂位、20 个检测位的免疫学检测机构，实现对粪便标本的多项目、全自动化检测。

2014 年后，多家企业推出了"全自动粪便分析仪"等产品。

二、粪便分析仪的分类

1. 按标本处理技术分类　详见表 2-2。

表 2-2　粪便分析仪按标本处理技术分类

分类		过滤方式	混匀方式	特点
1. 全过滤分离法		活塞式控制，应用液全部过滤转移到试管	采样瓶正反向高速旋转混匀	应用液全部过滤，与原标本分开，独立保存在试管里
2. 搅拌混匀侧滤法		取样勺旋转时带动水流侧向过滤	机械搅拌混匀	应用液与原标本不分开
3. 仪器涂片法		不过滤	机械涂抹混匀	应用液与原标本分开，玻片制片
		不过滤	机械混匀	应用液与原标本不分开，玻片制片
4. 穿刺抽滤法	4.1 倒置抽滤法	采样管倒置，盖子部位穿刺抽滤	整盘混匀	应用液与原标本不分开
	4.2 底部塞子抽滤法	不倒置，从底部塞子穿刺抽滤	往标本瓶里注入气泡，带动水流混匀标本	应用液与原标本不分开
	4.3 中心抽滤法	不倒置，从盖子中心穿刺抽取液体	标本瓶旋转混匀	应用液与原标本不分开

2. 按形态学检测分类　详见表 2-3。

表 2-3　粪便分析仪按形态学检测分类

分类	显微镜配置	镜检通道	制片方式	取图方式	形态预识别
1. 全自动仪器	全自动显微镜	单通道、多通道	1. 流动计数池 2. 一次性计数池 3. 玻片法	自动聚焦，自动截图	1. 自动识别和图片保留 2. 人工识别和图片保留
2. 半自动仪器	半自动显微镜	单通道、双通道		人工聚焦，人工截图	人工识别和图片保留

3. 按胶体金检测功能分类　详见表 2-4。

表 2-4　粪便分析仪按胶体金检测功能分类

分类	试剂位	检测位	收集方式	试剂添加方式	判读方式
1. 全自动仪器	1. 单试剂位 2. 多试剂位	1. 单检测位 2. 多检测位	自动收集	全自动添加	自动判读和图片保留
2. 半自动仪器	无	单检测位	人工收集	人工摆放	1. 自动判读和图片保留 2. 人工判读

三、粪便分析仪的检测原理

（一）外观检测原理

外观检测是指判断标本的颜色、性状、黏液、血液等外观指标。手工检测时由工作人员直接观察粪便标本进行外观判断。粪便分析仪除了可在标本上机前进行外观判断，还可在仪器上进行外观拍照。拍照时用摄像头在标本处理前进行拍照，将照片保存在计算机里，可帮助医生进行标本外观观察。

（二）标本处理原理

标本处理的目的是将固态粪便标本处理成液态，以满足后续检测需要。

手工检测时在玻片上滴加适量生理盐水，用干净竹签挑选送检粪便标本中异常部位及多个点适量的粪便涂抹在生理盐水中。如果需要进行胶体金检测，则要在试管等容器里溶解部分粪便标本，取溶解液一部分滴加到试纸条上进行试剂检测，一部分滴加在玻片上进行镜检。仪器的标本处理一般包含加稀释液、混匀标本、过滤分离三个步骤（有些机型增加浸泡功能，有些仪器采用不过滤技术）。

（1）加稀释液：由仪器自动加入稀释液，稀释液的量可调整。

（2）混匀标本：有机械搅拌混匀、正反向旋转混匀、气泡混匀等技术。

（3）过滤分离：可采用全过滤分离技术、侧向过滤技术、抽滤技术等，也可不过滤直接涂片。

采用不同的标本处理技术获得的应用液保存方式不一样。有些标本在技术处理后应用液和原标本没有完全分开，有些标本在技术处理后应用液与原标本完全分开。

（三）形态学检测原理

1. 原理　通过观察粪便中的颗粒形态图像，找出并鉴别有临床意义的形态。

2. 仪器制片方式　可采用玻片法、流动计数池法、一次性计数池法。

3. 取图技术　采用带有图像传输系统的全自动显微镜自动取图，无须人工操作显微镜，由仪器自动聚焦，当系统判断达到最清晰状态时截图保存。半自动分析仪采用手动显微镜取图，配置图像传输系统，涂片成像直接显示在电脑屏幕上，由工作人员截图。

4. 形态识别　包括人工识别和软件识别。配置全自动显微镜的粪便分析仪，自动获得镜检图片并保存在图片库里，工作人员在电脑上阅图识别形态。半自动仪器由工作人员现场识别。目前有些企业正在研发自动识别软件，对部分形态进行预判。

（四）免疫化学检测原理

粪便的免疫化学检测采用抗原-抗体反应原理，通过显色反应判断结果（大部分开发成一步法胶体金快速检测试纸条）。自动仪器涉及试剂的放置、添加、加样检测、判读等自动化结构。

（五）数据处理

单机版设备需要工作人员建立医院、科室、操作人员、患者的基本信息，具备报告填写、报告审核、图文报告打印功能。网络版的设备具有 LIS 通信功能，以满足数据的双向传输需要。

四、粪便分析仪的基本结构

（一）进样模块

目前市场上的全自动粪便分析仪一般具有轨道式的进样模块，可设立独立急诊位，以便急诊样本的快速检测；内置条码器，可用于双向 LIS 通信；具有高通透、高稳定性的石英计数池。

（二）镜检模块

镜检模块主要包括一台内置显微镜，通过仪器拍摄图片再经软件整合，形成四合一大图，还原人工镜检下的原视野，去除系数带来的误差，大图与人工镜检视野（图 2-1）一致，并可用于生成 LP/HP 报告。

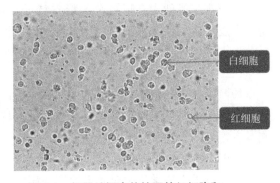

图 2-1　仪器拍摄高倍镜下的红细胞和白细胞

（三）胶体金模块

在卡盒中放入各种类型胶体金检测卡（图 2-2），并设置单独的反应时间，最后经过仪器拍摄图片和机器人视觉辅助判读（图 2-3）并传输结果。

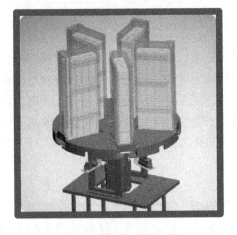

图 2-2　胶体金检测卡填放

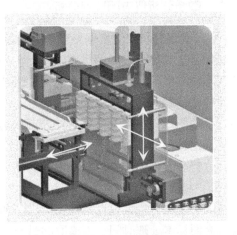

图 2-3　胶体金检测

（四）气味处理模块

1. **密封设计**　整机采用全密封设计，进样托盘采用抽屉式密封，方便放置样本。
2. **排风**　仪器后部设有排放管路，可将内部气体排放到室外。
3. **废卡收集**　金标废卡收集盒、废卡盒下放置活性炭，收集盒超量会报警。
4. **废液瓶**　专用废液瓶，实现废液实时监测。

五、粪便常规检测项目和临床意义

粪便常规检测项目主要有一般外观性状检测、粪便形态学检测、粪便化学检测、粪便免疫学检测。

（一）一般外观性状检测

主要观察粪便的颜色（如淡黄色、绿色、果酱色等）、形状（如扁平带状、球形硬便）、硬度（如软便、硬便、水样便、粥样便等）、黏液（如脓液、带血粪便等）；各种肠道寄生蠕虫，如钩虫、蛔虫、蛲虫、绦虫等，可在粪便中发现。

（二）粪便形态学检测

主要观察粪便中有形成分的形态特征，包括细胞（红细胞、脓细胞、嗜酸性粒细胞、上皮细胞、巨噬细胞等）、寄生虫卵与原虫、食物残渣、结晶、细菌等。粪便有形成分形态的观察，目前均采用湿涂片显微镜观察技术。

（三）粪便化学检测

检测内容包括隐血、转铁蛋白、钙卫蛋白、胆色素、脂肪定量等，利用被测物质的化学特性检测其在粪便中是否存在及含量。特别是隐血检测，对消化系统肿瘤的早期检测具有很好的参考意义。

（四）粪便免疫学检测

利用分子生物学技术对肠道致病性病毒、致病性细菌进行检测。科研人员利用分子生物学技术也开发出了寄生虫检测试剂。这些检测有一个共同特点，都是进行抗原检测，对评估个体的感染现状具有很好的参考价值。

六、粪便分析仪应用现状分析

（一）粪便分析仪的发展处于早期阶段

粪便分析仪处于发展的早期阶段，各种技术还不成熟；早期一些产品进入市场留下的负面影响难以消除；市场上对粪便分析仪的认知不清晰，特别是粪便分析仪所能解决的粪便检测问题和粪便检测的实际需求如何结合，需要进一步的科学思考。同时，部分产品过早地同质化、追求低价格，导致市场上关于粪便分析仪的概念混乱，偏离了临床实验室粪便检测的本质，影响了真正有创新、有研究实力的企业对产品更深入地开发和研究，这势必影响整个粪便检测市场的发展。

（二）检测速度慢

不同于生化分析仪等设备的反应机制和检测原理，粪便分析仪检测速度的主要影响因素有粪便标本处理时间、镜检取图时间、免疫化学反应时间等，这些特点影响了目前粪便分析仪的检测速度，市场上粪便分析仪的实际检测速度大多在每小时 40~55 个样本之间（含形态学镜检和免疫学检测时间）。

（三）粪便分析仪的普及和应用受限

粪便常规镜检的收费仍参照 20 世纪 90 年代初期的手工收费标准。而粪便自动化仪器的使用增加了仪器和标本处理成本，因此目前粪便镜检收费没有提高而成本增加的情况影响了粪便分析仪的普及和应用。

✚ 第三节　白带分析仪

白带即阴道分泌物，是女性阴道自然分泌的液体。它是由阴道壁和颈部的腺体分泌的液体以及阴道内细菌的代谢产物组成的，通常是无色或乳白色，有一定的黏稠度。不同医院阴道分泌物检验的具体检测项目略有差异，但主要包括物理学检验、干化学检验、有形成分分析等，阴道分泌物检验是妇科检查的常规项目，主要用于女性生殖系统炎症、肿瘤等疾病的诊断，是临床诊断阴道疾病的重要依据。

一、白带分析仪的发展简史

（一）第一阶段：半自动干化学仪

半自动干化学仪采用光电比色的原理对联检卡进行自动判读。检验时，标本制备、滴样、预温、联检卡放置及报告单整合均需要人工操作。

（二）第二阶段：全自动干化学仪

全自动干化学分析仪采用光电比色原理，仪器实现自动加样、自动温育、自动量化判读结果，实现批量处理并提高检测速度，但标本制备及镜检结果需要人工操作与干化学结果整合。尽管仪器自动化程度有所提高，但人工参与仍较多，仍然未完全解决检验科所面临的问题。

（三）第三阶段：全自动一体机

随着技术的发展，为了实现形态学与干化学的联合检测，形态学采用流式图像技术或自然沉降显微镜拍照技术，联合光电比色技术实现了妇科阴道分泌物的一体化检测，阴道分泌物智能化一体机也应运而生。智能化的一体机实现了仪器自动加样、预温、结果判读及出报告单，实现了标本自动制备、加样、预温、染色及结果自动判读。标准化的标本制备、结果检测及结果判读保证检测结果的全程质量控制。

二、白带分析仪的分类

主要分为半自动干化学白带分析仪、全自动干化学白带分析仪和全自动白带分析一体机 3 类。

三、白带分析仪的工作原理

将阴道炎联合试剂盒（或称反应板）按操作程序装入工作站料槽，由工作站传送结构送到特定的位置，借助工作站的机械臂，按操作步骤分别添加样本、显色液及终止液到试剂盒上的对应孔穴，按要求的时间温育后由工作站的阅读模块分别读取试剂盒上对应孔穴的 RGB 值，并由电脑归类判读获得被测指标的属性，最后由工作站病理知识库判定患者健康状况，供打印机输出。其检测过程主要分为两种。

1. 干化学酶法（功能学检测） 检测内容包括过氧化氢、白细胞酯酶、凝固酶、脯氨酸氨基肽酶、唾液酸苷酶、乙酰氨基葡萄糖苷酶、葡萄糖苷酶、pH 等系列功能学指标，全面检测阴道感染病原体和评估阴道微生态环境状况。

智能结果判读系统：采用高分辨率摄像头 CMOS 拍照，结合高性能软件算法识别、量化颜色，模拟人眼判读样本中生化成分含量。

2. 显微镜检（形态学检测）

（1）湿片染色技术：仿人工制片和自动进行均相湿片染色。

（2）高清自动镜检系统：该系统可以同时拍摄图片及视频，静态与动态结合全面捕捉滴虫等病原体。

四、白带分析仪的基本结构

1. 电源插座、保险丝、电源开关 为工作站提供安全能源。

2. 电脑 电脑装有工作站的应用软件，通过与工作站的接口相连，实现对工作站运行的全程控制。

3. 废料盒 暂存废试剂和废针头。

4. 自动加样模块（机械臂） 将样本、显色液及终止液自动分液，并加入试剂盒。

5. 温育室、传送结构 让试剂盒在恒温下由电传送结构向前移到阅读模块处，在此期间控制反应时间。

6. 检测–控制模块（阅读模块） 采集试剂盒 RGB 信息。

7. 料槽 试剂盒（或称反应板）进入温育室的储存器和入口内。

8. 样本架 由样本（包括显色液和终止液）、分液针头等组成，用于存放样本及针头。

9. 数据处理 单机版设备需要工作人员建立医院、科室、操作人员、患者的基本信息，具备报告填写、报告审核、图文报告打印功能。网络版设备具有 LIS 通信功能，以满足数据的双向传输需要。

五、临床常用阴道炎联合检测试剂盒的检测原理及临床应用

1. N-乙酰基-β-氨基半乳糖苷酶（NAG）活力检测 NAG 是白色念珠菌、阴道毛滴虫所分泌的特异性酶，正常阴道分泌物中不含此酶，只有被此类病原微生物感染时才能检测到 NAG 的存在。NAG 阳性提示有霉菌、滴虫感染，此时结合分泌物 pH 或镜检，即可分辨是白色念珠菌还是滴虫感染。若两者都没有，则考虑是否为支原体感染。

2. 唾液酸酶（SNA）活力检测 SNA 是加德纳菌、动弯杆菌等细菌性阴道病（BV）致病菌分泌的特异性酶。阳性表明有细菌性阴道病。

3. 白细胞酯酶（LE）活力检测 LE 为多形核白细胞释放的羧酸酯酶，在健康状态下含量低，但当机体发生炎症反应时，多形核白细胞在病灶聚集而大量释放白细胞酯酶，细菌性及霉菌性阴道病均可见明显多形核白细胞。其活性可反映阴道清洁度，辅助

诊断阴道炎症状况。

4. β-葡萄糖醛酸苷酶（GUS）活力检测 GUS 是大肠埃希菌等需氧菌的特异性酶。

5. 过氧化氢（H_2O_2）活力检测 H_2O_2 是阴道乳酸杆菌的标志物，其浓度可反映有益菌群是否正常。浓度高（>2 nmol/L）反映阴道中微环境正常，提示阴道为健康状态；浓度低或没有检测到过氧化氢，反映阴道中微环境被破坏，产生过氧化氢的乳酸杆菌减少，提示阴道环境处于病态或亚健康状态。

6. pH 检测 正常分泌物的 pH 为 3.8~4.5；细菌性阴道病的 pH 为 4.5；滴虫性阴道分泌物（TV）的 pH≥4.8；霉菌性阴道炎分泌物（VVC）的 pH≤4.6。混合感染和用药后阴道分泌物的 pH 会有变化。

六、白带分析仪应用现状

目前，国内外大部分医院对于阴道分泌物的常规检测仍依赖人工镜检。随着临床标本量的逐渐增大，人工镜检的缺陷也逐渐成为检验科工作需要面对的主要问题：① 步骤烦琐，整体耗时长。② 标本前处理、检测过程中人为误差影响较大，如涂片均匀度，不同人员阅片能力等。③ 标本暴露导致生物污染和标本之间的交叉感染。④ 对镜检经验要求高，主观性强。⑤ 需要人工染色，操作人员长期接触危险性化学试剂，导致实验室环境也可能受到污染。⑥ 染液沉渣易导致镜检结果背景复杂，干扰观察。针对以上问题与困扰并结合临床需求，国内医疗器械厂商推出半自动及全自动仪器用于阴道分泌物检测。

第三章　临床生物化学检验仪器与技术

　　临床生物化学检验是临床实验室检测十分重要的组成部分，是以体液为检测对象，以化学和医学知识为学科基础，通过相关生物化学标志物及其检测技术和方法进行疾病诊断、治疗和预防的一门应用性学科。生物化学检验涵盖了人体中常见的有机物质和无机物质，包括葡萄糖、蛋白质、钾、钠、氯等。其可以与其他检测项目结合，帮助临床医生进行疾病诊断和治疗。生物化学检验的研究目标主要包括生物化学标志物的选择、建立和评价，以及生物化学标志物检验方法和技术的研究和发展。漫长的临床生物化学检验发展史，也伴随着临床生物化学检验仪器的不断革新。本章将介绍生物化学检验常用的仪器。

✛ 第一节　　生化分析仪

一、生化分析仪的发展历史

　　在 1957 年第一台生物分析仪出现前，生物化学检验主要以手工结合化学检验仪器为主。1854 年法国人 Louis Jules Duboscq 制造了比色计，以比色法和分光光度法为主要原理的比色计推动了生物化学检验的发展。1959 年，美国的 R. S. Yalow 和 S. A. Berson 提出了放射免疫标记技术，为生物化学检验的发展开辟了新的领域。随着生物化学检验内容的不断增加，传统的"手工+机器"模式限制了生物化学学科的发展，人们对生物化学分析自动化的呼声越来越强烈。

　　1957 年，第一台单通道、连续流动式自动分析仪诞生，并进入生物化学检验工作中。1959 年，第一台分立式生化分析仪 Robot Chemist 出现，在自动生化分析的基础上加入了数字打印结果功能。1960 年，自动稀释器出现，为生物化学检验自动化注入了新鲜的力量。1964 年，在单通道基础上，连续多通道自动分析仪诞生，大大提高了生物化学检验的效率。1968 年，美国 Qakridye 实验室创立了离心式自动生化仪。

　　20 世纪 70 年代，自动生化分析仪与电子计算机技术结合，使检测变得快速和智能。

　　20 世纪 80 年代开始，分立式、离心式和干化学等类型的生化分析仪逐渐成为主流。进入 21 世纪以来，自动化程度高、检测速度快、检测项目齐全的大型生化分析仪在各大医院中广泛使用。这些检测速度快、效率高的检验仪器，更好地满足了临床医生的需求，并造福于患者（图 3-1）。

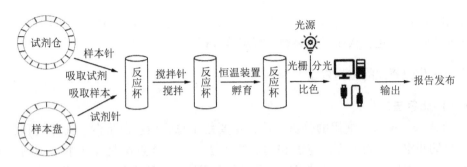

图 3-1　全自动生化分析仪工作流程图

二、生化分析仪的分类

1. **按结构和原理分类**

（1）连续流动式：在计算机系统的控制下，将反应试剂和待测样品按比例注入密闭、连续的载流介质中，由透析器将大分子物质和小分子物质分离，在化学反应单元里发生显色反应，显色反应被光度计检测到并经过运算处理，显示为可以被打印的结果。连续流动式是出现最早的自动生化分析仪的结构，但是由于不同标本通过同一通道进行反应，携带污染的问题难以避免，所以其并不是当今实验室进行生物化学检验的主流仪器结构。

（2）离心式：离心式生化分析仪由一个圆盘组成，圆盘周围是呈放射状排列的比色槽。检验时，将样本和试剂加入圆盘中，离心机开始工作，在离心力的作用下，试剂与样本充分混合，经过一定的反应时间，反应混合液流入比色槽内，进行比色。离心式的优点在于同一时间内可完成多个样本的分析，节省时间。

（3）分立式：分立式模拟手工操作模式是在计算机的控制下，用机械臂代替手工。检验时，加样系统将标本加入反应杯，试剂针按照反应方法依次加入反应试剂，搅拌器充分混匀后，进行反应后比色。比色结果经过计算机分析后，显示结果。分立式是如今实验室使用的生化分析仪的主流仪器结构。本节将在"生化分析仪的结构"部分中具体介绍分立式生化分析仪的具体结构。

2. **按自动化程度分类**　生化分析仪可分为全自动和半自动两类。半自动生化分析仪依靠人工完成样品的混合、检验或结果计算，优点是仪器体积小、结构简单、价格便宜，适合中小规模的医院。全自动生化分析仪从加样到结果显示的全过程都由机器自动完成，节省了人力、物力，且随机误差和系统误差较小，适合大批量样本的检验。

3. **按反应方式分类**　可分为液体式和干式两种。干式是将样品加于固定了试剂的滤纸片上，并在滤纸片上与试剂反应，反应结束后检测滤纸片上的光信号，读取结果。干式化学分析仪材料环保，携带方便，但成本贵，故多用于急诊和床旁检测。

4. **按仪器规模分类**　可分为小型、中型、大型和超大型。不同规模的生化分析仪，一次可承载的分析测试数不同，为不同规模的临床检测实验室提供了多种选择。

5. **按可同时测定的项目数量分类**　可分为单通道和多通道。单通道分析仪一次性只能检验一个项目，多通道分析仪则可检验多个项目。

生化分析的主要原理包括对化学反应溶液进行比色和比浊，通过运用朗伯-比尔定律计算吸光度的变化，从而对待测物进行定量分析。

三、生化分析仪的检测原理

（一）比色法

1. 终点法　该法是常用的分析方法，主要用于总蛋白、白蛋白、葡萄糖和甘油三酯等项目的测定，分为一点终点法和两点终点法。一点终点法是在样本和试剂充分混合，并在一定温度下反应一段时间后，通过比色系统测得反应平衡后的吸光度，通过吸光度计算定量结果。两点终点法是在样本和试剂混合的最初和反应一段时间后分别读取两次吸光度值，利用两次吸光度的差值求待测物含量。两点法在使用双试剂时，样本先与试剂 1 发生混合，反应一段时间后，在特定波长下读取吸光度值，再加入试剂 2，在反应平衡后读取第二次吸光度值。

2. 速率法　主要用于 ALT、AST、GGT、LDH、ALP 等酶类检验，分为两点速率法和速率 A 法。在测定酶活性或酶法测定代谢产物时，连续选取时间-吸光度曲线中线性期的吸光度值，并以此线性期的单位吸光度变化值计算结果。

（二）比浊法

包括化学比浊法和免疫比浊法。免疫比浊法包括透射比浊法和散射比浊法。生化分析仪主要使用比浊法测定前白蛋白、C 反应蛋白、载脂蛋白等项目。

四、生化分析仪的基本结构及工作原理

（一）样本处理系统

1. 进样系统　普通生化分析仪的进样方式分为样本盘式、传送带式或轨道式和链式三种。

（1）样本盘式：生化分析仪中有一个固定的圆盘结构，可为单圈或者多圈，可独立存在，也可与试剂盘组合存在。工作人员将样本加入圆盘的不同位置，开始吸样后，圆盘在驱动装置作用下按一定方向转动，依次转动到样本针下进行取样。

（2）传送带式或轨道式：将样本放置于带有条码的样本架中，由传送带推动样本架前进到特定位置，加样针进入采血管内进行取样。传送带式或轨道式进样的优点是自动化程度高，进样速度快，比较适合大批量样本的检验。

（3）链式：将试管固定于传送链条上，水平移动到传送位置。

2. 加样系统　主要由样本针、试剂针、摇臂、样本针驱动轴和注射器组成。在计算机的指令下，加样针和试剂针通过注射器吸取一定量的样本和试剂，加入反应杯进行反应。如今的样本针和试剂针多具有液面探测和防碰撞等功能，保证了加样针的正常使用和使用寿命。有些仪器的样本针采用了闭盖穿刺或自动开盖闭盖，减少了开盖检验产生气溶胶的可能性或标本溢洒造成的生物安全危害。此外，有些仪器的样本针遇到凝块、气泡和样本量不足时，会自动报警和冲洗，以确保样本检验的准确性。

3. 试剂系统　用于装载试剂和储存试剂，主要由试剂盘、试剂盘控制组件、试剂条码扫描装置、试剂分注装置、试剂盒和冰箱组成。市面上仪器的试剂装载可分为开放

式和封闭式两种。开放式的试剂盘可直接打开放入试剂，对试剂的品牌匹配度要求较低；封闭式的试剂装载通过试剂进样通道和机械臂自动装载试剂，减少了试剂的污染。大多数生化试剂的储存环境为 2~8 ℃，故试剂系统配备有冰箱，以保证已装载试剂的稳定性。仪器的配套设备常有唯一的条形码，方便机器识别试剂种类，也减少了试剂装载错误的可能性。

4. 搅拌装置　样本和试剂加入反应杯后，搅拌混匀装置立即对反应杯内的液体进行充分混匀，以保证仪器更准确地探测混合液体的吸光度变化。搅拌装置由样本搅拌杆组件和试剂搅拌杆组件组成。除此之外，搅拌装置配有清洗池，避免前后样本携带污染。搅拌棒混匀的方式有机械振动和搅拌，多根搅拌棒以两根为一组分为多组，每组的工作内容分为三个周期：第一、二个周期进行清洗，第三个周期进行搅拌。新类型的搅拌棒常结合材料的更新，如在表面涂上特殊材质的不粘涂层，可以避免液体的残留，更好地减少交叉污染。也有部分搅拌棒采用新型螺旋形高速旋转搅拌，可增加搅拌的效率。

5. 恒温反应系统　生化分析仪具有恒温和温度调节装置，理想的孵育温度波动应该小于±0.1 ℃。温度调节的方法可分为空气浴恒温、水浴循环和恒温液循环间接加热。

（二）检测系统

生化分析仪的检测系统大多由光源、分光装置、比色杯和信号检测器组成。

1. 光源　大多数使用卤素灯，工作波长为 325~800 nm，卤素灯的使用寿命较短，一般为 1 000~1 500 h。因此日常工作中需要注意光源信号的强弱，做好光源信号检测，必要时应立即更换。

2. 分光装置　生化分析仪的分光装置主要是光栅。光栅分光主要分为前分光和后分光两种类型，目前主要使用后分光技术。后分光技术是将一束白光照射进样本杯，然后用光栅分光，再检测吸光度。后分光可以同时选用双波长或多波长来测定，以降低比色误差，提高分析准确性。

3. 比色杯　比色杯主要由石英、硬质玻璃或不吸收紫外线的优质塑料制成，光径一般为 0.5~1.0 cm。目前使用的比色杯可分为一次性和循环使用两种。一次性的比色杯使用完即被丢弃，提高了检测成本，但减少了样本间的污染。循环使用的比色杯使用完后浸泡在冲洗池内，冲洗、干燥后进行杯空白测试，测试合格后继续循环使用，但需要定期更换。

4. 信号探测器　信号探测器是光电信号转换装置，其作用是接收分光装置发射的信号并转换成电信号。经历了光电管和光电倍增管等信号探测器模式后，现代大型的生化分析仪主要采用光信号数字直接转换技术，这减少了来自其他仪器、电机等的噪声对信号的干扰，提高了检测的精确度，保证了检测的稳定性。

（三）清洗系统

清洗系统主要针对样本针、试剂针、比色杯等循环利用装置，避免交叉污染，保证检测的准确性。清洗系统包括负压吸引系统、清洗管路系统和废液排出装置。清洗系统中清洗液的排出和吸入依靠内部的真空负压泵。真空负压泵通过负压阀将空气排出造成一定的负压，而清洗系统通过负压定量吸取清洗液进行冲洗。清洗液主要包括酸性清洗液和碱性清洗液两种。一般情况下，反应结束后，先吸取碱性液冲洗，再用酸性液冲洗，最后使用去离子水冲洗干净。清洗管路、探针和比色杯是仪器日常保养的重要内容，也是保证检测系统正常运行、检测结果精准可靠的关键所在。

（四）计算机分析系统

当今使用的全自动生化分析仪常常与计算机技术相结合，通过计算机系统控制样本和试剂的添加、识别，样本条码的识别，温度控制，冲洗控制，结果输出，质控监测，数据保存管理和仪器的各类报警。计算机分析系统的主要硬件包括微处理器、主机电脑、显示器、系统、软件等。自动生化分析仪可以通过与实验室信息系统互联组成控制中心，指导生化流水线的工作。

（五）干化学式自动生化分析仪的原理和结构

干化学式自动生化分析仪将待测液体样本直接加到已经固化于特殊结构的试剂载体上，以样品中的水将固化于载体上的试剂溶解，再与待测成分发生化学反应。其灵敏度和准确性达到或优于湿式生化分析仪水平，且不需要更换试剂，使用方便简单，适合急诊和床旁检测。

1. 工作原理 干化学式自动生化分析仪大多采用多层薄膜固相试剂技术，测定方法多为反射光度法和差示电位法。反射光度法是指显色反应发生在固相载体上，光反射率与固相层厚度、单位厚度的光吸收系数以及固相反应层的散射系数相关，当固相层的厚度与固相反应层的散射系数固定时，光吸收系数与待测物浓度成正比。差示电位法基于传统的湿化学分析的离子选择电极原理，用于测定无机离子。

2. 主要结构 干化学式自动生化分析仪的主要结构包括取样装置、干片式试剂、恒温装置、检测系统和计算机控制系统。

干片式试剂最早只有简单的两层膜，后改进为三层膜，继而发展为多层膜。多层膜检测原理：基于反射光度的多层膜、基于差示电位法的离子选择电极多层膜、基于荧光技术和竞争免疫技术的荧光反射多层膜。多层膜的基本结构：下层为支持层，具有承载和支持功能；上层为扩散层，能使标本均匀分布，并过滤大分子，将溶血、脂血以及胆红素血的干扰降到最低；中间各层根据检测原理固定试剂、离子选择性电极及电极液等。

五、生化分析仪检测参数的设置

1. 样本量和试剂量 生化分析仪的样本量和试剂量一般根据试剂配备的说明书决定，设置有最小用量和最小体积。实际工作中，也可根据工作需要调整样本和试剂用量，但必须经过严格的验证。

2. 试剂的选择 生化分析仪的试剂包括自配试剂、干粉试剂和液体试剂。液体试剂抗干扰能力强，可提高实际测定的准确性，稳定性好，使用比较广泛。

3. 测定方法的选择 测定方法的选择需要考虑方法的精密度、准确度、实验室条件等。生化检验常用的测定方法包括终点法、速率法和比浊法。随着生化分析仪的不断发展，如今试剂的使用方法在试剂说明书中均会写明。在实验室开展检测项目前，应了解检测项目的原理，以便于准确判断检测结果的可信度，更好地进行结果报告发放。

4. **波长的选择**　生物化学的大多数项目检测基于比色原理，所以波长的选择极为重要。波长的正确选择有利于结果准确性和灵敏度的提高。生物化学检验中，常用波长有单波长、双波长和多波长。单波长容易受到样本溶血、黄疸和脂浊的影响。双波长则可以通过副波长降低样本状态对结果的干扰。选择合适的波长有三个主要条件：① 待测物质在该波长下有合适的光吸收；② 其吸收峰宜较宽且平缓，不处于尖峰、陡峰；③ 一般不选光谱中的末端吸收峰。

5. **分析时间的选择**　分析时间主要包括反应时间、监测时间和读数间隔时间、延迟时间。日常工作中，根据反应类型、仪器和试剂状况，合理设置各个检验内容的时间参数，不能随意更改时间参数。

6. **校准方法**　根据项目的检测原理，合理选择校准方法。如今的试剂均配有相应的校准品，可以根据说明书上的内容选择校准方法，并根据质控结果定期校准，保证项目检验结果的准确。

六、生化分析仪的临床应用

（一）生化分析仪在肝脏功能检测方面的临床应用

肝脏是机体重要的功能器官，实验室为评估肝脏功能状态而设计的实验室检测方法可统称为肝功能实验，主要包括反映肝脏代谢状态的相关指标和反映肝损伤的相关指标。其中，很多指标依赖生化分析仪进行检测。

1. **蛋白质合成**　清蛋白、糖蛋白、脂蛋白、多种凝血因子、抗凝因子、转运蛋白等大多数血浆蛋白均在肝脏中合成，生化分析仪可以检测血清总蛋白、清蛋白、清蛋白/球蛋白比值（A/G），这些指标可反映慢性肝损伤，并反映肝实质细胞的储备功能。

2. **脂类代谢**　肝脏在脂类的消化、吸收、分解、合成及运输等代谢过程中均起重要作用。肝细胞是合成胆固醇、甘油三酯和磷脂的最重要的器官，并能进一步合成低密度脂蛋白（LDL）、高密度脂蛋白（HDL）和卵磷脂胆固醇脂酰基转移酶（LCAT）。肝脏分解甘油三酯和脂肪酸的能力很强，参与脂肪酸的 β 氧化，并且进行酮体合成。当肝脏功能严重损伤时，高密度脂蛋白、卵磷脂胆固醇脂酰基转移酶、脂蛋白脂肪酶等活性降低，会表现为血清脂类的异常。因此，生化分析仪检验的血清胆固醇、胆固醇酯等异常，可一定程度上反映肝脏功能异常。

3. **胆红素代谢**　胆红素是血液循环中衰老红细胞在肝、脾及骨髓单核-巨噬细胞系统中被分解和破坏的产物。肝脏是胆红素代谢的重要器官。当肝脏发生病变时，胆红素代谢紊乱，血清中各种胆红素成分可出现一系列的变化。因此，血清胆红素测定对各种肝病诊断有重要价值，是临床上常用的肝功能检查项目之一。生化分析仪可快速检验血清总胆红素、血清结合胆红素、非结合胆红素，检验结果是反映肝功能的重要指标。

4. **血清酶及同工酶检查**　肝脏是人体含酶最丰富的器官，酶蛋白含量约占肝总蛋白含量的 2/3，肝细胞中所含的酶类有数百种，有些酶主要存在于肝细胞内，具有组织特异性。当肝细胞受到损伤时，这些酶大量释放到外周血中，导致浓度异常升高。生化分析仪检验丙氨酸转移酶（ALT）、天门冬氨酸转移酶（AST）、碱性磷酸酶（ALP）及其同工酶、乳酸脱氢酶（LDH）及其同工酶、γ-谷氨酰胺转移酶及其同工酶等，这些指标可以反映肝细胞损伤程度。

（二）生化分析仪在肾脏功能检测方面的临床应用

生化分析仪检验血清中的尿素氮、血肌酐、尿酸等指标，可以反映肾小球滤过功能，但是灵敏度较低，只有晚期肾脏疾病或者肾脏损害严重时这些数值才会异常。

（三）生化分析仪在其他检验中的应用

除了常规的生物化学检验项目，生化分析仪还可进行部分免疫学项目的检验，包括免疫球蛋白、补体、类风湿因子、抗链球菌溶血素、C 反应蛋白等。这些项目的检验可以帮助临床进行免疫功能、自身免疫病、急性感染的诊断。除此之外，部分生化分析仪还可进行药物浓度检测，帮助和指导患者的临床用药。

七、生化分析仪的维护和保养

生化检验结果的准确性离不开机器的正常运转，机器的正常运转需要日常的维护和保养。

1. 日保养　每天使用消毒水擦拭仪器表面；用去离子水或 70% 乙醇擦拭样本针、试剂针、搅拌器；每日实验结束后按照仪器设定进行保养，包括清洗剂对加样针的冲洗保养、管路的自动清洗等。

2. 周保养　按照仪器设定模式对比色杯进行清洗；对比色杯进行杯空白检测；更换去离子水，排出多余废水。

3. 月保养　清洗装置本身、纯水桶、过滤网等。

4. 按需保养　主要是检查维护仪器内部精密结构。包括：检查进样注射器是否漏水、各冲洗管路是否畅通、各机械运转部分是否工作正常；清洗比色杯和比色盘，更换比色杯；检查光源灯，更换光源灯；更换样本针和试剂针。

八、生化分析仪的发展趋势

自 20 世纪 60 年代第一台生化分析仪问世以来，生化分析仪经过了一代一代的发展，自动化程度更高，检验更快速、方便。加入计算机系统以后，生化检验变得更加智能，大大减少了对人工的依赖，向着大规模化的方向发展。如今的生化分析仪不再是仪器的简单叠加，更多的是多台机器的组装，并在此基础上与前处理、后处理等样本自动签收储存系统结合，形成自动化程度更高的流水线，大大加快了样本的转运检验速度。在未来，生化分析仪还将继续向着高检验速度、高自动化的方向发展，并结合计算机算法，引入自动审核等智能实验室项目，以便于更好地服务临床。虽然大型机器较为昂贵，但计算机通信系统的发展也将帮助区域检验的建立，使医疗资源能够更好地为人民大众所享。

✚ 第二节　电解质分析仪

电解质是溶液中能解离成电离子而具有导电性能的一类物质，包括 Na^+、K^+、Cl^-、Ca^{2+}、Mg^{2+} 等。电解质检测在临床上具有重要的价值，电解质的紊乱会导致器官和脏器功能失调，特别是心脏和神经系统，严重时可能危及生命。根据测定原理的不同，电解质检测方法包括化学法、火焰光度法、原子吸收法、离子选择电极法等。如今临床上使用的电解质分析仪大多数使用离子选择电极法。因此，本节将主要介绍以离子选择电极法为基础的电解质分析仪。

一、电解质分析仪的发展历史

20世纪初，德国人哈伯制造了世界上第一种玻璃膜属性的离子选择电极——pH电极，推动了电解质分析仪的发展。随后，卤化银薄片制作的卤素离子电极、高选择性的氟离子电极、钙离子电极和钾电极相继问世。20世纪80年代，随着电化学传感器和自动分析技术的发展，基于离子选择电极的电解质分析仪广泛应用于临床测定。全自动电解质分析仪不仅可以测量血清中的电解质含量，还可以测量血浆、全血、尿液等标本。电解质分析仪不仅独立存在，还与全自动生化分析仪、电化学发光仪结合起来，形成更加自动化的生化检测流水线。

二、电解质分析仪的分类

1. 按结构分类　分为便携式和台式。
2. 按测量方法分类　分为直接测量法和间接测量法。
3. 按自动化程度分类　分为全自动、半自动和手动。
4. 按电极检测方式分类　分为探头状电极分批式和贯穿状电极流动式。

三、电解质分析仪的原理

电解质测定原理方法有化学法、原子吸收分光光度法、火焰光度法和离子选择电极法等。

火焰光度法是美国临床实验室标准化协会规定的 Na^+、K^+ 测定的参考方法，但目前不作为临床常用方法。火焰光度法是用火焰作为激发光源，使被测元素的原子激发，用光电检测系统来测量被激发元素所发射的特征辐射强度，从而进行元素定量分析的方法。

离子选择电极法是目前广泛使用的电解质测定的方法。离子选择电极法以能斯特方程为基础，对钾、钠、氯等离子采用标准比较法进行分析。离子选择电极是一种电化学传感器，其结构中有一个对特定离子具有选择性响应的敏感膜，将离子活度转换成电位信号，在一定范围内，其电位与溶液中特定离子活度的对数呈线性关系，通过与已知离子浓度的溶液比较可求得未知溶液的离子活度。此法主要分为直接法和间接法。

四、离子选择电极法分析仪的结构

1. 进样系统　进样系统由采样针、驱动电机、泵、阀、管道组成，用于控制样本、内参液和缓冲稀释液等的吸取和传送。
2. 电极　电极是离子选择电极法分析电解质含量的关键结构，包括参比电极和指示电极，参比电极包括 pH、钾、钠、氯等离子选择电极，指示电极一般是甘汞电极。

电极按一定的排列顺序放置在流动室部件中，样本流经流动室的时候，各种电极即可对相应的离子进行电位测定。离子选择电极膜对离子的特异性选择是由膜内部本身的晶体结构决定的。由于离子在水化层与中央干层分布不同，从而形成跨膜电极。不同的离子选择电极对不同离子产生选择性响应。

3. 液路系统　主要由定标液通路、冲洗液通路、标本通路、废液通路、回水通路和电磁间通路组成。液路系统影响样本检测的准确性，日常应保持液路系统的畅通。

4. 电路系统和计算机控制系统　测量电路放大离子选择电极产生的微弱电信号，并进一步转换为数字信号，传输到计算机后显示结果。

5. 干片式离子选择电极　干片式离子选择电极测定同样基于能斯特方程。与干化学测定的干片结构不同，干片式离子选择电极的干片采用多层涂膜技术将电极膜材料、试剂涂布在 Ag/AgCl 基体上，制成一次性电极干片，并采用示差电位法将参比电极与指示电极设计在同一干片上。两者均由离子选择敏感膜、参比层、AgCl 层和 Ag 层组成，并以盐桥相连。测定时取血清和参比液加入加样槽内，即可测定此两者的活度，并可由其示差电位的相应值计算待测离子的活度。

✚ 第三节　电泳仪

电泳指的是分散介质中的带电粒子在电场的作用下，负电荷粒子向电场正极移动、正电荷粒子向电场负极移动的现象。临床生物化学检测中常利用电泳技术将体液中的不同组分分离。

一、电泳技术的发展历史

电泳技术最早由瑞典的斯韦德伯格（Svedberg）教授提出。1937 年瑞典科学家将电泳技术应用于血清样本的检测，利用"U"形管成功将血清中的主要蛋白分为 5 种：清蛋白及 α_1、α_2、β、γ 球蛋白。这是电泳技术应用于临床的开始。20 世纪 80 年代后，以法国赛比亚（Sebia）公司的 HYDRASYS 和美国海伦娜（Helena）公司的 SPIFE 为代表的电泳仪被引入临床实验室参与临床检测工作。电泳仪发展到如今，已经成为生物化学检验中常见的仪器设备，辅助临床进行疾病判断，电泳类型也变得多种多样，包括血清蛋白电泳、免疫固定电泳、血红蛋白电泳、尿蛋白电泳、脑脊液电泳等。

二、电泳仪的原理

1. 按分离原理分类　可分为区带电泳、移界电泳、等速电泳、等电聚焦电泳、免疫电泳等。

2. 按有无固体载体介质分类　可分为自由电泳（包括显微镜电泳、柱电泳、移动界面电泳等）和支持介质电泳。

3. 按支持介质分类

（1）醋酸纤维素薄膜电泳：以醋酸纤维素薄膜为支持介质的电泳。醋酸纤维素薄膜电泳具有多种优点：① 染色条带清晰，对蛋白质样品吸附少，极少出现拖尾现象，染色后背景能完全脱色，条带清晰；② 简单快速，整个电泳过程时间短，仅需 90 min 左右；③ 灵敏度高，样品用量少；④ 结果可长期保存；⑤ 应用广泛。

（2）琼脂糖凝胶电泳：以琼脂糖凝胶为支持介质，目前多用于分离和鉴定血清蛋白、血红蛋白、糖蛋白、脂蛋白、碱性磷酸酶等。琼脂糖凝胶电泳也可广泛用于核酸的分离和鉴定，操作简单快速，但荧光染料毒性较大是本方法的缺点。

（3）聚丙烯酰胺凝胶电泳：以聚丙烯酰胺凝胶（PAGE）为支持介质的电泳。其综合了浓缩效应、分子筛效应和电荷效应，分辨率和区带清晰度较好。PAGE 采用不同孔径的浓缩胶和分离胶，样品在电场作用下通过不同孔径的胶体时移动受阻，被压缩成窄的区带。PAGE 电泳还包括结合了十二烷基硫酸钠（SDS）的 SDS-PAGE 电泳，此电泳常用于分离分子量不同的蛋白质，以及 PAGE 梯度凝胶电泳、PAGE 等电聚焦电泳和 PAGE 双向电泳。

4. 毛细管电泳 以内径 20~200 nm 的柔性毛细管柱作为分离通道，以高压直流电场作为驱动力，对各种小分子、大分子进行高效分离、检测或微量制备等。毛细管电泳实现了电泳技术的整体化和仪器化。毛细管电泳具有多种优点：热效应低；高灵敏度和高分辨率；所需样品少、检测速度快；自动化程度高、操作简单、成本低。毛细管电泳又可分为毛细管区带电泳、毛细管凝胶电泳、毛细管等电聚焦电泳、胶束电动毛细管色谱电泳、毛细管电色谱电泳、毛细管等速电泳等。

三、电泳仪的分类

一般情况下分子不带电荷，显示为电中性。但是，其由于自身解离或表面上吸附其他带电粒子而带上负电荷或正电荷，在电场中向正极或负极移动。其中，带电粒子可以是蛋白质、核酸，也可以是离子。蛋白质分子由氨基酸组成，氨基酸是两性电解质，在溶液中可以解离为带正电荷的氨基和带负电荷的羧基。蛋白质在溶液中的带电情况与溶液的离子强度和 pH 有关。同样的，核酸也是两性电解质，可以在溶液中解离。

四、电泳仪的结构

1. 电源 电泳仪常见的电源包括普通直流电源、直流稳压电源、直流稳流电源、双稳电源和三恒电源等。

2. 电泳槽 电泳槽是样品分离的区域，是电泳仪的重要组成部分。电泳槽包括自由界面电泳槽、管状电泳槽和板状电泳槽。电泳槽电极多为细丝状耐腐蚀的金属，铂金丝因性能优良而被广泛使用。缓冲液槽通常有一组或多组，每组有两个缓冲液槽。支持介质两端分别进入槽内的缓冲液中，在介质上上样后进行电泳分离。支持介质要求具有结构均一而稳定、无电渗、不带电且不导电、分离后的成分易于析出等特点。

3. 附加装置 包括恒温循环冷却装置和电泳图谱分析设备。

4. 毛细管电泳的基本结构 毛细管电泳的主要结构有高压电泳仪、毛细管柱、检测器、缓冲液槽和输出装置。毛细管电泳需要施加高电场强度和高电压，最高电压可达到 50 kV，最大电流为 300 mA。毛细管柱是毛细管电泳的核心部件，具有化学惰性、电惰性、紫外光及可见光透过性等特性，其材料可以是聚四氟乙烯、石英和玻璃。毛细管

内径一般为 $25\sim75$ μm，具有减小电流以减少产热、增大散热面积以减低管柱中心和管壁温差的优点。大多数毛细管电泳具有自动进样的功能，能连续处理批量的标本。毛细管电泳还具有冷却系统，可降低焦耳热的影响，保证毛细管迅速冷却。

五、电泳技术在临床检验中的应用

1. 在临床生物化学检验中的应用

（1）血清蛋白电泳：人的血清中含有 100 多种蛋白质，血清蛋白电泳可帮助分离血清中的蛋白质，帮助疾病的诊断和治疗。例如，血清经过电泳分离后，可分为清蛋白及 α_1、α_2、β、γ 球蛋白，慢性肝病时清蛋白区显著减少，浆细胞病时 γ 区出现"M 蛋白"，肝硬化患者会出现 β-γ 桥等特征。

（2）尿蛋白电泳：可以帮助分离尿液中的蛋白质，帮助了解肾脏疾病的发展。例如，出现中分子、高分子蛋白区带时，常常暗示肾小球病变；而出现低分子蛋白区，则多见于肾小管病变和溢出性蛋白尿。

（3）同工酶电泳：可用于乳酸脱氢酶和肌酸激酶的检测、区分心肌梗死和骨骼肌疾病，也可协助诊断恶性肿瘤和肝硬化。

（4）脑脊液蛋白电泳：脑脊液蛋白电泳原理和操作与血清蛋白电泳类似，但脑脊液中的蛋白含量少，检测前可使用高分子聚乙二醇或右旋糖酐透析液进行浓缩。

（5）脂蛋白电泳：可用于分离血清里的不同脂蛋白，帮助临床进行高脂血症分类、冠心病风险预测，以及动脉粥样硬化等疾病的诊断、监控和治疗。

2. 在其他检验中的用途　除了在生物化学检验中的用途外，电泳技术还可以用于分离血红蛋白、糖化血红蛋白和各类免疫球蛋白。

✛ 第四节　质 谱 仪

人类从未停止对未知世界的探索，但即便科技日新月异，在很长一段时间里，人类对世界的理解仍停留在宏观层面。人类需要一双双"眼睛"，去看清微观世界背后的复杂现象。

随着人类第一张基因序列草图的完成和发展，生命科学的研究也进入到一个崭新的后基因组学时代即蛋白质组学时代。正如基因草图的提前完成得益于大规模全自动毛细管测序技术一样，现代生物质谱技术的迅猛发展也极大地推动了人类探索生命科学奥秘的进程。

一、质谱技术的发展

质谱技术是 20 世纪发展起来的最重要的分析技术之一，其原理可以追溯到 1906 年诺贝尔物理学奖得主约瑟夫·汤姆逊（Joseph John Thomson）的工作，他发现不同质荷比的离子在一定电场和磁场中的偏转情况不同，因此他设计了计算微粒质荷比的方法：通过离子在确定的电磁场中的运动速度，计算出其质荷比。这是质谱仪的理论基础。

其后，1919 年英国物理学家弗朗西斯·阿斯顿（Francis William Aston）在汤姆逊研究的基础上制造出世界上第一台质谱仪，并且借助自己发明的质谱仪证明了氖同位素的存在，且发现了大量非放射性元素的同位素。他于 1922 年被授予诺贝尔化学奖。

而后的几十年间，质谱技术主要被科学家运用于对无机物同位素的分析。在第二次世界大战期间，质谱的同位素分析为原子弹的发明做出了不可磨灭的贡献。

到了 20 世纪 60 至 70 年代，有机质谱发展迅速。1957 年，霍姆斯（J. C. Holmes）和莫雷尔（F. A. Morrell）首次实现将气相色谱和质谱联用（GC-MS），其中气相色谱仪分离的样品为气态，流动相也为气体。GC-MS 广泛应用于复杂化合物的分离、鉴定和定量分析，尤其是一些沸点低、易挥发的有机化合物。

到了 20 世纪 80 年代，生物质谱异军突起。如何对体积大、极性高的生物大分子进行质谱分析，科学家们遇到了巨大的挑战。为了解决这一难题，科学家们研究了多种"软"电离（soft ionization）技术，这些技术在不同程度上成功用于从体积大和挥发性低的分子中产生完整的离子。

二、质谱技术的基本原理

质谱（mass spectrometry，MS）技术，顾名思义可以理解为根据质量称量出的谱线技术。不同的物质具有不同的分子量，在电场的作用下带电时，可以表现出不同的运动轨迹，最后通过计算质荷比得到待测物的质谱峰。质谱不但可以对被测物进行定性分析（包括分子质量及结构信息），还可以通过质谱峰强度与被测物含量的相关关系进行定量分析。

质谱仪是一类能使物质粒子离化成离子并通过适当的电场、磁场将它们按空间位置、时间先后或者轨道稳定程度进行质荷比分离，并在检测强度后进行物质分析的仪器。

用于质谱分析的样本分子（或原子）在离子源中离化成具有不同质量的单电荷离子和碎片离子，这些单电荷离子在加速电场中获得相同的动能并形成一束离子，进入由电场和磁场组成的分析器，离子束中速度较慢的离子通过电场后偏转大，速度快的偏转小；在磁场中离子发生与角速度矢量相反的偏转，即速度慢的离子依然偏转大，速度快的偏转小；当两个场的偏转作用彼此补偿时，它们的轨道便相交于一点。与此同时，在磁场中还能发生质量的分离，这样就使具有相同质荷比而速度不同的离子聚焦在同一点上，而不同质荷比的离子聚焦在不同的点上，其焦面接近于平面，在此处用检测系统进行检测即可得到不同质荷比的谱线，即质谱。通过质谱分析，我们可以获得分析样品的分子量、分子式、分子中同位素构成和分子结构等多方面的信息。

三、质谱仪的组成

通常来讲，根据样本的类型不同，可以将质谱仪分为有机质谱仪、无机质谱仪、同位素质谱仪和气体分析质谱仪等；也可根据质量分析器的不同，将质谱仪分为双聚焦质谱仪、四极杆质谱仪、飞行时间质谱仪、离子阱质谱仪、傅里叶变换质谱仪等。虽然质谱仪种类多样，电离、分析的方式不一致，但是无论哪一种质谱仪，它的基本结构是一致的。

质谱仪主要由五大部分组成，分别是真空系统、离子源、质量分析器、检测器和数据分析系统，其中以离子源和质量分析器为核心。

（一）真空系统

为了降低背景和减少离子间或离子与分子间碰撞所产生的干扰（如散射、离子飞行偏离、质谱图变宽等）及延长灯丝寿命（残余空气中的氧会烧坏离子源的灯丝），在质谱仪中凡是有样品分子和离子存在的区域都必须处于真空状态，来为离子提供一个足够长的无碰撞运行轨道。因此在质谱仪中，均会有一套支持真空的装置，也就是真空泵。

目前常用的质谱仪中使用的真空泵由机械泵和高真空泵两部分组成。质谱仪开机时，首先由机械泵工作将质谱仪内部抽到一个相对低的真空度，接下来高真空泵才会运行。最终，常用的质谱仪会在 10^{-5} torr 的真空度下工作。

（二）离子源

离子源的主要作用是将气化的化合物分子电离成带电荷的离子，因为只有带电荷的离子才可以在质谱仪的场中运动。离子源是质谱仪中最重要的部件之一，它的性能直接决定质谱仪的性能水平。

几种常见离子源电离方式的基本原理和主要特点如下。

1. 电轰击电离（EI） 一定能量的电子直接作用于样品分子使其电离，这种方法效率高，有助于质谱仪获得高灵敏度和高分辨率。有机化合物电离能为 10 eV 左右，其在 50~100 eV 时，大多数分子电离界面最大；在 70 eV 时，可得到丰富的指纹图谱，灵敏度接近最高。适当降低电离能，可得到较强的分子离子信号，某些情况下有助于定性分析。

2. 化学电离（CI） 电子轰击电离的缺陷是分子离子信号变得很弱，甚至检测不到。化学电离引入大量试剂气，使样品分子与电离离子不直接作用，利用活性反应离子实现电离，其反应热效应可能较低，使分子离子的碎裂少于电子轰击电离。商用质谱仪一般采用组合 EI/CI 离子源。试剂气一般采用甲烷，也有 N_2、CO、Ar 或混合气等。试剂气的分压不同会使反应离子的强度发生变化，所以一般离子源压为 0.5~1.0 torr。

3. 大气压化学电离（APCI） 在大气压下，化学电离反应速率更大，效率更高，能够产生丰富的离子。通过一定手段将大气压下产生的离子转移至高真空处（质量分析器中）。早期为 ^{63}Ni 辐射电离离子源；另一种设计是电晕放电电离，允许载气流速达 9 L/s。需要采取减少源壁吸附和溶剂分子干扰。

4. 快原子轰击/二次离子质谱（FAB/LSIMS） 在材料分析上，人们利用高能量初级粒子轰击表面（涂有样品的金属钯），再对由此产生的二次离子进行质谱分析。主要有快原子轰击（FAB）和液体二次离子质谱（LSIMS）两种电离技术，分别采用原子束和离子束作为高能量初级粒子。一般采用液体基质负载样品（如甘油、硫甘油、间硝基苄醇、二乙醇胺、三乙醇胺或一定比例混合基质等）。主要原理是分子质子化形成 MH^+ 离子，其中有些反应会形成干扰。

5. 等离子解析质谱（PDMS） 采用放射性同位素（如 ^{252}Cf）的核裂变碎片作为初级粒子轰击样品，将金属箔（铝或镍）涂上样品从背面轰击，传递能量使样品解析电离。电离能大大高于 FAB/LSIMS，可分析多肽和蛋白质。

6. 激光解吸/电离 （MALDI） 通过真空紫外光辐射产生光致电离和解吸作用，获得分子离子和有结构信息的碎片，适于结构复杂、不易气化的大分子，并引入辅助基质减少过分碎裂，一般采用固体基质。根据分析物和分析目的不同，可以选用不同的基质和波长。

7. 电喷雾电离 （ESI） 电喷雾电离采用强静电场 （3~5 kV），形成高度荷电雾状小液滴，经过反复的溶剂挥发–液滴分裂后，产生单个多电荷离子。电离过程中，产生多重质子化离子。

（三） 质量分析器

质量分析器 （mass analyzer） 的发展进程从 19 世纪初开始。当时，物理学家汤姆逊利用阴极射线管测量了电子质荷比 （mass-to-charge ratio，m/z），因而获得了 1906 年诺贝尔物理学奖。汤姆逊在 1912 年设计了质谱仪的前身，得到首张抛物线状的质谱图，并发现了氖的同位素 （isotope）。质量分析器的性能与功能历经这 100 多年的发展已大幅提升，其已成为最灵敏与精准的分析仪器之一，并广泛运用于诸多研究领域中。

每种质量分析器都具有不同的特性与功能。重要的质量分析器可以分成磁场式与电场式两类，以方便使用者根据使用需求做出选择。磁场式分析器有扇形磁场质量分析器与傅里叶变换离子回旋共振质量分析器，电场式分析器有飞行时间、四极杆、四极离子阱、轨道阱等质量分析器。

1. 扇形磁场质量分析器 扇形磁场 （magnetic sector） 质量分析器是最早应用在有机质谱分析中的质量分析器，早期是以单一扇形磁场来分析离子质量，称为单聚焦 （single-focusing） 质谱仪；后来与静电场结合发展成双聚焦 （double-focusing） 仪器，可以达到比较高的质量分辨能力。由于质荷比不同的离子在磁场和电场的影响下会有不同的运动轨迹，本类型质量分析器即是借此原理来分析不同质量的离子。扇形磁场质量分析器稳定度高，适合定量分析，可进行高能量碰撞解离，但扫描速度稍慢，也较少与液相色谱联用。

（1） 磁场单聚焦质量分析器：离子源中产生的离子，经过加速后从入口狭缝 （slit） 进入磁场区。不同质量的离子会有不同的运动路径，只有特定质荷比的离子可以通过出口狭缝到达检测器。

（2） 磁场双聚焦质量分析器：双聚焦仪器将电场与磁场相结合，达到方向与能量同时聚焦。电场作为动能选择器，可以与狭缝结合缩小离子束的动能分布，这些不同动能的离子在磁场的作用下发生能量聚焦 （energy focusing），从而达到高质量分辨的目的。

2. 傅里叶变换离子回旋共振质量分析器 傅里叶变换离子回旋共振 （Fourier transform ion cyclotron resonance，FT-ICR） 质量分析器是目前分辨能力最高的质量分析器，适合准确质量的测定、多级质谱分析 （MSn） 和进行离子/分子反应等。但分辨能力越高，需要的信号检测时间越长，对真空度的要求也越高。

FT-ICR 的质量分析器由捕获电极 （trapping plate）、激发电极 （transmitter plate） 和检测电极 （receiver plate） 组成，其结构可以是立方体、圆柱体和长方体等。质量分析的原理包括：离子在均匀的磁场中做回旋运动，当离子回旋频率与激发电极发出的射频电场（radio frequency electric field）频率相当而产生共振时，离子运动半径会逐渐扩大到足以在两个平行的检测电极上产生像电荷（image charge）。此时关闭激发电极的无线电场，并记录像电荷形成的时域（time domain）ICR 信号。使用傅里叶变换可将时域信号转换成频域（frequency domain）谱图，谱图中的频率为离子质量与电荷的函数，所以可以直接转换为质谱图。质量分析器因为本身就是检测器，所以不需要外加离子检测器。

3. 飞行时间质量分析器　飞行时间（time-of-flight，TOF）质量分析器是一种利用静电场加速离子后，以离子飞行速度差异来分析离子质荷比的仪器。飞行时间质量分析器常与脉冲激光源配合，如 MALDI 的发明，让具有脉冲特性的激光解吸电离非常适合与脉冲高压推动离子的飞行时间质谱仪搭配。

飞行时间质量分析器可分为线性式、反射式、正交式三种。无论是哪一种形式，其设计重点都在于如何在有限的飞行距离内，有效地解决离子产生时的位置、速度、方向角度等分散问题，以得到最佳的质量分辨能力。

（1）线性飞行时间质量分析器：带电离子由脉冲式激光离子化产生，经由高压直流电场加速，在无场飞行管中飞行后，抵达检测器形成离子信号。

（2）反射飞行时间质量分析器：除了离子延迟提取法外，反射飞行时间（reflection TOF）质量分析器的发展更进一步地改善了离子能量聚集问题，解决了线性飞行时间质量分析器分辨能力不足的缺点。反射飞行时间质量分析器于飞行管中放置一组电场式反射器（reflector，或称 ion mirror），并在离子反射路径上增加一个离子检测器来收集反射后的离子。此反射器能有效补偿具有不同动能的相同离子所产生的飞行时间差：动能高的离子穿透较深，比飞行速度较慢的离子花更多的时间折返至离子检测器。这使得初始速度不同的离子，能一起抵达离子检测器，因此提高了飞行时间质量分析器的分辨率。

（3）正交加速飞行时间质量分析器：飞行时间质量分析器通过测量离子的飞行时间得到离子的速度并转换成离子的质荷比，因此其本质上需要一个时间的起点来计算离子的飞行时间。这种质量分析器最适合的离子源就是脉冲式激光，若要与连续式的离子源配合（如电喷雾离子源）就有困难，解决的方式是让连续式的离子源变成脉冲式。这种转换只要在离子的飞行途径中加入脉冲高电压，让离子有一个共同的起点一起飞行，就能让不同质荷比的离子因飞行时间不同而区分开。一个正交加速飞行时间（orthogonal acceleration TOF）质量分析器可运用脉冲电压，让连续式的离子束经一条狭缝进入飞行管中并抵达检测器。正交加速飞行时间质量分析器的优点是：在飞行管方向（也就是正交于离子源出口方向）的离子初始速度差异小，因此质量分辨能力与准确度高，校正也容易。正交加速飞行时间质量分析器的缺点是：离子产生时若以静电场来聚焦，会造成离子在不同方向上的扩散，导致质量分辨能力下降，且会降低质谱仪的灵敏度。

为了解决上述问题，可以引入四极离子传输管，以射频场聚焦离子束。射频离子传输管能通过在数个毫托（mtorr）的压力下工作，有效降低离子动能，并聚焦离子束至几毫米的尺寸，因而大大地提升了飞行时间质量分析器的分辨率。

4. 四极杆与四极离子阱质量分析器　四极杆（quadrupole）与四极离子阱（quadru-

pole ion trap，QIT）都属于四极杆质量分析器。它们的原理是让离子在特殊设计的质量分析器内随着交、直流电场运动。由于在特定的交、直流电场作用下离子运动轨迹与质荷比有关，所以不同质量的离子会在分析器内呈现不同的运动行为。

（1）四极杆质量分析：四极杆由四根柱状（可为双曲线形、圆形或方形）电极组成，以两个电极为一组，分为 x 与 y 两组电极平行并于一中心轴对称排列。增加四极杆质量分析器的质量检测上限，可以增加射频电压振幅、降低射频频率或减小四极杆电极间的距离。但是射频电压振幅太高会导致电极放电，破坏场的稳定条件，此方法限制较为严格。选择缩短四极杆电极间的距离，在实际应用中也有限制，若电极间的距离太近也容易造成电极间放电，从而破坏稳定场条件而无法让离子通过。若降低射频频率来增加质量分析器的质量检测上限，会降低质量分辨能力。所以设计四极杆质量分析器时需要综合考量最合适的质量范围、质量分辨能力、信号检测灵敏度等因素，并对上述因素进行适当的取舍。目前商用的四极杆质量分析器因其射频频率大多在 1 MHz 以上，质量范围（质荷比 $m/2$ 范围）不会超过 4 000，而质量分辨能力则大约是 1 000［质量数 m 以原子质量（au）为单位，电荷数 z 以质子电荷（e）为单位］。

（2）四极离子阱质量分析器：四极离子阱和四极杆最大的不同是其在 z 轴加了一个束缚的场，因而形成了一个能捕获离子的三维电场。四极离子阱包含一个环形电极（ring electrode），以及一对上下对称的端帽电极（end cap electrode）。

5. 轨道阱质量分析器　轨道阱（orbitrap）质量分析器利用直流电场将离子局限于离子阱中，并运用快速傅里叶变换技术将时域信号转换到频域信号，再经换算得到离子的质荷比信号。轨道阱质量分析器与傅里叶变换离子回旋共振质量分析器都属于高分辨的质量分析器，因为离子被局限在固定的轨道内以高速（1 s 内可以飞行数十万千米）进行长时间的周期性运动，所以通过长时间检测技术可以得到高分辨率的质谱信号。轨道阱质量分析器与傅里叶变换离子回旋共振质量分析器最大的不同是前者所加的是直流电场，而后者则使用有更好稳定度与质量分辨能力的强磁场作用力。

（四）检测器

检测器的作用是将质量分析器分离的离子转换为可测量的信号。根据动态范围、空间信息保留、噪声和质量分析仪的适用性等因素，需要使用不同类型的检测器。一些常用的类型包括电子倍增器、法拉第杯、光电倍增管转换打拿极等。

1. 电子倍增器（EM）　EM 最大的优势是如果校准正确，它们是无噪声的，并且可以进行单离子计数。

EM 的本质是成为打拿极的离散金属板的串行连接，如此可将离子电流放大 108 倍，使其变成可测量的电子电流。当单个二次离子进入 EM 时，它与第一个转换打拿极发生碰撞，并让打拿极材料喷射出额外的电子。随后额外的电子通过级联过程，与随后的打拿极继续碰撞。在最后的打拿极处，累积电荷以电压脉冲的形式被检测。由一系列二次离子产生的电压脉冲大小是随机分布的。可以测量这些类型的探测器上的脉冲高度分布，并记录两个不同的区域。在分布的底端观察到的高信号降低到最小，这是探测器系统中电子噪声的结果。在此最小值之后，观察到具有宽分布的递增信号，该信号代表测量的离子电流。通过设置阈值来消除噪声，这些倍增器可以有效地对动态范围为 10 的单个离子进行计数。超过这个计数率，探测器将开始遭受两种不同的现象：第一种是死区时间效应，指探测器在处理已经接收到的信号时本质上不工作的时间量（以 ns 为单位）；第二种是准同时到达效应，指两个离子同时撞击电子倍增器的转换打拿极，但仅将其识别为单个离子。

另一种常用且与 EM 密切相关的探测器是通道电子倍增器（CEM）。通道电子倍增器又称为连续打拿极电子倍增器，工作原理类似于分离打拿极电子倍增器。其结构由一个弯曲的漏斗状玻璃管构成，二次电子沿弯管加速，并在对应的管内壁连续碰撞出更多的二次电子，形成沿弯管逐渐增大的电子流，最后在接收极输出电信号。

需要注意的是，所有类型的倍增检测器在使用过程中增益都会因使用时间的增长而逐渐变小，这就需要根据仪器灵敏度的要求定期调整倍增器的工作电压，使增益保持在适当的水平。当电压达到其使用极限值后，如果增益下降显著，就需要立即更换电子倍增器。

2. 法拉第杯　法拉第杯是相对简单和经济的设备，主要优势是能够在 EM 检测薄弱的地方测量更高的离子电流。它由一个通过高电阻接地的空心导电电极组成。撞击集电极的离子导致电子从地面流过电阻器，并且在电阻器上产生的电位降被放大。单个离子上的基本电荷为 1.6×10^{-19} C。因此，计数率为 1×10^6 C/s（大约为 EM 探测器使用的实际上限），将产生 1.6×10^{-13} A 的电流。即使电阻高达 1 011 W 并接地，放大器也必须能够检测到 16 mV 的压降。因此，测量较低电流将变得更加困难，因为电阻和放大器电路中的热噪声和电子噪声将对精确度产生很大影响。通常，这些组件将被封闭在真空的热控腔室中。

3. 光电倍增管转换打拿极　在一个光电倍增管转换打拿极的探测器中，最初离子撞击打拿极，导致电子发射；接着产生的电子撞击荧光屏，荧光屏又释放光子；然后光子进入倍增器，并在其中以级联方式放大，就像电子倍增器一样。使用光子的主要优点是探测器的倍增器部分可以在真空中保持密封，防止污染并大大延长探测器的使用寿命。

（五）数据处理系统

数据处理系统主要由接口、计算机和软件组成，主要功能是运用工作站软件控制样本测定程序、采集数据并计算结果，与数据库进行比对，判断和分析结果，以及显示和输出质谱图等。

四、质谱仪的性能指标

1. 质量范围　质量范围是质谱仪所能测定的离子质荷比（m/z）的范围。不同用途的质谱仪的质量范围相差很大，稳定同位素气体质谱仪的质量范围通常在 1~200 之间；固体质谱仪的质量范围大都在 3~380 之间；有机质谱仪的质量范围从几千到几万不等，甚至更高。现代质谱分析中质量范围最大的质谱仪是基质辅助激光解吸电离飞行时间质谱仪，该种仪器测定的分子质量可高达 10 000 以上。

2. 分辨率　分辨率（resolution ratio）又称分辨本领，是质谱仪可分辨相邻两个质谱峰的能力，广义以 $R = M/\Delta M$ 来度量。M 为可分辨的两个质谱峰的质量平均值，ΔM

为可分辨的两个质谱峰的质量差。实际上，可分辨的两个质谱峰允许有一定重叠，使用时应注明重叠程度。通常以两峰间的峰谷高度为峰高的5%或10%为标准来测量分辨率，即分辨率记为 $R_{5\%}$ 或 $R_{10\%}$，用式（3-1）计算：

$$R_{10\%} = M/\Delta M \times a/b \tag{3-1}$$

式中，a 为相邻两峰的中心距；b 为峰高10%处的峰宽；$M=(M_1+M_2)/2$，为两个质谱峰的质量平均值；$\Delta M = M_2 - M_1$，为两个质谱峰的质量差。

3. 灵敏度　同位素质谱仪的灵敏度通常用原子/离子的转换效率，即用接收器接收到的离子数除以进入离子源的样品原子总数的百分数来定义。灵敏度取决于离子源的电离效率、离子在离子源/分析器的传输效率和接收器的接收效率。

4. 丰度灵敏度　丰度灵敏度是质谱仪器的一个重要性能指标。其定义为：质量为 M 的离子峰 A_M 与它在质量数 [$M+1$] 或 [$M-1$] 位置的离子拖尾峰 A_{M+1} 或 A_{M-1} 之比的倒数，即 A_{M+1}/A_M 和 A_{M-1}/A_M。丰度灵敏度反映仪器聚焦性能、分辨率，也与测量时的真空度状态相关。

拖尾峰主要由强峰离子与管道缝隙或管道内残存的气体发生非弹性或弹性碰撞，导致离子散射或电荷转移形成的带电离子和非带电粒子组成。

提高丰度灵敏度的主要原则：降低离子在传输过程中弹性、非弹性碰撞的概率，阻止散射离子进入接收器。

通过改善测量时的真空环境，减少离子与管道内残存气体碰撞概率，或使用具有质量、能量双聚焦功能的分析器及采用不同类型阻滞透镜优化离子传输，可提高同位素质谱仪的丰度灵敏度。

5. 精密度和准确度　精密度（或称精度）定义为在规定条件下所获得的独立测量结果之间的一致程度。单次进样测量结果的标准偏差称为内精度；重复进样测量结果的标准偏差称为外精度。内精度主要反映仪器性能，外精度由仪器性能和施加的测量条件共同决定。外精度通常大于内精度。准确度指测量结果与被测量真值或约定真值间的一致程度。随着真空技术、材料科学、电子学及计算机技术的快速发展，越来越多的新技术被用在质谱仪器上，使得质谱仪的各项性能指标都取得了显著提高。其提供的测试数据在国民经济运行过程中发挥着不可替代的作用。今天，一些新方法在新一代的质谱仪上得以实现，如原位微区分析方法，对解决地矿、环境、生化、核裂变产物和宇宙空间的稀有样品分析具有更加特殊的意义。

五、串联质谱技术

除了对样本中大分子化合物质荷比的测定，质谱仪也可以利用串联质谱技术来更有效地鉴定化合物的分子结构。顾名思义，串联质谱仪是由两个以上的质量分析器连接在一起所组成的质谱仪。当分析物经过离子源被电离后，第一个质量分析器可以从混合物中选择及分离特定的离子，以外力（碰撞气体、光子、电子等）使该离子解离，并产生碎片离子，然后再由第二个质量分析器进行碎片离子的质量分析。这些碎片信息可以用来鉴定小分子及蛋白质、核酸等生物分子的结构。当样品复杂度很高时，也可在样品进样区前串联一台液相色谱（liquid chromatography，LC）或气相色谱（gas chromatography，GC）系统，帮助样品预分离（pre-separation）以提高质谱分析的效率。

（一）液相色谱串联质谱技术

液相色谱串联质谱（liquid chromatography tandem mass spectrometry，LC-MS/MS）技术是集高效液相高分离度与质谱仪高灵敏度及高专属度于一体的检测方法。样品中的各组分由色谱分离后经接口进入质谱仪的离子源，在氮气流及强电场下被雾化为带电的液滴，电离过程中液滴去溶剂化形成裸离子，离子通过采样锥后进入质谱仪的真空区进行检测。LC-MS/MS 在分离和检测非挥发性和热不稳定化合物方面具有独特的优势，已广泛用于药物代谢研究领域。

LC-MS/MS 检测临床样品时最常用的扫描模式为多反应监测扫描（multiple reaction monitoring，MRM）。MRM 可对母离子和子离子进行双重选择，从而避免其他离子的干扰，具有特异性强、灵敏度高、准确度高、重现性好等优点，尤其适用于临床复杂基质中的痕量物质检测分析。但 LC-MS/MS 法也存在一定局限性，如检测仪器昂贵、分析复杂和需要专业人员操作等，这些缺点限制了其临床大规模应用。而且，检测过程中涉及样品前处理、上机分析及人工出具报告等耗时步骤，导致获取结果较慢，对临床急救不利。虽然 LC-MS/MS 法在疾病诊断中具有重要价值，且在欧美国家已广泛应用，但目前在我国只能在大型医院开展。

（二）气相色谱串联质谱技术

气相色谱串联质谱集气相色谱的高分离度和质谱准确鉴定化合物结构于一身，使得其在鉴别检验领域具备了高灵敏度和抗干扰性的特点，因此其在环保、医药、电子、农业纺织、石油化工、食品安全、香精香料制造、环境分析、爆炸调查、未知样品测定等方面已经得到了广泛而深入的应用。

气相色谱是可将目标产物从混合物中分离出来的技术，可对混合物中的单质进行逐个分离提纯并检测其含量。该方法具有较高的分离和提纯速率，同时检测步骤简洁、易操作，但缺点也很明显，即定性分析能力差。

质谱法是通过对被测样品离子的质荷比的测定来进行分析的一种方法，具有分析准确度高、定性能力强等优点，但是它对定量分析的适应性较差，且分析时对样品的纯度要求较高。

两种检测方法各有千秋，因此只有强力结合两种检测方法才可以在检测时取长补短，获得更快捷准确的检测结果。将气相色谱法和质谱法串联起来，形成一个整体的检测技术，即气相色谱串联质谱技术。该技术兼具两者的优点，既能将化合物高效分离，又能准确获得化合物的分子结构，实现定性定量检测。气相色谱串联质谱技术主要是将未知样品经过气相色谱的载气带动和色谱柱分离后，利用质谱的离子源对气态分子进行轰击，将分子状态分解为分子离子态，进而分解成碎片离子。在电场和磁场的共同作用下，利用质量分析仪根据质荷比的大小对样品进行分离。最后，利用质量分析仪对样品进行检测、记录，实现了样品的定性和定量分析。

六、质谱仪的临床应用

随着质谱技术的不断改进和完善，质谱仪的应用范围已扩展到生命科学研究的许多领域，特别是在蛋白质/核酸测定医学检测、药物成分分析等领域的应用，不仅为生命科学研究提供了新方法，同时也促进了质谱技术的发展。

（一）质谱仪在蛋白质分子量测定方面的作用

对于蛋白质类生物大分子分子量的测定有着十分重要的意义，如对均一蛋白质一级结构的测定，既要测定蛋白质的分子量，又要测定亚基和寡聚体的分子量及水解、酶解碎片的分子量。常规的分子量测定方法主要有渗透压法、光散射法、超速离心法、凝胶层析法、聚丙烯酰胺凝胶电泳法等。然而，这些方法存在样品消耗量大、精确度低易受蛋白质的形状影响等缺点。

MALDI-MS 以其极高的灵敏度、精确度，很快在生物医学领域得到了广泛的应用，特别是在蛋白质分析中的应用，至今被分析的蛋白质已有数百种之多。MALDI-MS 不仅可测定各种亲水性、疏水性蛋白及糖蛋白等的分子量，还可直接用来测定蛋白质混合物的分子量，也能被用来测定经酶等降解后的混合物，以确定多肽的氨基酸序列。可以认为，这是蛋白质分析领域的一项重大突破。

（二）质谱仪在蛋白质组研究方面的作用

蛋白质组是指一个基因组、一个细胞或组织所表达的全部蛋白质成分。蛋白质组的研究是从整体水平上研究细胞或有机体内蛋白质的组成及其活动规律，包括细胞内所有蛋白质的分离、蛋白质表达模式的识别、蛋白质的鉴定、蛋白质翻译后修饰的分析及蛋白质组数据库的构建。作为蛋白质组研究的三大支撑技术之一，质谱技术除了用于多肽、蛋白质的质量测定外，还广泛地应用于肽指纹图谱测定以及氨基酸序列测定等。

肽指纹图谱（peptide mass fingerprinting, PMF）测定是对蛋白酶解或降解后所得多肽混合物进行质谱分析的方法，通过对质谱分析所得肽段与多肽蛋白数据库中蛋白质的理论肽段进行比较，判别所测蛋白质已知还是未知。由于不同的蛋白质具有不同的氨基酸序列，因而不同蛋白质所得肽段具有不同的特征。

采用肽指纹图谱的方法已对酵母菌、大肠埃希菌、人心肌等蛋白质组进行了研究。对大肠埃希菌经聚偏二氟乙烯（PVDF）膜转印的蛋白质的研究表明，三个肽段即可实现对蛋白质的正确识别。而采用原位酶解的方法对酵母菌蛋白质组研究的结果显示，约 90% 的蛋白质被识别，其中 30 多种新蛋白质被发现，而这些蛋白质是酵母菌基因组研究中未能识别的开放阅读框架。研究显示，肽指纹图谱的方法比氨基酸组成分析更为可靠，这是因为 MALDI 测定肽质量的准确度为 99.9%，而氨基酸组成分析的检测准确度仅为 90%。另外，MALDI 可以容忍少量杂质的存在，对于纯度不是很高的样品也能得到理想的结果。

对肽序列的测定往往要通过串联质谱技术才能达到分析目的。此方法采用不同的质谱技术选择具有特定质荷比的离子，并对其进行碰撞诱导解离，通过推断肽段的断裂情况，即可推导出肽序列。

（三）质谱仪在核酸测定方面的作用

现代质谱技术自诞生以来在多肽及蛋白质的研究中获得了极大的成功，于是人们开始尝试着将质谱技术用于核酸的研究工作。近年来，合成寡核苷酸及其类似物作为反义治疗剂在病毒感染和一些癌症的治疗方面有着良好的前景，寡核苷酸作为药物其结构特征必须进行确证。常规的色谱或电泳技术只能对其浓度和纯度进行分析，而对其碱基组成、序列等结构信息却无能为力。

电子信息系统（ESI）和MALDI的出现为寡核苷酸及其类似物的结构和序列分析提供了强有力的方法，它是将被测寡核苷酸样品先用外切酶从3'或5'端进行部分降解，在不同时间内分别取样进行质谱分析，获得寡核苷酸部分降解的分子离子峰信号，通过对相邻两个碎片分子质量进行比较，可以计算出被切割的核苷酸单体分子质量，将其与核苷酸的标准分子量进行对照，就可以读出寡核苷酸的序列。由于MALDI分辨率的问题，其更适合于碱基数较少的短链核酸的分析。

（四）串联质谱仪在先天性疾病诊断方面的作用

人体多数物质的合成及生物转化需特定酶催化，若合成或转化酶有先天性缺陷，则会引起前体物的堆积、产物缺乏或旁路代谢产物的增加，导致体内某些物质生理平衡丧失，引起代谢性或内分泌疾病的发生。通过LC-MS/MS测定氨基酸、有机酸、脂肪酸、激素和胆汁酸等体内物质的变化可帮助确诊遗传所致的代谢性或内分泌缺陷，为疾病的早期精准诊断和防治提供依据。

（五）串联质谱仪在辅助诊治内源性物质失衡方面的作用

内源性物质是指体内具有生理功能和生物学活性的物质，其失衡会导致相关疾病。因存在类似物干扰，常规IA法分析内源性物质假阳性率较高，且一次仅能测定一种物质，大大降低了临床检验效率。而LC-MS/MS可通过改变前处理方法或寻求合适的替代基质使干扰的影响最小化，确保分析的准确性和特异性，达到早期筛查和防治疾病的目的。

（六）串联质谱仪在检测疾病生物标志物方面的作用

生物标志物（biomarkers）是指可客观评价生理病理或治疗过程中的一种特征性生化指标，测定特异性生物标志物对于早期预防和诊断疾病具有重要作用。LC-MS/MS因其特异性强和灵敏度高已成为检测及发现疾病生物标志物的关键技术。同型半胱氨酸（homocysteine，Hcy）是人体内的一种含硫氨基酸，其升高会导致动脉粥样硬化、充血性心力衰竭等疾病。因此，Hcy被视为心血管疾病的生物标志物之一。LC-MS/MS测定Hcy因样品处理简单、精确度高，是血浆Hcy检测的参考方法。Hcy为极性较大的小分子化合物，在反相色谱中保留困难。

除了小分子物质的测定，LC-MS/MS也可用于以蛋白质为临床标志物的疾病。糖化血红蛋白（glycated hemoglobin A1c，HbA1c）是指血液中与葡萄糖不可逆结合的血红蛋白，可作为糖尿病的诊断工具和评估糖尿病并发症风险的预测指标。

第四章 临床免疫学检验仪器和技术

免疫检验是研究免疫学技术在临床领域应用的一门学科。免疫检验可分为两部分：一部分为利用免疫检测原理与技术检测免疫活性细胞、抗原、抗体、补体、细胞因子、细胞黏附分子等免疫相关物质；另一部分是利用免疫检测原理与技术检测体液中的微量物质，如激素、酶、血浆微量蛋白、微量元素、血液药物浓度等。这些检测结果为临床确定诊断结果、分析病情、调整治疗方案和判断预后等提供了有效的实验依据。

免疫检验自动化是将免疫学检验过程中的取样、加试剂、混合、温育、固相载体分离、信号检测、数据处理、打印报告和检测后的仪器清洗等步骤通过计算机控制，由仪器自动化进行。自动化免疫分析仪的出现，对免疫学诊断具有革命性的意义，它不但减轻了传统免疫测定时工作人员的劳动强度，而且缩短了分析流程，提高了实验结果的精确度和准确性，受到了广大实验室工作人员的欢迎。本章将重点介绍三种免疫学检验常用的分析仪。

✚ 第一节 化学发光免疫分析仪

化学发光免疫分析是将化学发光分析和免疫反应相结合而建立起来的一种检测微量抗原或抗体的新型标记免疫分析技术。这种方法兼有发光分析的高灵敏性和抗原-抗体反应的强特异性。一些化学反应能释放足够的能量把参加反应的物质激发到能发射光的电子激发态，若被激发的是一个反应产物分子，则这种反应过程称为直接化学发光。

一、化学发光免疫分析仪的发展简史

化学发光的雏形起源于 20 世纪 80 年代，美国 Ciba Corning 公司应用吖啶酯试剂开发出全自动化学发光免疫分析系统——ACS-180 自动化学发光分析系统，配套吖啶酯标记试剂，为第一台全自动化学发光分析仪，后来通过不断的改进，实现了商业化生产和大规模推广。

化学发光试剂在短短 20 年内快速发展，市场上已有四代试剂。第一代试剂主要是以异鲁米诺为发光标记物；第二代试剂采用化学发光酶免疫测定方法，以辣根酶标记鲁米诺为发光物；第三代试剂包括用吖啶酯为标记物的试剂，还有以碱性磷酸酶标记的1,2-二氧环乙烷衍生物（AMPPD）为发光物的试剂；第四代化学发光试剂为电化学发光试剂，采用三联吡啶钌标记抗原或抗体，三丙胺为电子供体。

二、化学发光免疫分析仪的分类

全自动化学发光免疫分析仪根据化学发光免疫分析中标记物的不同及反应原理的不同，可分为三种类型：① 全自动化学发光免疫分析仪；② 全自动微粒子化学发光免疫分析仪；③ 全自动电化学发光免疫分析仪。

三、化学发光免疫分析仪的原理

1. 全自动化学发光免疫分析仪　化学发光免疫分析技术又称为微量倍增技术，包括两种方法。

（1）竞争法：多用于测定小分子抗原物质。将过量包被磁颗粒的抗体，与待测的抗原和定量的标记吖啶酯的抗原同时加入反应杯温育，使标记抗原与抗体（或待测抗原与抗体）结合形成复合物。

（2）夹心法：多用于测定大分子抗原物质。标记抗体和被测抗原同时与包被抗体结合，生成包被抗体-被测抗原-发光抗体的复合物。仪器利用某些化学基团标记在抗原或抗体上，该化学基团被氧化后形成激发态，在返回基态的过程中释放出特定波长的光子，光电倍增管将接收到的光能转变为电能，以数字形式反映光量度，再计算测定物的浓度。

2. 全自动微粒子化学发光免疫分析仪　应用经典的免疫学原理，采用单克隆抗体试剂，以磁性微粒作为固相载体，碱性磷酸酶为标记物，发光剂采用 3-（2'-螺旋金刚烷）-4-甲氧基-4-（3'-磷酰氧基）苯-1,2-二氧杂环丁烷。小分子物质采用竞争法或抗体捕获法进行测定，而大分子物质采用夹心法进行测定。

3. 全自动电化学发光免疫分析仪　将待测标本与包被抗体的顺磁性微粒和发光剂标记的抗体混合在反应杯中共同温育，形成微珠包被抗体-抗原-发光剂标记抗体复合物。当磁性微粒流经电极表面时，其被安装在电极下的磁铁吸引住，而游离的发光剂标记抗体被缓冲液冲洗走。同时在电极加电压，使发光标记物三联吡啶钌在电极表面进行电子转移，产生电化学发光，光的强度与待测抗原的浓度成正比。

四、化学发光免疫分析仪的仪器结构

1. 全自动化学发光免疫分析仪

（1）主机部分：是仪器的运行反应测定部分，包括原材料配备、液路、机械传动、光路检测、电路部分。原材料配备部分包括反应杯、样品盘、试剂盘、纯净水、清洗液、废水在机器上的贮存和处理装置；液路部分包括过滤器、密封圈、真空泵、管道、样品及试剂探针等；机械传动部分包括传感器、运输轨道等；光路检测部分包括光源、分光器件、光电倍增管；电路部分包括电源、放大处理系统及线路控制板。

（2）微机处理系统：为仪器的关键部分，是指挥控制中心。其功能有程控操作、自动监测、指示判断、数据处理、故障诊断等，并配有光盘。主机还配有预留接口，可通过外部贮存器自动处理其他数据并遥控操作，用于实验室自动化延伸发展。

2. 全自动微粒子化学发光免疫分析仪

（1）样品处理系统：包括传送舱和主探针系统，负责将标本、试剂、缓冲液加入反应管中。

（2）实验运行系统：即流体系统，由冲洗液、废液、底物泵及阀、真空泵、贮水罐、液体箱和探针冲洗塔组成。

（3）中心供给和控制系统：由反应管支架、反应管供给舱、恒温带和光电读取舱组成。负责传送反应管，并且在传送过程中通过恒温带把反应管加热到特定温度，当恒温过程完成后，光电识别装置把光信号转变为电信号。

（4）微电脑控制系统：由打印电路板、电源、硬盘驱动器、软盘驱动器、重启动按钮和内锁开关组成。外周设备包括彩色监视器、打印机、键盘、外部条码识别笔、外部条码扫描器及连接臂。可对仪器进行相应的指令操作和数据的读取并存档。

3. 全自动电化学发光免疫分析仪 主要由样品盘、试剂盒、温育反应盘、电化学检测系统及计算机控制系统组成，可分为三个单元模块。

（1）控制单元：即一台完整的计算机，并配有支架及打印系统（图4-1），控制单元提供对所有仪器功能的控制，如仪器日常操作准备、申请测试和审查结果、管理仪器的试剂供应、校准及日常维护操作等。

（2）核心单元：主要由条形码阅读器、标本舱位、标本架转盘、模块轨道等组成（图4-2）。核心单元控制并优化样本架在整个仪器中的活动，可进行样本架、校准品和质控架的装载及卸载。

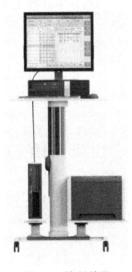

图 4-1 控制单元

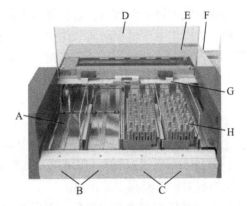

A. 出样缓冲区；B. 状态指示灯（出样缓冲区）；C. 状态指示灯（进样缓冲区）；D. 顶盖；E. 样本架条形码阅读器（下方）；F. 试管旋转单元（下方）；G. 样本条形码阅读器（下方）；H. 进样缓冲区。

图 4-2 核心单元俯视图

（3）分析模块：主要由预清洗区、测量区、系统试剂区、试剂区、耗材区等组成（图4-3），为高通量免疫分析仪，是检测系统的核心，用于各类项目的批量检测。

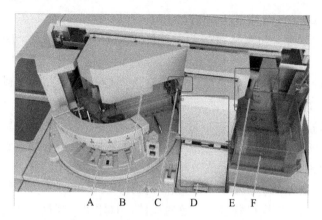

A. 试剂管理站；B. 试剂加样针（遮盖）；C. 预清洗区（隐藏）；
D. 带 sipper 针站的检测单元；E. 加样区；F. 耗材区。

图 4-3　分析模块俯视图

五、化学发光免疫分析仪的主要检测项目及其意义

由于化学发光免疫测定技术无放射性污染，同时能够达到放射免疫测定的高灵敏度，而且还具有快速、准确、特异性等特点，因此已广泛应用于各种激素、肿瘤标志物、感染性疾病及自身抗体的检测。

1. 激素检测　激素是生物体中的重要物质，是由内分泌腺或内分泌细胞合成并直接分泌入血液的高效生物活性物质，它在体内作为信使传递信息，通过调节各种组织细胞的代谢活动，对机体生理过程起调节作用。常用化学发光法检测的激素包括甲状腺激素及其代谢产物、肾上腺激素及其代谢产物、性激素及其代谢产物和其他激素。

（1）甲状腺激素及其代谢产物：主要包括促甲状腺激素（TSH）、三碘甲状腺原氨酸（T_3）、甲状腺素（T_4）、游离三碘甲状腺原氨酸（FT_3）、游离甲状腺素（FT_4）、甲状腺球蛋白（TG）等，可指导甲状腺疾病的诊断与治疗。

（2）肾上腺激素及其代谢产物：主要包括醛固酮（ALD）、促肾上腺皮质激素（ACTH）、肾素（Renin）、皮质醇（CORT）、血管紧张素 II（Ang II）等，对肾上腺疾病以及高血压的鉴别诊断起到指导作用。

（3）性激素及其代谢产物：主要包括促卵泡激素（FSH）、黄体生成素（LH）、雌二醇（E_2）、雌三醇（E_3）、孕酮（P）、催乳素（PRL）等，对判断女性月经周期、生殖功能以及多囊卵巢综合征的辅助诊断起重要作用。

（4）其他激素：如 β-人绒毛膜促性腺激素（β-HCG），可用于诊断早孕及宫外孕，进行先兆性流产动态观察及判断预后，还可以作为孕期监护观察指标。

2. 肿瘤标志物检测　肿瘤标志物又称肿瘤标记物，是指存在于恶性肿瘤细胞或由恶性肿瘤细胞异常产生的特征性物质，或是宿主对肿瘤的刺激发生反应而产生并能反映肿瘤发生、发展，监测肿瘤对治疗反应的一类物质，广泛存在于肿瘤患者的组织、体液和排泄物中。例如，甲胎蛋白对原发性肝细胞癌有重要的辅助诊断作用，细胞角蛋白19 片段为非小细胞肺癌的特异性诊断指标。

3. 感染性疾病的检测　感染性疾病的早期诊断对疾病的诊断和治疗至关重要，临床上最为常用的是病原体抗原检测和宿主血清抗体检测。患者样本中若有病原体抗原检出，即可表明有该病原体的存在。病原体感染机体时可诱导产生相应的抗体，特异性抗体的检出是临床诊断的重要依据。IgM 类抗体出现早、消失快，常作为感染的早期诊断指标。IgG 类抗体出现晚、维持时间长，是流行病学调查的重要依据。

常见的实验室感染性检测指标有肝炎检验、梅毒螺旋体特异性抗体检测、HIV 抗原–抗体检测、优生五项（TORCH）检查等。

4. 自身抗体的检测　自身抗体是自身免疫性疾病的重要标志。患者血液中存在特异性、高效价的自身抗体是自身免疫性疾病的特点之一，也是临床确诊自身免疫性疾病的重要依据。2020 年，《自身免疫病诊断中抗体检测方法的推荐意见》中就推荐化学发光法作为多种抗体检测的方法。常见的自身抗体检测有抗核抗体谱、抗 ENA 抗体谱、抗中性粒细胞胞浆抗体谱等，这些检测均对疾病的诊断、判断疾病的活动程度、观察治疗效果、指导用药具有重要的临床意义。

✛ 第二节　全自动酶联免疫分析仪

全自动酶联免疫分析仪，是基于酶联免疫吸附试验（ELISA）所设计的自动化免疫分析仪。它利用酶标记抗体和底物反应的特点，通过颜色反应实现对生物样品中特定蛋白质、抗体等分子的定量检测，如传染病标志物、肿瘤标志物、骨代谢标志物和内分泌激素等，在疾病的诊断和疗效观察中起着重要的作用。

一、全自动酶联免疫分析仪的发展简史

第一代全自动酶联免疫分析系统基本特征是单/双针加样系统与酶标板处理系统一体化，多数孵育位置少于 4 块板。由于加标本将占用较长时间，因此第一代全自动酶联免疫分析系统被认为"节约劳动力而不提高效率"。

第二代全自动酶联免疫分析系统的基本技术特征为单一任务和单一轨道，即不能同时处理两种过程。因此，其工作任务表"堵车"现象仍无法避免，从而造成处理过程不能严格执行，实验完成时间延长，效率并未得到提升。

第三代全自动酶联免疫分析系统的基本特征是多任务、多通道，完全实现平行多个过程处理。典型产品为瑞士哈美顿公司的 FAME（费米）全自动酶联免疫分析系统，1997 年费米获得美国 FDA 许可，用于血站筛查实验室，是第一个获得特许的全自动酶联免疫分析系统。

二、全自动酶联免疫分析仪的分类

根据仪器的结构和自动化程度，全自动酶联免疫分析仪可分为微孔板固相酶免疫测定仪器（简称酶标仪）、全自动微孔板 ELISA 分析仪、管式固相酶免疫测定仪器、小珠固相酶免疫测定仪器和磁微粒固相酶免疫测定仪器等。

三、全自动酶联免疫分析仪的原理

全自动酶联免疫分析仪是基于 ELISA 所设计的免疫自动化仪器。ELISA 是一种酶标固相免疫测定技术，其基本原理是把抗原或抗体结合到某种固相载体表面，并保持其免疫活性，然后将抗原或抗体与某种酶连接成酶标记抗原或抗体。这种方法既保留了免疫活性，又保留了酶的活性。测定时将受检样品（含待测抗原或抗体）和酶标记抗原或抗体按一定程序与结合在固相载体上的抗原或抗体反应，形成抗原–抗体复合物；用洗涤的方法将固相载体上形成的抗原–抗体复合物与其他物质分开，结合在固相载体上的酶量与标本中受检物质的量成一定比例，加入底物后，底物被固相载体上的酶催化变成有色产物，通过定性或定量检测有色产物的量即可确定样品中待测物质含量。由于酶催化效率很高，故可极大地放大反应效果，从而使测定方法达到很高的灵敏度。

四、全自动酶联免疫分析仪的基本结构

全自动酶联免疫分析仪主要由加样臂模块、抓手臂模块、孵育器模块、洗板机模块及酶标仪模块组成（图4-4）。

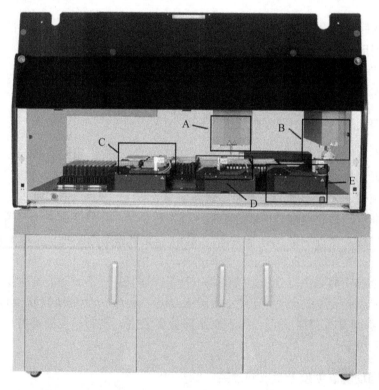

A. 加样臂模块；B. 抓手臂模块；C. 孵育器模块；D. 洗板机模块；E. 酶标仪模块。

图 4-4　全自动酶联免疫分析仪

（1）加样臂模块：具有高速度、高精度、高运行稳定性的优良特性。

（2）抓手臂模块：一般位于仪器工作舱右侧，主要功能是根据实验需要在孵育器、

洗板机、转换器、酶标仪和废板位之间转移孵育。具有自动检测功能，可检测微板或孵育盖是否抓取成功。

（3）孵育器模块：用于放置微板以便标本分配和试剂分配，在完成标本和试剂分配后进行振荡混匀，当微板需要孵育时，根据用户软件的程序设定进行控温孵育。在孵育器模块的同一位置上实现微板的加样、振荡混匀、孵育，可节约微板转移的时间，提高检测速度。每个孵育位独立温控，孵育时自动加盖封闭避光。

（4）洗板机模块：主要功能是洗涤微板，工作时需要洗液岛和负压泵配合。在洗板机启动时，自动启动洗液岛和负压泵。

（5）酶标仪模块：在运行实验中，当微板需要进行判读时，仪器抓手抓取酶标板放置在酶标仪托盘上，托盘自动缩回进行判读，判读完成后立即生成结果报告。用户可根据需要选择双波长或单波长进行判读。

五、全自动酶联免疫分析仪的性能参数

1. 加样器精密度 详见表4-1。

表4-1 加样器精密度相关参数

加样泵规格/μL	加样量/μL	精密度变异系数/%	准确性/%
250	20	≤1.0	≤±2.5
250	200	≤0.5	≤±1.0
1 000	100	≤1.0	≤±2.5
1 000	1 000	≤0.5	≤±1.0

2. 加样速度 标本并行分配速度≤75 s/96孔，试剂连续分配速度≤50 s/96孔。

3. 洗板机最小残留量 ≤2 μL/孔。

4. 酶标仪重复性和精密度 重复性为±0.005 OD，精密度为0.001 OD。

六、全自动酶联免疫分析仪的临床应用

由于酶联免疫技术具有高度的敏感性和特异性、操作简便、试剂稳定，与放射免疫技术相比，对环境没有污染，因此酶联免疫技术已经成为临床免疫检验中的主导技术，几乎所有的可溶性抗原–抗体系统均可用酶联免疫技术检测。酶联免疫分析仪广泛用于传染病的诊断。

（1）病毒感染：如肝炎病毒、风疹病毒、疱疹病毒、轮状病毒等。

（2）细菌感染：如结核分枝杆菌、幽门螺杆菌等。

（3）用于一些蛋白质检测：如各种免疫球蛋白、补体、肿瘤标志物（甲胎蛋白、癌胚抗原、前列腺特异性抗原等）。

七、全自动酶联免疫分析仪的发展趋势

一是发展更高孔密度微板的自动化处理系统。目前市场上酶联免疫自动化系统多是

基于96孔微板，导致其他类别的微板难以实现自动化的液体处理和洗板。

二是云端大数据分析。高通量、高内涵、高分辨力的发展趋势，势必产生大数据。大数据对数据分析和管理提出了新的要求，自动化系统在数据采集、传输、存储、分析等方面的能力将受到严峻的挑战。云端大数据分析基于终端采集数据，服务器通过无线互联网对检测样本的数据信息做可视化分析、预测性分析、数据质量监控和管理等以发掘出大数据的价值。

三是线上到线下互联网管理化，向用户提供远程服务。随着互联网商业模式的快速发展，通过5G/4G无线网络技术、无线定位技术、近场无线通信识别（near field communication，NFC）等技术，酶联免疫自动化设备可通过云服务器实时掌握仪器运行状态、故障报警、试剂使用量监测、测试结果异常等信息，在第一时间对设备故障进行反映，实现远程维护、远程故障处理，提高售后维护效率，降低维护成本。

✚ 第三节　免疫印迹分析仪

免疫印迹分析仪采用免疫印迹法，用于检测人血清或血浆样本中的特异性抗原或抗体，实现加样、加液、温育、清洗、风干、膜条数字化图像采集和分析的自动化操作。

一、免疫印迹分析仪的原理

采用数个蠕动泵进行试剂分液，并利用液泵直接将废液从温育槽排到废液瓶中。在温育过程中，温育槽内液体通过摇动充分混匀。检测膜条上平行包被了多种纯化的、生化特性明显的待测抗原，经缓冲液预处理的检测膜条与患者样本进行第一步温育；阳性样本的特异性抗体与相应的抗原结合，通过分液泵加入酶结合物进行第二步温育；然后加入酶底物，发生颜色反应。待温育后湿润的检测膜条完全干燥后，将其置于结果判定模板的塑料膜上，并用专用软件判断检测结果。

二、免疫印迹分析仪的基本结构

免疫印迹分析仪包括主机、软件和附件三部分。其中，主机包括吸液模块、加样模块、温育反应模块、图像采集模块、样本模块和风干模块，附件包括试剂瓶、废液桶、温育槽、底物遮光罩等。

三、免疫印迹分析仪的性能参数

分液准确度<±10%，分液重复性CV<5%。

四、免疫印迹分析仪的临床应用

1. 自身免疫性疾病的诊断　神经元谱、肝抗原谱、抗核抗体谱、系统性硬化症谱等。

2. 感染性疾病的诊断　幽门螺杆菌、梅毒螺旋体、疏螺旋体、百日咳杆菌、风疹病毒、巨细胞病毒等。

3. 变态反应性疾病的诊断　可体外半定量检测多种食入性和吸入性过敏原。

第五章 临床微生物学检验仪器和技术

临床微生物学是临床医学、基础医学和预防医学相融合的交叉学科，临床微生物学检验技术也在发展中不断进步。病原微生物检验通常要进行微生物培养、分离和鉴定，这是一个费时的过程，与临床及时、有效治疗病患的要求极不相符。为了解决这一矛盾，亟需研发检测病原微生物的自动化仪器设备，用以提高检测的速度和准确性。微生物学检验中的快速、微量和自动化诊断方法，经过多年的研究和不断改进已得到广泛应用。

自行配制的试剂被系列的成套供应的商品试剂盒所代替，烦琐的手工操作正在被全自动微生物鉴定/药敏系统、微生物数码分类鉴定系统、全自动血培养检测和分析系统以及微量、快速生物鉴定系统所替代。这些都大大加快了微生物学检验的时效性和准确性。

目前，微生物学检验中快速诊断方法发展较快。例如，针对微生物代谢产物的检测系统，在培养后 6~8 h 得出检测结果；针对微生物的蛋白组成的质谱技术，可在几分钟内做出鉴定结果。这些都是微生物检验革命性的进步。下面介绍几种常见的临床微生物学检验仪器和技术。

第一节 细菌生化鉴定仪

临床感染性疾病非常常见，以细菌感染最普遍，在治疗过程中需要快速检测病原菌的种类以便进行针对性的治疗。传统的微生物学鉴定方法操作烦琐，难以进行质量控制，在结果的判定和解释等方面易因主观判断而引起错误。20 世纪 70 年代以后，微生物检测仪器的发展，使原来的手工操作实现了自动化和机械化。按自动化程度，微生物鉴定及药敏分析系统可分为半自动化和全自动化两大类。自动化系统具有先进的数据库及强大的鉴定功能，适用于临床微生物实验室、卫生防疫和商检系统，主要功能包括微生物鉴定、抗菌药物敏感性试验（antimicrobial susceptibility test，AST）及最低抑菌浓度（minimal inhibitory concentration，MIC）的测定等。

一、细菌生化鉴定仪的发展简史

20 世纪早期，细菌鉴定主要依赖于传统的生化试验方法，通过观察和解释细菌在特定培养基中的生化反应结果来确定其特征。这些试验通常需要人工进行操作和解读，存在主观性和操作误差的问题。随着科学技术的发展，人们开始将自动化技术引入细菌鉴定领域。20 世纪 60 年代至 70 年代，出现了早期的细菌生化鉴定仪，如 API（Analytical Profile Index）系统和 Vitek 系统，它们采用了标准化的生化测试盒和自动读取设备，实现了对细菌代谢反应的自动化分析。随着分子生物学和生物化学的进展，细菌生化鉴定仪得到了更多的发展。现代的细菌生化鉴定仪引入了分子生物学和光谱技术等先进技术，如质谱和傅里叶变换红外光谱（FTIR）。这些技术能够快速、准确地识别细菌的代谢产物和特征，提高鉴定的精确度和效率。随着时间的推移，细菌生化鉴定仪的发展趋势是向全自动化和高通量方向发展。现代细菌生化鉴定仪具有自动化的样品处理和进样系统，配备了先进的分析仪器和数据处理软件，能够快速处理大量样品，并提供准确、可靠的鉴定结果。总的来说，细菌生化鉴定仪经历了从传统生化试验到半自动化和全自动化的发展过程。随着技术的进步和广泛的应用，细菌生化鉴定仪在微生物学研究、临床诊断和食品安全等领域发挥越来越重要的作用。

二、细菌生化鉴定仪的分类

细菌生化鉴定仪根据其仪器类型和自动化程度，可以分为以下几类。

1. 传统生化鉴定仪　传统生化鉴定仪是指基于生化反应法进行细菌鉴定的仪器。它们通常使用生化试剂盒或培养基，并通过观察细菌在试剂或培养基中的生化反应结果来进行鉴定。传统生化鉴定仪需要人工进行结果的解读和判断。

2. 半自动生化鉴定仪　半自动生化鉴定仪在样品处理和数据分析方面具有一定的自动化功能，但仍需要人工操作进行样品准备和结果解读。它们通常配备有自动进样装置、光学读数器等功能，可以提高实验的效率和准确度。

3. 全自动生化鉴定仪　全自动生化鉴定仪具有自动化程度高，能够实现样品处理、进样、反应观察、数据采集和结果解读的全自动化。这些仪器通常配备有自动进样器、液体处理系统、自动读取和分析仪器等，可以处理大量样品，并提供准确和可靠的鉴定结果。

4. 光谱技术生化鉴定仪　光谱技术生化鉴定仪采用光谱分析技术，如质谱或傅里叶变换红外光谱，用于分析和识别细菌的代谢产物和特征。这些仪器具有高分辨率、高准确度和极强的鉴定能力，能够提供详细的分子结构和鉴定结果。

三、细菌生化鉴定仪的原理

自动化微生物鉴定及药敏分析系统主要用于细菌的鉴定和抗菌药物的敏感性分析，其工作原理因仪器不同而略有差异。该系统结合光电比色技术、荧光检测技术和微生物数值编码鉴定技术，自动对数据进行处理分析，得出最后结果。半自动微生物鉴定及药敏分析系统的测试难点在于机外孵育后，须人工转至机器上读取结果。

（一）微生物鉴定原理

由于微生物各自的酶系统不同，其新陈代谢的产物与相应底物生化反应的颜色变化也各不相同。而鉴定系统的准确度取决于鉴定系统配套培养基制备方法、培养物浓度、孵育条件和结果判定等。大多数鉴定系统采用细菌分解底物后，反应液中 pH 的变化、色原性或荧光原性底物的酶解、测定挥发或不挥发酸、识别是否生长等方法来分析鉴定细菌。如果排序第一的细菌鉴定值（%id）≥80.0，则可将未知菌鉴定在此条目中，并按此值的大小对鉴定的可信度做出评价。%id≥99.9 为极好的鉴定；%id 在 99.0~99.8 为非常好的鉴定；%id 在 90.0~98.9 为好的鉴定；%id 在 80.0~89.9 为可接受的鉴定；若 %id<80.0，则须进一步做纯培养，重新鉴定。微生物鉴定的原理主要有以下几种。

1. 光电比色技术　每张鉴定卡包含 30 余项生化反应，仪器采用光电比色法测定细菌由分解底物导致的 pH 改变或由于细菌生长利用底物而引起的透光度变化，以变化百分率作为判断每项生化反应的变量值。在每一张测试卡中设有终点指示孔，在仪器的存储器中有相应的指示终点的阈值。在计算机的控制下，读数器每隔一定的时间对各个反应孔扫描一次，测取各个反应孔的吸光度值，并计算出变化的百分率，一旦终点指示孔的变化百分率达到终点阈值，提示该卡已完成反应。仪器在每一次读取数值后，自动将所测取的数据与存储在硬盘中的菌种资料库的标准菌生物模型相比较，由计算机分析得出鉴定结果，并通过打印机打印报告。

常见的生化反应如下。

（1）碳水化合物的代谢试验。① 糖（醇、苷）类发酵试验：鉴定细菌的生化反应试验中最主要的试验。不同种类细菌含有发酵不同糖（醇、苷）类的酶，因而对各种糖（醇、苷）类的代谢能力也有所不同，即使能分解某种糖（醇、苷）类，其代谢产物也可因菌种而异。检查细菌对培养基中所含糖（醇、苷）降解后产酸或产气的能力，可用以鉴定细菌种类。② 葡萄糖代谢试验：细菌在分解葡萄糖的过程中，必须有分子氧参与的细菌为氧化型；能进行无氧降解的细菌为发酵型；不分解葡萄糖的细菌为产碱型。发酵型细菌无论在有氧还是无氧环境中都能分解葡萄糖，而氧化型细菌在无氧环境中则不能分解葡萄糖。本试验又称氧化发酵试验，可用于区别细菌的代谢类型。③ 甲基红（MR）试验：某些细菌在糖代谢过程中，分解葡萄糖产生丙酮酸，丙酮酸进一步被分解为甲酸、乙酸和琥珀酸等，甲基红作为指示剂呈橘黄色。

（2）氨基酸和蛋白质的代谢试验。① 硫化氢试验：某些细菌能分解含硫氨基酸并生成硫化氢，与亚铁离子或铅离子结合形成黑色沉淀物；② 吲哚试验：某些细菌有色氨酸酶，能分解色氨酸产生吲哚，吲哚与对二甲氨基苯甲醛反应后形成红色的玫瑰吲哚。

（3）碳源和氮源利用试验。枸橼酸盐利用试验：某些细菌能利用枸橼酸盐作为唯一碳源；某些细菌能利用丙二酸盐作为唯一碳源，丙二酸盐被分解生成碳酸钠，使培养基变碱性。

（4）酶类试验。① 氧化酶试验：氧化酶又称细胞色素氧化酶，是细胞色素氧化酶系统中的最终呼吸酶。此酶并不直接与氧化酶试剂起反应，而是先使细胞色素 C 氧化，然后此氧化型细胞色素 C 再使对苯二胺氧化，产生颜色反应。② 触酶试验：触酶又称过氧化氢酶，具有过氧化氢酶的细菌能催化过氧化氢生成水和原子态氧，继而形成氧分子，出现气泡。

2. 荧光测定技术　根据荧光法的鉴定原理，荧光物质均匀地混在培养基中，将菌种接种到鉴定板后，通过检测荧光底物的水解率、底物被利用后的 pH 变化、特殊代谢产物的生成率和某些代谢产物的生成率，荧光信号被转换成电信号，数据管理系统再将这些电信号转换成数字信息，与事先储存的对照值相比较，推断出菌种的类型。

3. 微生物数值编码鉴定技术　计算并比较数据库内每个细菌条目对系统中每个生

化反应出现的频率总和，即通过数学的编码技术将细菌的生化反应模式转换成数学模式，给每种细菌的反应模式赋予一组数码，建立数据库或编成检索本。通过对未知菌进行有关生化试验并将生化反应结果转换成数字（编码），查阅数据库，得到细菌名称。

（二）药敏试验原理

自动化抗菌药物敏感性试验使用药敏测试卡进行检测，其实质是微型化的肉汤稀释试验。用光电比浊原理，将微量抗生素稀释在板条中，加入细菌悬液，经孵育后放入仪器或在仪器中直接孵育，仪器每隔一定时间自动测定细菌生长的浊度。观察细菌的生长情况，得出待检细菌在各药物浓度的生长率，经回归分析得到最低抑菌浓度（MIC）值，并根据美国临床和实验室标准协会（Clinical and Laboratory Standards Institute, CLSI）的标准得到相应敏感度——敏感"S"（sensitive）、中介"I"（intermediate）和耐药"R"（resistance）等结果。

四、细菌生化鉴定仪的基本结构

1. 仪器光学检测系统和传动装置 在仪器主培养室，只有圆柱形旋转架及其驱动是唯一的活动部件。正常情况下，旋转架的驱动速度为 1.0 r/min 或者 2.0 r/min。中央处理器控制着驱动速度，包括加速和减速。旋转架在垂直方向分为两层，各层对放在其上的检测板在功能上起到相对独立的光源和检测系统的作用。各层具有各自的微控制器，控制着数据获取和传输。两个微控制器通过串行通信线路与中央处理器进行通信。各层在红色、绿色和蓝色光谱区域的可见光照明由一个发光二极管（LED）光源板提供。LED 源电流是可编程的，以便补偿由于视差和其他因素引起的检测板末端的信号损失。光源监控系统通过把来自两个搭载光电二极管的信号进行平均，监控可见光源输出。荧光紫外线（UV）LED 灯提供紫外线照明。

2. 旋转架组件 旋转架组件是一个笼子样结构，由铝质环和垂直的肋骨通过螺栓固定在一起而形成一个直立圆柱体。该旋转架在两层中可容纳 52 个检测板。各层容纳有 1 个定标检测板和 25 个样本检测板。在正常操作过程中，旋转架驱动速度为 1.0 r/min 或 2.0 r/min，这取决于操作电流。在检测板定位过程中，旋转架的旋转速度可高达 10.0 r/min。旋转架的旋转方向为逆时针。在仪器门关闭之后，旋转架会旋转 1 周，进行存货扫描以便鉴别仪器中的检测板。一个完整的测试周期需要 7 min。

3. 培养系统 培养系统包括旋转架、检测板支座和保持 35 ℃ 恒定温度的检测板。该系统为空气循环式强迫风对流设计，配有单一的过滤器，用于除掉电子设备舱中的灰尘。

4. 检测板状态和内部条形码扫描仪组件 检测板状态指示和识别由仪器中的同一个位置完成，该位置直接固定在旋转架后的门区域中。检测板状态通过红色、绿色和棕黄色的 LED 进行指示，三色 LED 固定在旋转架后面的板上，LED 在导光管和检测板中闪烁。当仪器门打开时，旋转架的 4 个圆柱就会显露出来。两个能够读取检测板条形码的条形码扫描仪与指示灯在同一位置。每个扫描仪读取各自所在层上的检测板的条形码。检测板条形码粘贴在检测板的底部顶端；当放入仪器内部时，条形码在旋转架上朝向内部。

5. 外部条形码扫描仪　可以使用外部条形码扫描仪读取放在检测板上的条形码样本号以及检测板自有的序列号条形码。样本编号条形码可以用于把样品鉴定信息与仪器中的特定检测板相关联。

6. 检测板　检测板可用的形式有 ID（鉴定）板、AST（药敏）板、ID/AST（鉴定/药敏）复合板。检测板充分利用了"灌注并密封"蛇形曲折设计来保证安全性和防漏。在一次性检测板的每个微孔中有约 50 μL 的菌液，并且处在可以防止培养期间出现显著蒸发的环境中。

五、细菌生化鉴定仪的性能参数

1. 自动化程度　表示仪器在样品处理、进样、反应观察、数据采集和结果解读方面的自动化程度，可以分为半自动和全自动两类。

2. 样品通量　表示仪器每小时或每天可以处理的样品数量，与实验室的工作量相关。

3. 反应时间　指仪器完成一次生化反应所需的时间。较短的反应时间可提高实验效率。

4. 灵敏度　衡量仪器对低浓度细菌样品的检测能力，通常以细菌的最低可检测浓度表示。

5. 特异性　表示仪器对不同细菌种类识别和鉴定的准确性。仪器特异性强能够避免误判和交叉反应。

6. 精确性　衡量仪器对同一样品的重复测试结果的一致性。较弱的特异性表示较强的精确性。

7. 准确性　指仪器对细菌种类和特征的正确识别和鉴定能力。

8. 数据分析和报告　描述仪器提供的数据处理和结果报告功能，包括数据存储、解读算法、报告格式等。

9. 用户界面　指仪器的操作界面和用户交互方式。易于操作和使用的界面可以提高实验效率。

10. 设备成本和维护费用　表示仪器的购买和维护所需的经济投入。这些费用可能包括设备本身、试剂耗材、维修和保养等费用。

六、细菌生化鉴定仪的临床应用

细菌生化鉴定仪在临床医学中有广泛的应用。它可以用于快速、准确地对临床样品中的细菌进行鉴定和分类，以帮助医生进行诊断和做出治疗决策。以下是细菌生化鉴定仪在临床应用方面的一些示例。

1. 医院感染管理　细菌生化鉴定仪可用于检测血液、尿液、呼吸道分泌物、伤口分泌物等临床样品中的细菌。通过快速鉴定细菌的种类和特征，医生能够及时采取针对性的抗生素治疗，减少发生感染及并发症的风险。

2. 药敏试验　细菌生化鉴定仪可以与药敏测试联合使用，确定细菌对不同抗生素的敏感性。这有助于医生选择最有效的抗生素治疗方案，减少治疗失败和抗生素滥用的风险。

3. 食物和水源安全　细菌生化鉴定仪可用于检测食物和水源中的致病细菌，如沙门菌、大肠埃希菌等。它可以帮助监测食品安全和水质卫生，预防食源性疾病的发生和传播。

4. 传染病诊断　细菌生化鉴定仪可以在传染病的早期诊断中发挥作用，特别是在病原体鉴定方面。它可以确定引起感染的细菌种类，帮助医生选择适当的抗生素和采取相应的控制措施。

5. 细菌流行病学研究　通过大规模的细菌生化鉴定数据，可以进行细菌流行病学调查和研究。这有助于监测细菌耐药性的变化、了解细菌的流行趋势，并制订相应的公共卫生策略。

细菌生化鉴定仪在临床应用中能够提供快速、准确的细菌鉴定结果，帮助医生做出正确的诊断和治疗决策；在感染管理、药物选择、食品安全和公共卫生等方面也发挥着重要的作用，提高了临床实践的效率和质量。

✚ 第二节　质谱菌种鉴定仪

质谱菌种鉴定仪（Mass Spectrometry Bacterial Identification System）是一种利用质谱技术对微生物样品进行鉴定和分类的仪器。它通过测量微生物代谢产物的质荷比来获得质谱图谱，并与已知数据库进行比对，从而确定微生物的种类和特征。

一、质谱菌种鉴定仪的发展简史

质谱菌种鉴定仪的发展可以追溯到 20 世纪 80 年代。以下是其发展简史的主要里程碑。

1. 传统质谱技术应用于微生物鉴定　20 世纪 80 年代，传统的质谱技术（如基于时间飞行法的质谱仪）开始应用于微生物的鉴定和分类。通过测量微生物代谢产物的质谱，可以获得微生物的质谱图谱，并与已知数据库进行比对、鉴定。

2. 基于质谱技术的微生物鉴定系统的出现　20 世纪 90 年代，出现了基于质谱技术的微生物鉴定系统。这些系统将样品处理、质谱分析和数据库比对等功能整合在一起，实现了自动化的微生物鉴定流程。

3. MALDI-TOF 技术的引入　随着 MALDI-TOF 技术的引入，质谱菌种鉴定仪迎来了重大突破。MALDI-TOF 技术具有高灵敏度、高通量和快速鉴定的特点，大大加速了微生物鉴定的过程。

4. 数据库的不断更新和完善　随着时间的推移，质谱菌种鉴定仪的数据库不断更新和完善。数据库中包含了越来越多的微生物代谢产物质谱图谱和相关的鉴定信息，提供更全面和准确的微生物鉴定结果。

5. 应用领域的拓展　质谱菌种鉴定仪的应用领域逐渐扩展到临床医学、食品安全、环境监测等领域。其快速、准确的鉴定能力为微生物研究和实际应用提供了重要支持。

随着技术的不断进步，质谱菌种鉴定仪在微生物鉴定和分类领域发挥着越来越重要的作用。高通量、快速和准确的特点使其成为现代微生物学研究和实验室诊断的重要工具。

二、质谱菌种鉴定仪的分类

质谱菌种鉴定仪根据其仪器类型和质谱技术的特点，可以分为以下几类。

1. MALDI-TOF 质谱仪 MALDI-TOF 质谱仪是最常见和广泛使用的质谱菌种鉴定仪。它使用 MALDI 质谱技术，通过激光辐射样品表面，使样品中的微生物代谢产物与基质相互作用，生成质谱图谱并与数据库比对进行鉴定。

2. 电喷雾质谱仪 电喷雾质谱仪使用电喷雾离子化技术，通过样品电喷雾装置产生带电荷的微小液滴或气溶胶，将其离子化并进入质谱分析器，从而生成质谱图谱并进行鉴定。

3. 压力化学电离质谱仪（PCI-MS） 压力化学电离质谱仪利用化学电离技术，将微生物样品与化学试剂反应生成离子，然后进入质谱分析器进行质谱测定和鉴定。

4. 电喷雾串联质谱仪（ESI-MS/MS） 电喷雾串联质谱仪使用电喷雾离子化技术，将样品中的微生物代谢产物离子化并进入串联质谱分析器，通过多级质谱测定，获得更加详细的质谱信息用于鉴定。

需要注意的是，不同的质谱菌种鉴定仪可能结合了多种质谱技术，如 MALDI-TOF 与 ESI-MS/MS 的组合，以实现更全面和准确的微生物鉴定。在选择质谱菌种鉴定仪时，应根据实验需求、预算和实验室条件综合考虑这些分类，选择适合的仪器类型。

三、质谱菌种鉴定仪的原理

质谱菌种鉴定仪示意图见图 5-1。质谱仪离子源中的样品在极高的真空状态下，在电子电场、光热和激发态原子等能量源作用下，将物质气化并电离成正离子束，经电压加速和聚焦导入质量分析器中，利用离子在电场、磁场中运动的性质，由质量分析器分离后按离子质荷比的大小顺序进行收集和记录，得到质谱图。

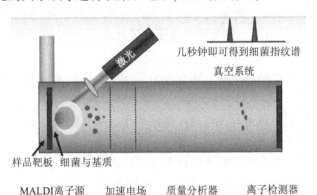

图 5-1 质谱菌种鉴定仪器原理示意图

质谱图纵坐标一般为离子相对强度，即以离子强度最强峰为100，其他的峰则以此为标准，确定其相对强度，又称相对丰度或离子强度（离子流强度）；横坐标为质荷比。也可以按质荷比相对强度或离子强度列表，然后得到质谱表。

四、质谱菌种鉴定仪的基本结构

质谱菌种鉴定仪主要由真空系统、进样系统、离子源、加速器、质量分析器、检测器、计算机系统等组成。

（一）真空系统

为了降低背景和减少离子间或离子与分子间碰撞所产生的干扰（如散射、离子飞行偏离、质谱图变宽等）及延长灯丝寿命（残余空气中的氧会烧坏离子源的灯丝），在质谱菌种鉴定仪中凡是有样品分子和离子存在的区域都必须处于真空状态。质谱菌种鉴定仪的真空度一般保持在 $1.0×10^4 \sim 1.0×10^7$ Pa，特别是质量分析器要求高真空度。

（二）进样系统

进样系统将样品（一般为处理后的样品）引入到离子源中，并且不可造成真空度的降低。根据是否需要接口装置，进样系统一般分为直接进样和通过接口进样两种方式。

1. 直接进样　直接进样有三种类型：① 气态、高沸点液态样品，通过可调喷口装置导入离子源；② 吸附在固体上或溶解在液体中的挥发性样品，通过顶空分析器富集样品上方的气体，利用吸附柱捕集，再采用程序升温的方式使之解吸附，经毛细管导入仪器；③ 固体样品，常用固体直接进样杆（盘）导入。

2. 通过接口进样　将气相色谱或液相色谱的溶剂去除，使分析物导入质谱，主要包括各种喷雾接口（电喷雾、离子喷雾和热喷雾等）、粒子束接口和粒子诱导解吸附接口等。

（三）离子源

使气化样品中的原子、分子或分子碎片电离成离子的装置称为离子源（ion source），也称为电离源。离子源是质谱仪中最重要的组成部件之一，它的性能直接反映质谱仪的性能。样品分子失去一个电子而电离所产生的自由基阳离子，称为分子离子（M^+）。分子离子进一步发生键的简单断裂而产生质量数较低的碎片，即失去游离基（自由基）后的正离子（A^+），称为碎片离子。碎片离子峰 A^+ 在质谱图上位于分子离子峰 M^+ 的左侧。

除了分子离子、碎片离子以外，还有准分子离子、同位素离子和重排离子等其他类型的离子。

任何一个离子如果经过进一步电离产生某离子，那么前者称为母离子，后者称为子离子。一般也将除分子离子外的所有离子泛称为碎片离子。

几种常见离子源电离方式的基本原理和主要特点如下。

1. 电子电离（electron ionization，EI）　使用能量一般为 70 eV 的电子束，远大于大多数有机化合物的电离能（7~15 eV），可以使样品充分离子化，产生广义上的各种碎片离子。电子电离的优点是结构简单稳定，电离效率高，最常用于挥发性小分子样品的分析；质谱图再现性好，便于与计算机数据库中标准质谱图比较；碎片离子种类多，可提供较多的分子结构信息。缺点是只适用于易气化的有机物样品分析；当样品分子稳定性不高时，分子离子峰的强度低，甚至不存在。

2. **化学电离**（chemical ionization，CI）　在 EI 基础上加入一种反应气体，通过气体离子与样品分子反应使样品离子化。反应气体有甲烷、异丁烷、氨等。优点是准分子离子峰强度高，便于推算相对分子质量；色谱-质谱联用时，载气不必除去，可作为反应气体；反映异构体的差别较 EI 谱好。缺点是碎片离子峰少、强度低，结构信息少；质谱图不标准，不能进行库检索。

3. **场电离**（field ionization，FI）　样品蒸气邻近或接触带高正电位的金属针时，在很强的电位梯度下被电离。场电离的优点是电离快速，适合于气质联用（GC-MS）分析。缺点是灵敏度低，因而应用逐渐减少。

4. **场解吸**（field desorption ionization，FD）　样品被沉积在电极上，在电场作用下（或再辅以温和加热），样品不经气化而直接电离得到准分子离子。场解吸适用于难气化的热不稳定样品，如肽类、低聚糖、天然抗生素、有机金属络合物等。FD 的准分子离子峰比 FI 的强，碎片离子也很少，但是碎片少，结构信息就少。

5. **快原子轰击**（fast atom bombardment，FAB）　样品多调匀于含基质（如甘油、硫代甘油、3-硝基苄醇、三乙醇胺等）的靶（载体）上。靶材为铜，被高能快原子流 Ar（或 Xe）轰击产生样品离子。快原子轰击的优点是适用于质量大（可达 7 kDa）、难气化、热稳定性差的样品分析；有较强的准分子离子峰，碎片少；快速；分辨率高。缺点是灵敏度较低，特别是质量数高时灵敏度下降严重；碎片少，结构信息就少；样品必须能溶于基质，但基质多峰，干扰结果分析；非极性物质难以离子化。

6. **电喷雾电离**（electrospray ionization，ESI）　溶解在溶剂中的样品通过喷嘴喷出，在大气压、喷口高电压作用下被喷嘴外层大流量的喷射气体分散形成带电荷的液滴，最后变成蒸汽，使样品离子化，致使分析物带单电荷或多电荷。

7. **大气压化学电离**（atmospheric-pressure chemical ionization，APCI）　在 ESI 后增加一个放电电极，使溶剂分子也被电离，通过气体离子与样品分子反应使样品化学电离。APCI 是 ESI 的补充，主要产生单电荷离子，特别适合分析中等极性小分子化合物，很少有碎片离子，主要是准分子离子。ESI 与 APCI 统称为大气压电离（atmospheric pressure ionization，API）。

8. **基质辅助激光解吸电离**（matrix-assisted laser desorption ionization，MALDI）MALDI 将样品溶液和基质混匀，干燥成为晶体或半晶体，在激光（如 337 nm 紫外氮激光）照射下，基质吸收能量后瞬间由固态转化为气态，将质子转移给样品分子使其离子化。常用的基质有 α-氰基-4-羟基肉桂酸（α-CHC）、3,5-二甲氧基-4-羟基肉桂酸（SA）、龙胆酸（2,5-二羟基苯甲酸，DHB），分别适用于多肽、蛋白质聚合物的电离。MALDI 的优点是可使一些难电离的样品电离，特别是生物大分子，质量数可达 300 kDa；准分子离子峰很强，碎片离子峰很少；产生的离子特别适合用 TOF-MS 来检测，以准确高效地分析生物大分子。缺点是分辨率低；有 1 kDa 以下的基质峰干扰；激光解吸离子化时有可能使样品光降解；如没有反射飞行装置，不能分析多肽修饰。

9. **电喷雾解吸电离**（desorption electrospray ionization，DESI）　前期同 ESI，但不含样品。样品放置在聚四氟乙烯的固相表面上，ESI 生成的呈喷雾状的带电小液滴被喷射到样品表面，在液滴中含有的溶剂（如甲醇水等）立即对待测物进行萃取、溶解后，液滴从表面反弹形成更加细小的液滴，导致溶剂快速蒸发，而电荷残留在待测物分子中，使其气相离子化。电喷雾与以上各种方式有明显区别，无须进行样品预处理。常压下，在相对开放的空间内能对固体表面的痕量物质进行快速质谱分析，是原位实时在线、非破坏、高通量（大量样品的快速筛选）、低耗损、无污染的质谱学方法，开发潜力巨大。

综上所述，离子源命名方式为：电离方式+"源"。能给样品较大能量的电离称为硬电离，而给样品较小能量的电离称为软电离。软电离适用于易破裂或易电离的样品，易得到准分子离子峰；硬电离一般只能得到碎片离子。在以上所介绍的电离方式中，EI属于硬电离，其他都属于软电离。

需要指出的是，为得到较多的结构信息，需要进行碰撞诱导断裂（collision induced dissociation，CID）或另进行源后衰变（post-source decay，PSD）。两者都是装在离子源后面的一种碰撞装置。前者含有碰撞气体如 N_2、He、Ar、Xe、CH_4 等，后者含碰撞粒子。具有一定质量的母离子从离子源出来后进入碰撞室，分别发生离子分子碰撞、离子粒子碰撞反应，从而产生子离子，得到子离子质谱。

（四）加速器

在离子源中产生的各种不同动能的正离子，在加速器的高频电场中加速，增加能量后因其轨迹半径不同而初步分离。加速器包括回旋加速器、直线加速器等。

（五）质量分析器

一般在电磁场的作用下，将离子源产生的离子按照质荷比的大小分离聚焦的装置称为质量分析器。很多时候，根据所使用的分析器类型来划分质谱仪，其种类很多。常见的质量分析器的基本原理和主要特点介绍如下。

1. 单聚焦分析器　离子进入分析器后，在扇形磁场作用下沿着不同的曲率半径轨道运行而被分离，进行速度（或能量）聚焦。单聚焦分析器结构简单，操作方便，但由于其只做速度（或能量）聚焦，分辨能力很低。一般将单聚焦分析器称为磁分析器。

2. 双聚焦分析器　离子先后通过一个静电分析器和一个磁分析器。前者使质量相同而速度不同（即能量不同）的离子做分离聚焦，符合一定偏转大小即速度相同的离子才能通过狭缝进入后者；再按质荷比大小做方向聚焦。双聚焦分析器的优点是同时做分离（速度或能量）聚焦和方向聚焦，分辨能力较强，能准确测定相对分子质量。缺点是扫描速度慢，操作、调整比较困难，灵敏度较低，造价昂贵。有时也将单、双聚焦分析器统称为磁分析器。

3. 四极杆分析器　四极杆分析器由四根平行的棒状电极对角相连组成。当恒速的离子流通过电极时，只有某一质荷比的离子能通过四极杆电场到达检测器，其他离子因不稳定而被吸收，按质荷比从小到大排列得到质谱图。四极杆分析器结构简单、体积小、重量轻、价格便宜，仅用电场而不用磁场，扫描速度快，操作时能容忍相对低的真空度，特别适合 LC-MS，也适合于跟踪快速化学反应等。但是，四极杆分析器的分辨率不够高，对较高质量离子有质量歧视效应（对同样浓度的样品，大质量样品比小质量样品的信号强度显得低）。

4. 离子阱分析器　一般由一个环形电极和上下两个呈双曲面形的端盖电极围成一个离子捕集室。特定质量的离子在一定电压下，可以处在稳定区而留在阱内。改变电压后，离子可能处于不稳定区，振幅很快增长，撞击到电极即消失。在直流电压和射频电压比值不变时用射频电压扫描，即可以将离子从阱内引出而获取质谱图。离子阱分析器的优点是结构简单，价格便宜，性价比高；仅用电场而不用磁场；灵敏度高，较四极杆分析器高 $10 \sim 10\,000$ 倍；检测质量范围大，可达 6 kDa；非常适合多级质谱（一般指几种质量分析器串联检测）以定性鉴定物质的结构。但是，其对小质量离子有质量歧视效应（1/3 效应：1/3 的质荷比丢失），而对大质量离子响应反而准确。

5. 飞行时间分析器　离子在加速电压 U 作用下获得电势能 zU，转化为动能 $mv^2/2 = zU$，以速度 v 进入到长度为 L 的离子漂移管（drift tube，或称飞行管）中，飞行时间为 T。据 $T = L/v$，两式合并后有 $T = L\,(m/2zU)^{\frac{1}{2}}$。即 U、L 恒定时，离子飞行时间与其质荷比的平方根成正比。质荷比最小的离子最先到达检测器，最大的则最后到达，从而产生质谱图。适当增加漂移管的长度可以增加分辨率。飞行时间分析器可用质量范围宽，扫描速度快，既不需要电场也不需要磁场。但是，由于进入漂移管之前离子产生的时间先后、空间位置和初始动能大小不同，即使质量相同，到达检测器的时间也不相同，因而分辨率较低。目前，通过采取 MALDI 方式离子延迟引出技术和离子反射技术等与两次飞行时间分析器联用可以解决上述问题，使分析器的分辨率达到 20\,000 以上，最高可检质量超过 300 kDa，并且具有很高的灵敏度。

6. 傅里叶变换离子回旋共振分析器　用线性调频脉冲来激发离子，离子在磁场中三对相互垂直的平行板电极作用下做回旋运动，回旋运动的频率与相应质量的离子数目成正比，得到质谱图。此分析器性能十分稳定可靠，可以和任何离子源相连，同时非常适合多级质谱。但是，其碰撞能量低，产生的碎片不完全，需要超导磁场，因此价格昂贵。

（六）检测器

检测器用来接收和检测分离后的离子，常用的有以下几种。

1. 电子倍增器　电子倍增器（管）是最常用的检测器。由质量分析器出来的离子具有一定的能量，打到电子倍增器的第一个阴极产生电子，电子再依次撞击电子倍增器的倍增极，电子数目呈几何倍数放大，最后在阳极上可以检测到放大后的电流。其特点是快速、灵敏、稳定。

2. 光电倍增管　离子发射后撞击荧光屏，荧光屏发射光电子由电子放大器检测。电子放大器密封在容器中，光电子可穿透密封玻璃，能避免表面污染。

3. 电荷耦合器件（charge coupled device，CCD）　利用离子在感光板上的感光来观察质量谱线的位置和强度。在光谱学中广泛使用的半导体图像传感器，在质谱仪器中的应用也日益增多，其能检测出用一般电检测法难以检测到的极小量的样品和寿命短的离子。离子、傅里叶变换器本身就是一个检测器，此外还有离子计数器、法拉第杯和低温检测器等，其他检测器也有一定应用。

（七）计算机系统

质谱仪中计算机系统的功能是运用工作站软件控制样品测定程序，采集数据与计算结果、分析与判断结果、显示与输出质谱图（表）、数据储存与调用等。

五、质谱菌种鉴定仪的检测/性能参数

质谱菌种鉴定仪的性能参数会因具体的仪器型号和制造商而有所不同。以下是一些常见的质谱菌种鉴定仪的检测/性能参数。

1. 分辨率（resolution）　描述质谱仪能够分辨不同质荷比的能力。较高的分辨率表示能够分辨非常接近的质荷比。

2. 灵敏度（sensitivity）　衡量质谱仪对微量样品的检测能力。较高的灵敏度意味着能够检测低浓度的微生物代谢产物。

3. 质谱范围（mass range）　表示质谱仪可以测量的质荷比范围。较广的质谱范围意味着能够覆盖更广泛的微生物代谢产物质谱。

4. 鉴定速度（identification speed）　描述质谱仪完成一次鉴定所需的时间。较快的鉴定速度可以提高实验效率，特别是在处理大量样品时。

5. 数据库覆盖范围（database coverage）　表示质谱菌种鉴定仪的数据库中包含的微生物种类和质谱图谱数量。较广的数据库覆盖范围意味着可以鉴定更多不同种类的微生物。

6. 准确性（accuracy）　衡量质谱菌种鉴定仪鉴定结果与参考标准之间的一致性。较高的准确性表示更可靠的鉴定结果。

7. 数据处理和分析软件　描述质谱菌种鉴定仪配备的数据处理和分析软件的功能。这些软件可以提供质谱图谱的解析、数据库比对、鉴定结果展示等功能。

8. 仪器稳定性和可靠性　描述质谱菌种鉴定仪的稳定性和可靠性，包括仪器的长期稳定性、重复性和维护要求等。

需要注意的是，不同的仪器和制造商可能提供不同的性能参数和技术规格。在选择质谱菌种鉴定仪时，应根据实验需求、预算和实验室要求综合考虑，选择合适的仪器。

六、质谱菌种鉴定仪的临床应用

1. 快速微生物鉴定　质谱菌种鉴定仪能够快速、准确地鉴定临床样品中的微生物，包括细菌、真菌和病毒等。它可以在短时间内提供鉴定结果，有助于及时调整抗生素治疗方案和控制感染的传播。

2. 药物敏感性测试　质谱菌种鉴定仪可结合药物敏感性测试，快速确定微生物对不同抗生素的敏感性。这有助于指导临床医生选择最适合的抗生素治疗方案，减少治疗失败和耐药性的发生风险。

3. 医院感染控制　质谱菌种鉴定仪在医院感染控制中起着重要作用。它可以追踪和监测致病微生物的传播途径，帮助识别感染源和感染链，以采取相应的控制措施，减少医院内感染的发生和传播。

4. 传染病监测和流行病学研究　质谱菌种鉴定仪通过对微生物样品进行鉴定和分类，可以了解不同病原体的分布、耐药性情况和传播途径，为疫情监测和公共卫生干预提供科学依据。

七、质谱菌种鉴定仪的发展趋势

生物质谱分析技术有望对复杂混合物进行快速、高通量的直接分析，将成为更多检验项目的参考测量程序，在检验医学中发挥越来越重要的作用。

✚ 第三节　细菌自动染色仪

临床病原体检查的基本程序首先是正确采集标本，然后将标本送至检验科进行镜检、病原体分离培养、菌种鉴定、药敏实验、免疫学和分子生物检测后报告结果，最后医生根据报告结果结合临床症状明确诊断、合理用药。病原体的镜检对于临床有着重要的意义。细菌自动染色仪和传统的染色方法相比，在检测的敏感性（灵敏度）、标准化（程序执行度）、检验周期和劳动强度、理化/生物安全、对人员经验的要求等方面都有着更多的优势，因此细菌自动染色仪的应用逐渐广泛，自动染色成为现实。

一、细菌自动染色仪的发展简史

细菌自动染色仪的发展可以追溯到20世纪70年代。以下是其发展简史的主要里程碑。

1. 手动染色阶段　在20世纪早期，细菌染色通常是手动进行的，需要操作人员逐个操作并观察样品。这种方法耗时、工作量大且容易出错。

2. 半自动细菌染色仪的引入　20世纪70年代，半自动细菌染色仪出现，引入了一定程度的自动化。这些仪器可以在染色过程中自动处理和运行样品，但仍需要人工操作。

3. 全自动细菌染色仪的发展　随着计算机和自动化技术的进步，全自动细菌染色仪逐渐出现。这些仪器具有自动进样、自动染色、自动显微镜观察和图像获取等功能，大大提高了染色效率和准确性。

二、细菌自动染色仪的分类

细菌自动染色仪可以根据染色原理、功能特点和使用场景进行分类。

1. 根据染色原理分类　可分为液相染色仪、滴定染色仪、离子交换染色仪。

2. 根据功能特点分类

（1）单通道染色仪：仅能处理一个样品通道。

（2）多通道染色仪：能够同时处理多个样品通道，提高染色效率。

3. 根据使用场景分类

（1）实验室型染色仪：适用于实验室环境，具有较高的染色精度和较多功能。

（2）便携式染色仪：便于携带和使用，适用于野外或资源有限的场景。

三、细菌自动染色仪的原理及性能特点

1. 革兰氏染色仪　采用雾化喷嘴，对玻片上标本进行标准化染色。染色基本原理基于不同细胞壁对结晶紫的渗透性不同，将革兰氏阳性菌染成蓝紫色，将革兰氏阴性菌染成红色。性能特点：① 全自动革兰氏染色仪采用雾化喷嘴，试剂用量精确，片间无

交叉污染，高通量设计，几分钟内完成染色，每小时可处理数百张涂片；② 可根据涂片厚度、标本类型选择设定不同程度的脱色强度；③ 操作简单，设定程序完成后，涂片即干燥，可直接镜检；④ 全封闭系统，无须外接供水系统，减少接触潜在致病性标本的概率，提高安全性。

2. 抗酸染色仪　使用浸泡染色法，对涂有标本的玻片进行抗酸染色或荧光染色，主要采用冷染法。性能特点：① 操作简单，染色过程标准化，具有预设程序并支持程序自定义功能；② 染色效率高，可同时染色多张玻片；③ 工作人员无须接触染液，活性炭过滤器可中和染色剂蒸汽；④ 提供化学固定，避免交叉污染；⑤ 自动排弃废液。

四、细菌自动染色仪的基本结构

1. 样品处理系统　用于处理细菌样品，如固定、清洗和预处理等。
2. 自动进样装置　用于将样品加载到染色仪中，通常采用自动进样器或样品架。
3. 染色模块　包括染色剂、显色剂、脱色剂等，用于对细菌样品进行染色。
4. 控制系统　用于控制染色仪的运行和参数设置，通常采用计算机或控制面板。

五、细菌自动染色仪的性能参数

1. 自动化程度　描述仪器自动化程度的参数，包括自动进样、自动染色、自动清洗等。
2. 染色效率　指染色仪的染色速度和染色均一性，通常以每小时染色样品数量为指标。
3. 控制系统　描述染色仪的控制系统，包括计算机或控制面板，用于参数设置和操作控制。
4. 仪器尺寸和重量　描述染色仪的尺寸和重量，影响其使用和携带的方便性。

六、细菌自动染色仪的临床意义

1. 诊疗效益
（1）微生物染色流程标准化，提升相关项目质量保障；
（2）以全自动染色代替人工染色，减少错误操作，消除手工操作差异；
（3）设备染色全过程可监控，结果质量可溯源；
（4）人力重心转移至判读，提升检出率；
（5）加强科室及医院的硬件配备，提升医疗整体水平；
（6）提高相关检验项目理化、生物安全防护水平，减少职业危害。

2. 经济效益
（1）节省人力；
（2）降低检测成本，提高成本效益；
（3）固定资产投入回报迅速。

3. 社会效益
（1）阳性检出率提升，对标本检测更准确，有利于病患的确诊和治疗；
（2）降低医疗风险。

第六章　临床分子生物学检验仪器与技术

分子生物学以探究生命现象本质为目的，以研究生物分子的结构和功能为对象，特别是其与诸多二级学科进行越来越多的交叉，已成为主导 21 世纪生命科学的前沿学科。临床分子生物学检验常用的仪器包括 PCR 扩增仪、测序仪、核酸自动化提取系统等。临床分子生物学检验以生物分子作为靶标，以基因的结构变化、表达变化和由此引发的基因功能改变作为主线，以分子杂交技术、PCR 技术和 DNA 测序技术、芯片技术、双向电泳技术、色谱–质谱技术、医学生物信息学技术等技术作为核心技术，其应用场景日益广泛。

一个标准的临床分子生物实验室的常用仪器主要包括高速冷冻离心机、生物安全柜、掌式离心机、移液器、分析天平、PCR 扩增仪、测序仪、核酸自动化提取仪、移动紫外车、分光光度计等。本章主要介绍 PCR 扩增仪、测序仪、核酸自动化提取仪的基本原理、基本结构和主要临床应用等内容。

✚ 第一节　PCR 扩增仪

细胞内 DNA 复制是一个复杂的过程，有多种因素参与。聚合酶链式反应（polymerase chain reaction，PCR）是一种在体外模拟体内核酸合成过程的技术，能够快速、方便地获得大量特异性拷贝的核酸片段。该技术突破了核酸的原料限制，使生命科学领域的研究手段发生了革命性的变化，是现代分子生物学分析和遗传学的根本基石。PCR 的反应体系一般包括被复制的靶片段、耐热的 DNA 聚合酶（Taq DNA 聚合酶）、化学合成的寡核苷酸引物、4 种脱氧核糖核苷酸（deoxy-ribonucleoside triphosphate，dNTP）以及合适的缓冲体系。PCR 的反应过程主要包括模板的变性（高温变性）、引物与模板的特异性结合（低温退火）和 DNA 片段的复制延伸（适温延伸）。如此完成一个过程称为一个 PCR 循环，以 n 表示循环数，经过 n 次 PCR 循环后，能得到 2^n 倍产物，即几何级数的增长。PCR 扩增仪就是在体外能够完成上述三种温度循环的仪器设备，因此又可称为热循环仪。PCR 扩增仪作为分子实验室的常规必备仪器，在临床检验中发挥着重要的作用。

一、PCR 扩增仪的发展历程及分类

（一）PCR 扩增仪的发展历程

20 世纪 50 年代，沃森（J. D. Watson）和克里克（F. Crick）率先提出 DNA 分子的双螺旋结构。从 1971 年科拉纳（Khorana）提出核酸体外扩增的构想，再到世界上第一台 PCR 扩增仪的问世，人类对遗传物质的探索已经走过了半个多世纪。PCR 技术也几

经迭代，在日常的检验工作中发挥着重要的作用。

第一代普通 PCR：采用琼脂糖凝胶电泳对 PCR 产物进行终点检测，实现定性分析。定性分析可以满足初步的核酸检测要求，但无法对核酸靶标进行定量分析，限制了其应用范围。

第二代荧光定量 PCR：通过在 PCR 反应体系中加入荧光基团，利用荧光信号的积累实时监控 PCR 反应过程，最后利用扩增指数期的 Ct 值，实现对基因靶标的的定量分析。荧光定量 PCR 的问世，扩大了核酸检测在生命科学研究以及临床诊断方面的应用范围。在生命科学领域，无论是基因表达研究、表观遗传研究，还是单核苷酸多态性分析等，均能看见荧光定量 PCR 的身影。但是，荧光定量 PCR 实现定量检测需要基于标准品制作的标准曲线，属于相对定量，操作也较为复杂，且终端用户对其结果的重复性、灵敏性、精密度、分辨率和 PCR 反应抑制剂的耐受性等方面有更高的期待。

第三代数字 PCR：通过将反应体系稀释至成千上万的反应单元，实现核酸靶标的单分子扩增。PCR 扩增结束后，基于终点法对阳性液滴数和总液滴数进行计数，结合泊松分布原理，实现对起始样本的绝对定量，极大地简化了操作步骤，大幅提高了检测性能。尤其在低丰度或超低丰度的核酸检测上，其优异的性能得到了终端用户的广泛认可。

（二）PCR 扩增仪的分类

PCR 扩增仪主要分为普通 PCR 扩增仪和荧光定量 PCR 扩增仪两大类。相较于荧光定量 PCR 扩增仪，普通 PCR 扩增仪通常又称为定性 PCR 扩增仪。在普通 PCR 扩增仪的基础上又衍生出梯度 PCR 扩增仪和原位 PCR 扩增仪。根据温控方式不同，PCR 扩增仪又可分为水浴式、变温金属块式和变温气流式 PCR 扩增仪。因为升降温效率、仪器体积等诸多因素，水浴式 PCR 扩增仪已退出历史舞台，不再使用。

二、PCR 技术的基本原理

DNA 复制时，分别以亲代 DNA 的两条链作为模板，在 DNA 聚合酶（*Taq* DNA 聚合酶）的催化下，按碱基互补的原则合成两条与模板链互补的新链，组成新的 DNA 分子。新形成的两个子代 DNA 与亲代 DNA 的碱基顺序完全相同。由于子代 DNA 分子中一条链来自亲代，而另一条链是新合成的，因此这种复制方式称为半保留复制。

同样，PCR 反应的本质就是在 DNA 聚合酶的催化下，以母链 DNA 片段作为模板，以特定引物为延伸起点，在体系中加入 dNTP、Mg^{2+} 以及延伸因子、扩增增强因子，通过变性、退火、延伸等步骤，体外复制出与母链模板 DNA 互补的子链 DNA。此反应能快速、特异地在体外扩增任何目标 DNA。高温变性、低温退火和适温延伸三个步骤为一次循环，经过 30~40 次循环之后，得到的产物可以通过琼脂糖凝胶电泳或者荧光定量检测等方法来检测。

上述所讲的是普通 PCR 扩增技术的基本原理，荧光定量 PCR 扩增技术是在普通 PCR 扩增技术的基础上增加了实时荧光指示系统。现代实时荧光定量 PCR 技术主要包括 TaqMan 荧光标记探针实时 PCR 扩增技术、双联 DNA 交联荧光染料实时 PCR 扩增技术、双杂交探针实时 PCR 扩增技术和分子信标实时 PCR 扩增技术等。根据应用场景的广泛程度，下面主要介绍 TaqMan 荧光标记探针实时 PCR 扩增技术、双联 DNA 交联荧光染料实时 PCR 扩增技术。

（一）TaqMan 荧光标记探针实时 PCR 扩增技术

在普通的 PCR 反应体系中加入 TaqMan 荧光标记探针，TaqMan 荧光标记探针有两个特点：一是探针序列能与待测模板中某段序列互补结合；二是探针的 5' 端标记一个荧光报告基团，3' 端标记一个荧光淬灭基团。完整的探针因荧光报告基团和荧光淬灭基团距离过近而使荧光报告基团发射的荧光被邻近的淬灭基团所淬灭；只有当探针被降解，荧光报告基团和荧光淬灭基团分离时，报告基团才能发射出荧光，被荧光检测器所检测到。*Taq* DNA 聚合酶在具有 5'→3' 聚合酶活性的同时，还具有 5'→3' 外切核酸酶活性。在实时荧光 PCR 的反应过程中，变性步骤完成后在 *Taq* DNA 聚合酶的作用下，从引物的 3' 端开始延伸新链，当延伸到探针的 5' 端时会逐一水解探针的每一个核苷酸。此时 TaqMan 探针上的荧光报告基团和荧光淬灭基团会彼此分离，荧光淬灭基团对荧光报告基团的淬灭作用解除，荧光报告基团在激发光的激发下会产生一次荧光，产生的荧光被扩增仪的荧光接收器捕捉。在反应过程中，每一次循环都会产生一次荧光，随着 PCR 循环次数的增加，荧光的数量也会积累。经过计算机分析，PCR 的结果以阈值循环数（Ct 值）的形式呈现，Ct 值的大小与模板 DNA 的起始拷贝数对数成反比，起始模板量越高，Ct 值越小；反之，则 Ct 值越大。

常用荧光报告基团有 6-羧基荧光素（FAM）、四氯-6-羧基荧光素（TET）、六氯-6-羧基荧光素（HEX），常用荧光淬灭基团为 6-羧基-四甲基罗丹明（TAMRA）。

（二）双联 DNA 交联荧光染料实时 PCR 扩增技术

SYBR Green I 是一种可以非特异性地结合在双链 DNA 小沟中的荧光染料，它可以嵌合在 DNA 双链之间，但是不能够结合在 DNA 单链内。在体系中加入适量的 SYBR Green I 荧光染料，当其结合在双链 DNA 分子上时，荧光强度会出现明显增高。和 TaqMan 荧光标记探针技术一样，随着 PCR 循环次数的增加，荧光强度也会相应改变。

三、PCR 扩增仪的组成

目前，所有 PCR 扩增仪均围绕基本的 PCR 技术原理而设计，但是由于生产厂家的差异和使用场景的不同使得 PCR 扩增仪在各种结构和配件等方面存在较大的差异。普通的 PCR 扩增仪主要围绕三个反应过程来设计，一般包括如下几个部分。

1. 热循环仪　热循环仪是 PCR 仪器的核心部分，用于控制 DNA 在不同温度下的反应。它由一个恒温块（block）和一个加热与冷却系统组成。

加热与冷却系统是热循环仪的关键部分，它使用热电偶或铂电阻等温度传感器，以及 Peltier 效应或传导效应等技术，控制反应体系的温度升降。热循环仪能够迅速升温到 95 ℃以上进行变性反应，然后降温到适合的退火温度，最后又能够升温到延伸步骤所需的温度。

2. 控制系统　控制系统负责控制热循环仪的温度和时间参数。用户可以通过触摸屏或计算机界面设置温度和反应时间，并监控 PCR 反应的进程。控制系统通常还提供数据存储、分析和报告功能，方便用户进行结果分析。

3. 样品托盘　样品托盘是用于存放 PCR 反应所需的试管或微孔板的装置。它通常具有多个孔位，可以容纳多个样品，同时确保温度均匀分布，并在热循环过程中避免交叉污染。

4. UV 检测系统（可选）　一些 PCR 扩增仪配备了 UV 检测系统，通过测量荧光信号的强度，可以确定目标基因或片段的扩增情况，从而实时监控 PCR 反应的进程和结果。

荧光定量 PCR 扩增仪在普通 PCR 扩增仪的基础上增加了荧光激发和荧光检测系统，同时也相应增加了独立的计算机系统，软件设计与生态相对比较复杂。

四、PCR 扩增仪的性能指标

1. 温度的均一性　PCR 扩增仪不管品牌、结构，均遵循聚合酶链式反应的基本原理。因此，PCR 扩增仪各孔之间温度的准确性和一致性至关重要，这被称为温度的均一性。为了确保每次使用 PCR 扩增仪时都有一致的结果，需要定期测试和校准热块。

2. 退火温度　在 PCR 循环过程中，控制引物退火步骤的温度是很重要的。如果温度太高，引物退火的效率会降低；反之，特异性就会降低，这可能会导致非特异性产物的扩增。

3. 升降温速率　升降温速率反映 PCR 循环各阶段之间温度变化的速度，可极大地影响整个反应的效率。与老式仪器相比，现代 PCR 扩增仪的升降温速率往往更快，这意味着反应混合物在变性、退火和延伸步骤之间的时间更短。

4. 加热盖　除了加热块，PCR 扩增仪还有加热盖。盖子的温度通常比加热块要求的最高温度高几摄氏度，这可以防止样品蒸发到 PCR 管的顶部，在那里样品将不再受到加热块温度循环的控制。因此，加热盖被设置到一个适当的温度也是决定实验成功与否的一个重要因素。在对仪器进行维护和保养时，应检查加热盖温控的准确性。

五、PCR 技术的临床应用与挑战

（一）PCR 技术的临床应用

PCR 扩增仪通过对 PCR 反应过程进行有序控制，使其全自动运行。这提高了 PCR 检测的运行效率，是 PCR 技术在临床得以广泛应用的前提。随着 PCR 技术的不断发展，分子诊断技术已经成为临床检验工作的一个重要组成部分。因引物具有特异性，临床上利用 PCR 技术不仅能对特定疾病做出准确的诊断，还可以确定个体对某种疾病的易感性，检出致病基因或者药物基因。PCR 技术因其快速、特异、简便、重复性好、自动化程度高等优点，已广泛运用于医学相关领域。

1. 在遗传病的产前诊断方面的作用　用胎儿羊膜细胞、羊水或母血样本可以检查胎儿的性别，这在与性染色体关联的遗传病的诊断中是必要的。对于高发的遗传病，如地中海贫血、镰状细胞贫血、凝血因子缺乏等疾病，PCR 技术已在临床应用多年，为优生优育做出了贡献。

2. 在检测致病病原体方面的作用　对于外源入侵的基因，一旦识别其部分核酸序列，就可以设计引物或探针，用 PCR、PT-PCR 或杂交方法来检测。其范围为包括细

菌、病毒、原虫及寄生虫、霉菌、立克次体、衣原体和支原体在内的一切微生物。PCR诊断的特点是既可以选择基因中的保守区进行通用检测，也可以选定差异较大的基因部位进行分型检测；既能做特定病原体的专用检测，也可对有关病毒、细菌中的不同品种做多元检测。此外，PCR技术检测的灵敏度和特异性都远高于当前的免疫学方法，所需时间也已达到临床要求，这对于难以培养的病毒（如乙肝病毒）、细菌（如结核分枝杆菌）、原虫（如梅毒螺旋体）等来说尤为适用。

3. 在感染性疾病诊断方面的作用　PCR在检验医学中最有价值的应用领域就是对感染性疾病的诊断。理论上，只要样本中有病原体的存在，PCR就可以检测到。一般实验室也能检出 10~100 基因拷贝数的病原体，而目前病原体抗原检测一般需要 $10^5 \sim 10^7$ 基因拷贝数才可检测到。PCR对病原体的检测解决了免疫学检测的"窗口期"问题，可判断疾病是否处于潜伏或亚临床状态。

4. 在检测和诊断癌基因方面的作用　虽然对癌基因的研究大部分还处于基础阶段，但癌变是由基因变异所导致的这一基本事实已毋庸置疑。所以，癌基因、抗癌基因和抗转移基因的研究，离开分子水平的诊断手段是无法进行的，临床上已可应用的例子有检测白血病残留细胞的定量（包括慢性粒细胞白血病和急性粒细胞白血病）、肺癌中 P53 及 Rb 等抑癌基因的失活、神经母细胞瘤 N-myc 原癌基因的激活和表达等。通过原位杂交观察特定癌基因及抗转移基因的植入和反义寡核苷酸对强表达癌基因的阻断，均已成为近代基因治疗的着眼点。

5. 在 DNA 指纹、个体识别、亲子关系鉴定及法医物证方面的作用　这一为公、检、法部门所瞩目的课题已经在某些国家取得法律认可。肌红蛋白小卫星基因、β-珠蛋白基因、ApoB 基因等的多肽性和重复次数的差异都被应用于鉴定，其灵敏度已达到通过一根头发、一个细胞、一个精子就可获得个体特征图谱的程度，这一领域也已发展到骨髓或脏器移植配型及动物种系的研究中。

6. 在动、植物检疫中的作用　灵敏、特异、快速诊断的检测方法是我国进出口口岸的"门卫"。检查进入国门的人员和动、植物（种畜、种子）等是否携带烈性传染病病原体，食品、饲料等是否携带沙门菌等，均需要基因诊断手段，该技术是提高我国综合国力的必要保证。

7. 在高科技生物医学领域中的应用　在转基因动、植物中检查植入基因的存在。PCR技术尚可应用于基因拼接、测序等领域。

（二）PCR技术在临床应用中的挑战

前文已介绍 PCR 技术因简单易行，在临床已得到广泛运用，在遗传疾病产前诊断、病原体检测、感染性疾病诊断、癌症基因诊断、法医鉴定、动植物检疫等方面有着不可替代的作用。但是世界上没有一样事物是完美无缺的，PCR技术同样也有其局限性。

1. PCR技术需要严格的实验室分区和质量控制　PCR技术理论上能使极微量的目标基因在较短的时间内（1~2 h）得到几何级数的扩增。这一特性赋予了PCR技术灵敏度高的特性，但同时其对检测中的错误也有极大的放大作用。核酸提取过程中的交叉污染、扩增产物污染等极易造成假阳性结果。因此，PCR临床应用必须要有严格的实验室分区、实验室管理和质量控制措施。只有在充分了解 PCR 测定的不确定性的基础上，并采取相应质控措施，才能确保实验结果的准确性，而避免出现重大判断失误。

PCR 技术从理论上来讲是在体外通过 DNA 聚合酶的催化，按照碱基互补配对原则对目标基因进行扩增。因此，留取标本以及核酸纯化过程中需要使用特殊耗材（如无酶、带滤芯的针头，无酶的 EP 管等），在避免交叉污染的同时，也避免了在反应体系中引入酶抑制物，继而导致假阴性的出现。

2. PCR 技术对于新发疾病的诊断能力弱　PCR 技术的敏感性和特异性取决于引物与靶基因片段的适合度及用于循环扩增的热循环体系。在理想状况下，引物仅与特定病原体种类的基因组互补，无法与其他微生物或宿主 DNA 序列结合，但能检测该病原体所有种类的变种。所以说，引物结合的目标是该病原体基因组中最为保守的片段。

引物的高特异性，导致了常规 PCR 技术在新发疾病面前显得力不从心，只能检测出已知病原体，对于未知病原体或高度变异的病原体来讲，PCR 技术并不适用。

（三）PCR 技术在临床应用中的发展

PCR 技术问世以来正以惊人的速度发展，不仅其本身不断地优化改进，许多新型的 PCR 技术或由 PCR 衍生的新技术正不断涌现。在 PCR 技术的启发下，诸如转录依赖的扩增系统（TAS）、连接酶链式反应（LCR）、自主序列复制系统（3SR）、链替代扩增（SDA）、循环探针反应、等温扩增系统、微滴式数字 PCR（droplet digital PCR, ddPCR）等核酸体外扩增技术不断诞生。PCR 相关技术在临床检验中的应用，逐渐朝多通量、快速灵活、精准定量、核酸提取和扩增一体化等方向发展，以突破传统 PCR 仪器和技术的限制。

✚ 第二节　测序仪

21 世纪伊始，全球公共卫生问题不断出现，如严重急性呼吸综合征冠状病毒（severe acute respiratory syndrome coronavirus, SARS-CoV）、中东呼吸综合征冠状病毒（Middle East respiratory syndrome coronavirus, MERS-CoV）、新型冠状病毒（2019 novel coronavirus, 2019-nCoV）等高致病性的新型病原体在全球范围内大规模暴发。这不仅仅是因为近年来自然环境或人为因素的改变，增加了新发传染病在全球大规模暴发的可能性，同时也反映了公共卫生系统在监测和预防新发病毒出现、传播等方面存在滞后性的问题，因此传统的分子生物学技术（PCR 技术）已经很难对新发病原体做到有效监测。因此，短时间内能够迅速筛查和识别新型病原体信息并同时完成传统基因组研究的方法成为分子生物学发展的一个新的方向。

一、测序技术的发展历程和基本原理

核酸序列分析，亦称核酸测序技术，简称测序。人类很早发现存在两种核酸：脱氧核糖核酸（DNA）和核糖核酸（RNA），但在很长一段时间里人们更倾向于认为蛋白质是遗传物质。直到 20 世纪四五十年代，艾弗里、赫尔希和蔡斯等生物学家通过无数实验，才证实了"DNA 是遗传物质"这一普遍说法。到了 1953 年，沃森和克里克通过一张清晰的 DNA 衍射照片找到了一种可能的 DNA 结构，并提出了著名的"DNA 双螺旋

结构"和"碱基互补配对原则",两位科学家的贡献无疑将人类对生命科学的研究带入了一个新的时代。1965年,霍利(Holley)等人完成了酵母丙氨酸转运 RNA 的76个核苷酸的序列测定。同时期桑格(Sanger)等人发明了 RNA 的小片段序列测定,并且完成了大肠埃希菌 5S rRNA 的120个核苷酸的序列测定。而 DNA 测序技术出现较晚,1975年桑格和库森(Coulson)建立了 DNA 序列的加减法,两年后在其基础上引入双脱氧核苷三磷酸(ddNTP)后,形成了双脱氧链终止法,使得 DNA 序列测定的效率大幅提升。

(一) 一代测序

1977年,DNA 测序技术有了重大突破,英国化学家桑格发明了双脱氧链终止法,吉尔伯特(Gilbert)和他的学生马克萨姆(Maxam)发明了化学降解法,这两种测序方法都被称为一代测序技术。

1. 化学降解法　即 Maxam-Gilbert 化学降解法。其原理为:将 DNA 片段的5'端磷酸基使用放射性同位素标记,再分别采用不同的化学试剂处理修饰和裂解特定碱基,从而产生一系列长度不一而5'端被标记的 DNA 片段,这些以特定碱基结尾的片段群通过聚丙烯酰胺凝胶电泳分离,再经放射自显影,确定各片段末端碱基,从而得出目的 DNA 的碱基序列。

2. 双脱氧链终止法　即 Sanger 法,采用 DNA 复制原理。Sanger 测序反应体系中包括目标 DNA 片段、脱氧磷酸核苷三(dNTP)、双脱氧核苷三磷酸(ddNTP)、测序引物及 DNA 聚合酶等。其技术核心是 ddNTP 的使用,由于缺少3'-OH 基团,ddNTP 不具有与另一个 dNTP 连接形成磷酸二酯键的能力,这些 ddNTP 可用来中止 DNA 链的延伸。此外,这些 ddNTP 上连接有放射性同位素或荧光标记基团,因此可以被自动化的仪器或凝胶成像系统所检测到。

Sanger 的双脱氧链终止法广为人知并且沿用至今,而化学降解法如今已被人逐渐遗忘。双脱氧链终止法的特点是测序读长可达1 000 bp,准确性高达99.999%,但存在测序成本高、通量低等缺点,严重影响了其真正大规模的应用。但由于精度高,一代测序仍然是现今基因检测的金标准,也是对新一代测序结果进行评估验证的主要手段。

(二) 二代测序

一代测序虽然精度高、检测速度快,但是一次只能检测一条基因序列,且最长只能检测1 000~1 500 bp 序列片段,因此极大限制了其在临床上的运用。二代测序技术(next generation sequencing, NGS)又被称为高通量测序技术,其弥补了一代测序技术只能测一条序列的缺陷,可以同时对多条基因序列进行测序。

二代测序技术基于大规模平行测序技术(massive parallel analysis, MPS),可对大量的目标基因同时进行测序。二代测序平台主要采用的技术有以下三种:边合成边测序(sequencing by synthesis, SBS)、连接法测序(sequencing by ligation, SBL,又名 SOLiD)和半导体测序(Ion Torrent)。

1. 焦磷酸测序　基于 SBS 的方法,避免了 Sanger 法存在的宿主菌克隆问题。主要步骤为:首先将目标 DNA 片段打断成300~800 bp 的小片段,然后在5'端加上一个磷酸基团,并将3'端变成平端,再在两端加上衔接子组成目标 DNA 的样品文库。之后将目标 DNA 片段固定到磁珠上，将磁珠包被在单个油水混合小滴中进行独立的扩增，从而使所有目标 DNA 片段进行平行 PCR 扩增。随后将这些 DNA 放入 PTP 反应板中进行后续测序，这里面包含了化学发光反应所需的各种酶和底物。测序开始时，将 T、A、G、C 按顺序循环、单分子进入 PTP 板。如果发生配对，则会释放一个焦磷酸盐分子，其在后续 ATP 磷酸化酶和荧光素的作用下产生光信号，捕获光信号以确定碱基序列。

2. 合成测序　使用克隆单分子阵列技术。主要步骤为首先将目标 DNA 片段打断成 100~200 bp，随机连接到固相基质上，经过 Bst 聚合酶延伸和甲酸胺变性的桥式 PCR 循环，生成大量的 DNA 簇。之后的反应与 Sanger 法类似，每次延伸所产生的光信号经标准的阵列光学检测系统分析测序，下一次循环中把终止剂和荧光标记基团裂解掉，然后继续延伸 dNTP，实现边合成边测序。

3. 连接法测序　首先制备 DNA 文库，可以使用片段文库和配对末端文库。之后与焦磷酸测序相同，加入磁珠等反应元件进行 emPCR（乳浊液 PCR）平行扩增，不同的是该方法的磁珠直径只有 1 μm。在连接法测序中，底物是含有 8 个碱基的八聚体单链荧光探针，在 5' 末端分别标记了 CY5、Texas Red、CY3、6-FAM 这四种颜色的荧光染料。3' 端的第 1、2 位碱基类别排序分别对应着一个固定的荧光染料，第 3、4、5 位碱基 "n" 是随机碱基，第 6、7、8 位碱基 "z" 是可以和任何碱基配对的特殊碱基。一次测序中包括了五轮连接反应，可以减小测序误差。

4. 华大 Complete Genomics 测序　华大智造测序仪采用 DNBSEQ 测序核心技术，通过仪器气液系统先将 DNA 纳米球（DNA nanoball，DNB）泵入规则阵列芯片（patterned array）中并加以固定，然后泵入测序模板及测序试剂。测序模板与芯片上的 DNB 接头互补杂交，在 DNA 聚合酶的催化下，测序模板与测序试剂中的带荧光标记的探针相结合。然后由激光器激发荧光基团发光，不同荧光基团所发射的光信号被相机采集，经过处理后转换成数字信号，并传输到计算机进行处理，可以获取待测样本的碱基序列信息。

5. 2.5 代测序技术/半导体测序技术　由于使用了 emPCR 技术，其实质介于二代和三代测序技术之间。该技术使用一种高密度半导体芯片，每个芯片单独进行测序。实验时先将芯片置于一个离子敏感层和离子感受器之上，当 DNA 聚合酶在每一个单分子模板链上滑动时，发生聚合反应，释放出氢离子，最终离子感受器就会捕捉到这种信号，从而读出 DNA 序列。

（三）三代测序

当前，高通量测序技术（二代测序技术）迅猛发展，已逐步广泛应用于基因检测多个方面的临床服务，其对于单核苷酸多态性（single nucleotide polymorphism，SNP）和小于 50 bp 的插入缺失（insertion-deletion，InDel）变异的检测相对比较准确，但是大的结构变异检测却非常困难。同时，另一类以不经过扩增的单分子测序和长读长为标志的 DNA 测序技术也随即问世，这类测序技术被称为第三代测序技术。

1. 单分子荧光测序技术　其通过将脱氧核苷酸用荧光标记，实时地记录荧光的强度变化。当荧光基团被掺入 DNA 链的时候，它的荧光信号就同时能在 DNA 链上探测到。当脱氧核苷酸与 DNA 链形成化学键的时候，它的荧光基团就被 DNA 聚合酶切除，荧光信号消失。这种荧光标记的脱氧核苷酸不会影响 DNA 聚合酶的活性，并且在荧光基团被切除之后，合成的 DNA 链和天然的 DNA 链完全一样。

测序过程包括文库构建和上机两步。文库构建是将长片段 DNA 分子与测序接头连接成茎环结构，然后加上与接头互补的测序引物及 DNA 聚合酶。上机测序是将构建好的文库复合物载入 SMRT Cell 的纳米孔中，通常一个纳米孔固定一个 DNA 分子，DNA 聚合酶通过共价连接的方式固定在纳米孔底部。

2. 纳米孔测序技术　纳米孔测序（nanopore sequencing）是基于电学的检测方法，并区别于 Illumina 和 PacBio 的光学检测方法。其是采用电泳技术，借助电泳驱动单个分子逐一通过纳米孔来实现测序的。由于纳米孔的直径非常细小，仅允许单个核酸聚合物通过，四种核苷酸的空间构象不一样，因此它们通过纳米孔时，所引起的电流变化不同。由多个核苷酸组成的 DNA 或 RNA 链通过纳米孔时，检测通过纳米孔电流的强度变化，即可得到碱基序列。纳米孔测序仪 MinION 是现在最便携的测序仪，最小的版本和人的手掌差不多大，可以直接连接在计算机上进行使用。

3. 电子显微镜观察法　2012 年，首次报道通过电子显微镜鉴定完整 DNA 分子的碱基结构。

二、测序仪的基本结构

几代测序技术的核心在于将文库构建之后的序列片段进行分离，以便于后续的分析。目前市面上使用的全自动 DNA 测序仪均是通过电泳技术进行基因片段的分离。

根据电泳方式的不同，电泳分为平板电泳和毛细管电泳两种。平板电泳的凝胶灌制在两块玻璃板中间，聚合后厚度一般为 0.4 mm 或者更薄，因此又称为超薄层凝胶电泳。毛细管电泳是将凝胶高分子聚合物灌制于毛细管中（内径 50~100 μm），在高压及较低浓度凝胶的条件下实现 DNA 片段的快速分离。

不同类型全自动 DNA 测序仪的外观有所差异，但基本结构大致相同。测序仪一般由主机、计算机和各种应用软件等组成。

1. 主机　主要包括电泳系统、激光器和荧光检测系统等，大致可分为以下几个结构功能区。

（1）自动进样器区：装载有样品盘、缓冲液槽（装有阴极电解质）、阳极缓冲液杯、水槽和废液槽。自动进样器受计算机程序控制进行移动，阳极缓冲液杯和毛细管固定不动，其他操作如毛细管从样品盘中取样，毛细管在阴极缓冲液槽、水槽、废液槽中的相对移动均靠自动进样器的移动完成。电极能够为电泳提供稳定的高电压差，测序过程中正、负极之间的电势差可达 15 000 V，如此高的电势差可促进 DNA 分子在毛细管中快速泳动，达到快速分离不同长度 DNA 片段的目的。样品盘有 96 孔和 384 孔两种，可一次性连续测试 96 个或 384 个样本。

（2）凝胶灌装区：包括注射器驱动杆、进样器按钮、泵胶块、缓冲液阀、玻璃注射器、毛细管固定螺母、废液阀等部件。注射器驱动杆的作用是提供正压力，将注射器内的凝胶注入毛细管中，在分析每一个样品前，泵自动冲掉上一次分析用过的凝胶，灌入新凝胶；进样器按钮的作用是控制自动进样器进出；泵胶块的作用是泵入胶并将其灌入毛细管；缓冲液阀的作用是当注射器驱动杆下移时，将泵内的凝胶压入毛细管，缓冲液网关闭，防止凝胶进入缓冲液中，电泳时此阀打开，提供电流通道；玻璃注射器的作用是储存凝胶高分子聚合物，以及在填充毛细管时提供必要的压力；毛细管固定螺母用于固定毛细管；废液阀的作用是在清洗泵块时控制废液流。

（3）检测区：检测区内有激光检测器窗口及窗盖、加热板、毛细管、热敏胶带。激光检测器窗口正对毛细管检测窗口，从仪器内部的氩离子激光器发出的激光可通过激光检测器窗口照到毛细管检测窗口上。电泳过程中，经荧光标记的 DNA 链上的荧光基团通过毛细管窗口时，受到激光的激发而产生特征性的荧光光谱，荧光经分光光栅分光后投射到 CCD 摄像机上同步成像。窗盖起固定毛细管的作用，同时可防止激光外泄。加热板在电泳过程中起加热毛细管的作用，一般维持在 50 ℃。毛细管是填充有凝胶高分子聚合物的细管，直径为 50 μm，电泳时样品在毛细管内从负极向正极泳动。热敏胶带可将毛细管固定在加热板上。

2. 计算机和应用软件　包括数据收集软件、DNA 序列分析软件及 DNA 片段大小扫描和定量分析软件，计算机控制主机的运行，并对来自主机的数据进行收集和分析。具体包括设置测序条件（样品的进样量，电泳的温度、时间、电压等），同步监测电泳情况并进行数据分析，实验结果的打印、输出。

三、NGS 在临床上的应用

（一）NGS 在遗传病诊断中的应用

NGS 的发展逐渐改变了遗传疾病诊断的方式。根据不同文库构建方式，其可分为全基因组测序（whole-genome sequencing，WGS）、全外显子组测序（whole-exome sequencing，WES）、医学外显子测序、靶向基因测序等。传统遗传病的研究方法是从临床表型到基因型分析，即所谓的"正向遗传学"研究方法。随着 NGS 的发展，以遗传信息为基础确定表型的"反向表型"研究方式逐渐形成，使临床医生能够根据个体的遗传变异准确预测疾病及相关临床表现。当同种疾病不同患者的表型因人而异时，以基因型为基础的方法能够在疾病表征完全展现前对患者进行诊断，突显了 NGS 在遗传性罕见疾病临床诊断中的优势。

常用的研究方法包括：① 使用 WES 或 WGS 分析具有相同临床特征的一组患者，筛选出不同患者中的相同变异；② 先证者与父母或其他家庭成员同时进行 WES 或 WGS 分析，并根据疾病遗传模式（常染色体显性、隐性、X 连锁或新发变异）筛选出致病变异。

（二）NGS 在肿瘤诊断、靶向治疗以及预后监测中的应用

随着精准医学和测序技术的发展，NGS 在肿瘤的早期筛查、诊断治疗、预后评估方面显示出独特优势。NGS 可用于识别癌症中常见的基因变异，包括单核苷酸变异（single nucleotide variation，SNV）、小片段插入缺失、拷贝数变异（copy number variation，CNV）以及某些恶性肿瘤中的融合基因。目前，靶向基因测序是临床实验室肿瘤诊断的首选方法，与 WGS 或 WES 相比，具有测序质量高、结果易分析、成本效益低和周转时间短等优势。临床上肿瘤基因检测体外诊断产品（in vitro diagnostic product，IVD）也大都采用靶向测序 panel。2017 年，美国 FDA 批准了第一个伴随诊断产品——

Oncomine Dx，其能够同时检测包括 BRAF、EGFR、ROS1 等在内的 23 个与非小细胞肺癌相关的变异。2018 年，我国国家药品监督管理局审批通过了人类 10 基因突变联合检测试剂盒，可以定性检测组织样本中 EGFR、ALK、ROS1、RET、KRAS、NRAS、PIK3CA、BRAF、HER2、MET 等基因变异，能够为非小细胞肺癌、结直肠癌患者治疗方案提供参考依据。2019 年，国家药品监督管理局又通过了人类 BRCA1 基因和 BRCA2 基因突变检测试剂盒的审批，该试剂盒可用于卵巢癌、乳腺癌等相关肿瘤的遗传风险评估、诊疗方案选择等方面。

NGS 还可用于液体活检中循环肿瘤 DNA（circulating tumor DNA，ctDNA）的检测，国内专家共同建议其可应用于肺癌、乳腺癌、前列腺癌、卵巢癌等晚期实体肿瘤的伴随诊断、靶向耐药机制的识别。微小残留病灶（minimal residual disease，MRD）是指在癌症治疗期间或之后留在体内的少量癌细胞。MRD 检测可以用于评估疗效、监测病情、预测复发风险等。临床通过 ctDNA 检测来评估肺癌 MRD 状态，研究发现超过 95% 的 MRD 检测持续阴性的人群在随访期内肿瘤未复发，可用于定义潜在的治愈人群。此外，使用 NGS 检测部分血液肿瘤患者 MRD 的灵敏度能够提高到百万分之一（1 个肿瘤细胞/10^6 健康细胞），能够更好地对患者进行风险评估和临床干预。

（三）NGS 在感染性疾病诊断中的应用

感染性疾病仍是全球范围发病和死亡的重要因素，病原学诊断对感染性疾病的精准诊疗具有重要的意义。NGS 在微生物检测中的应用主要包括靶向测序（targeted next-generation sequencing，tNGS）、全基因组测序（whole genome sequencing，WGS）和宏基因组测序（metagenomic next-generation sequencing，mNGS）。tNGS 可用于检测多种类型的已知病原体，包括细菌、病毒、真核生物。其优点是特异性强、灵敏度高、周转时间短；缺点是检测范围有限，无法识别新的病原体或耐药位点。WGS 能够对整个病原体基因组进行测序，识别抗生素耐药谱，从而为临床用药提供依据；缺点是大部分细菌测序需要进行分离培养，去除其他微生物的污染。虽然 WGS 能够准确检测已知的耐药基因，但新发突变对表型的影响给检测结果带来了许多不确定性。mNGS 能够直接检测患者标本中的所有遗传物质，包括样本中多种类型的病原体，如细菌、分枝杆菌、RNA 和 DNA 病毒、酵母菌、霉菌等。研究表明，mNGS 能够成功鉴别、诊断多个部位的感染，包括中枢神经系统、血液、呼吸道、胃肠道、泌尿生殖系统等；缺点是检测过程复杂，步骤繁多，缺乏标准化。由于使用人体样本直接检测，测序结果中病原体所占比例相对很少。此外，实验室环境及试剂中存在的微生物也会对结果分析造成干扰。

四、NGS 在临床应用中的问题

（一）NGS 在检测准确度方面不如一代测序技术

虽然不同的 NGS 平台测序技术不同，但都具有相同的基本流程：将纯化后的核酸随机剪切成无数独立的小片段同时进行检测，从而降低单条序列的测序成本，同时获得海量序列信息。然而目前高通量测序的读长偏短（100~600 bp），对基因组的覆盖度并不均匀，容易产生序列缺口，导致检测效能下降。同时，主流高通量测序技术流程中都涉及 PCR 扩增过程，容易产生碱基错配，生成不存在的突变；并且 PCR 过程中的 GC

偏好性也会造成不同区段内的覆盖度不一致。测序后产生的短序列数据需要通过生物信息分析比对后组装成长片段，对于基因组中复杂度较低的重复区域（约占基因组大小的60%），序列比对和组装困难；此外，对于序列高度同源的区域（如真假基因），短序列无法区分片段来源，从而导致假阳性或假阴性的结果。

（二）NGS 自动化程度低、操作烦琐

NGS 在临床上的应用正处于不断发展阶段，其检测流程也存在一些问题。目前，临床上基于 NGS 的临床 IVD 产品数量有限，大多数检测项目使用的是实验室自建方法（laboratory developed test，LDT），不同项目存在多种不同的文库构建方法。实验过程中，手工操作步骤繁多，检测的标准化、自动化程度较低，在实际检测的诸多方面存在不稳定性，如标本的处理（核酸提取）、文库构建、测序平台特异的出错和纠错问题、临床验证/确认程序和标准化问题等，给检测结果带来一定的不确定性。

（三）NGS 报告结果解读需要进一步完善

NGS 结果解读高度依赖后续生物信息学分析。目前，基于 NGS 数据的分析流程仍处于不断更新完善阶段，标准化程度有待提高。有研究表明，同一个实验室使用不同分析流程对同一组微生物检测数据分析后得到的结果存在一定差异。除此之外，分析软件的更新、数据库的更新、不同生物信息分析人员，都会在一定程度上影响数据分析结果和解读。除此之外，NGS 的数据需要与现有的基因组数据库进行比对分析，结果的解释和分析也是基于已知的数据库内容，不能检测或预测未知的生物体某些致病或耐药的相关机制。如果对编码区或非编码区中改变蛋白质结构、动力学等新发现的变异的功能没有充分研究，仅通过生物信息预测分析很难解释变异对生物体的影响。

NGS 检测结果的分析与判读往往与临床脱节，造成结果的偏差。NGS 数据处理通常由专业的生物信息分析人员进行。由于缺乏临床医学背景知识，大部分生物信息人员更专注于数据的处理和不同算法软件的选择，往往忽视检测数据与患者临床表征的联系。一项对 423 例遗传性视网膜病变患者的研究发现，通过对初次 NGS 检测结果阴性的患者进行二次临床表型与基因检测分析，成功确定了 56% 初次结果为阴性患者的遗传变异，NGS 检测与临床结合能够提高检测成功率。

（四）临床开展 NGS 检测成本居高不下

临床实验室开展 NGS 检测需要投入许多资源。在正式开展 NGS 检测前，实验室需要根据指南要求独立完成项目的性能验证或确认，对测序结果的分析和解读需要专业的生物信息学支持，以及海量检测数据的存储等，这些都要求实验室投入大量的资源和成本。这对于许多临床实验室来说成本过高。此外，目前虽然测序成本较早先有了大幅降低，但相比常规临床检测项目来说，临床 NGS 检测的成本仍然偏高，限制了多基因 panel 测序、外显子组测序和基因组测序在癌症检测和治疗中的应用。

✚ 第三节　核酸提取仪

临床分子生物学检验中一切基本技术都来源于核酸（包括 DNA 和 RNA），核酸提取纯化的质量和速度也直接影响着实验的进程，尤其是标本量巨大的实验室，传统的手

工提取核酸的方式已经满足不了大规模、高通量检测的需要。因此，高通量、自动化的核酸提取仪应运而生。

一、核酸提取仪的工作原理

核酸提取是指从复杂体系中实现核酸的分离和纯化，核酸分子一级结构的完整性、纯度、样品溶解率与核酸吸附率等均可作为核酸提取效率的指标。

目前市场常见的核酸提取仪种类较多，型号各异，其工作原理也不完全相同。但是，绝大多数的核酸提取仪都采用磁珠法、二氧化硅基质法和阴离子交换树脂法的技术。

传统的核酸提取法包括胍盐裂解法、碱裂解法、溴化十六烷基三甲基铵（CTAB）裂解法和酚抽提法。其基本原理可归纳为裂解蛋白质而提取核酸，不同的方法侧重于不同的标本。这些传统的核酸提取方法虽然有很多的优点，但不能满足核酸自动化提取的要求。随着核酸提取技术的发展，一体化 DNA/RNA/蛋白质提取试剂盒应运而生。类似于以吸附柱为基础的核酸/蛋白质提取试剂盒，此类试剂盒可以从同一生物样品中同时提纯基因组 DNA、总 RNA 和总蛋白质，而不使用苯酚或氯仿等毒性有机溶剂，适用于从少量的各种细胞培养物、动物及人类自身的组织中同时提取 DNA、RNA 和蛋白质。

在上述技术的基础上，人们研制了自动化核酸提取系统。商品化的核酸提取仪是为处理大批量实验样品而设计的，借助自动化仪器简化核酸提取步骤，节省工作时间，降低人工成本，提高操作者自身安全，而且提取的核酸质量好、方法的重复性好。核酸提取仪的工作原理是在裂解技术的基础上，再用磁珠法、二氧化硅基质法和阴离子交换法来纯化核酸。

1. **磁珠法** 磁珠法是一种简单有效的核酸提纯技术。其使用的磁性载体包括固定的磁棒和可移动的磁珠。固定的磁棒又称固定体，为吸附磁珠提供磁场。磁珠是带有硅涂层的磁性树脂。磁珠表面连接了可特异地与 DNA 结合的功能基团，对核酸具有可逆吸附的特性。通常采用带有氨基、巯基、环氧基等基团的活化试剂对磁珠表面包被的高分子物质进行化学修饰。若裂解液提供适宜的离子强度、pH 等条件，磁珠就可以有效地吸附 DNA。磁珠法提取核酸的最大优点就是可以实现自动化。

2. **二氧化硅基质法** 该方法提取核酸的基本原理是带负电荷的 DNA 和带正电荷的二氧化硅粒子有很高的亲和力。阳离子 Na^+ 发挥桥梁作用，吸附核酸磷酸盐骨架上带负电荷的氧，在高盐的酸性条件下，Na^+ 打破水中的氢和二氧化硅上带负电荷的氧离子间的氢键，DNA 与二氧化硅紧密结合，先洗涤除去其他杂质，再用低离子强度的 TE 缓冲液或蒸馏水洗脱结合的 DNA 分子。用这种技术也能够实现核酸的自动化提取。

3. **阴离子交换树脂法** 该方法提取核酸的基本原理是树脂表面带正电荷的二乙基氨基乙基纤维素（DEAE）群和 DNA 骨架上带负电荷的磷酸盐相互作用，从而达到分离纯化 DNA 的目的。树脂表面积大，能密集地偶合 DEAE 群。在低盐的碱性溶液条件下，DNA 可与 DEAE 群结合，洗涤除去树脂上的蛋白质和 RNA 等杂质，最后用高盐的酸性溶液洗脱结合在树脂上的 DNA。此方法能有效地从 RNA 和其他杂质中分离 DNA 分子，也能有效地实现 DNA 的自动化提取。

二、核酸提取仪的结构和分类

1. 根据仪器型号大小不同分类

（1）自动液体工作站：自动液体工作站是功能非常强大的设备，其可自动完成液体分液、吸液等操作，甚至能通过整合扩增、检测等功能，实现标本提取、扩增、检测全自动化。提取核酸只是其功能的一个应用，不太适合常规实验室应用，一般都应用在单一类标本并且一次提取标本量非常大（至少 96 个，一般几百个）的实验需求上。自动工作站的平台建立及平台的运作需要比较多的资金投入。

（2）小型自动核酸提取仪：小型的自动化仪器通过运行结构的特殊性来达到自动提取核酸的目的，各级实验室普遍可以接受。

2. 根据提取原理不同分类

（1）采用离心柱法的仪器：离心柱法核酸提取仪主要采用离心机和自动移液装置相结合的方法，通量一般在 1~12 个样本，操作时间和手工提取差不多，并不能提高实际工作效率，且价格昂贵，不同型号仪器的耗材也不能通用，仅适合经费充足的大型实验室使用。

（2）采用磁珠法的仪器：以磁珠为载体，利用磁珠在高盐、低 pH 下吸附核酸，在低盐、高 pH 下与核酸分离的原理，再通过移动磁珠或转移液体来实现核酸的整个提取纯化过程。由于原理的独特性，该类型仪器可设计成很多种通量，既可以单管提取，也可以提取 8~96 个样本，且操作简单快捷，提取 96 个样本仅需 30~45 min，大大提高了实验效率，且成本低廉，因而可以在不同实验室使用，是目前市场上的主流仪器。

3. 根据工作性质分类　手动核酸提取存在操作步骤复杂、效率低、核酸纯度低等问题。全自动核酸提取是应用配套的核酸提取试剂来自动化完成样本核酸的快速提取方式，具有操作简单、精确度高和稳定性强等优势。

三、核酸提取仪的应用

核酸提取仪在进行与生物分子相关的分离纯化工作的实验室中，是十分重要的一类仪器，可广泛应用于基因组学、疾控医疗、临床诊断、法医鉴定、畜牧疫病检测等领域。

1. 基因组学　无论提取样本的来源是微生物、动物、植物还是病毒，核酸提取仪结合配套的试剂盒，可以快速纯化出足够数量和纯度的 DNA 或 RNA。高质量的核酸可以满足下游各种应用（如 PCR/real-time PCR、基因芯片、Southern 印迹杂交、Northern 印迹杂交）的需要。

2. 疾控医疗　全自动核酸提取仪的快速和高通量技术，可用于甲型 H1N1 流感、手足口病、麻疹等疫病的快速、自动化监测，提高对重大疫情应对响应能力。

3. 临床诊断　核酸提取纯化系统可快速、高通量地处理临床样品，提取的核酸可用于后续的分子诊断，且同样适合于福尔马林固定、石蜡包埋（formalin-fixed and paraffin-embedded，FFPE）的组织样品。

4. 法医鉴定　对于法医工作而言，核酸提取的效率和稳定性都是十分重要的。核酸提取仪与专门的法医样品核酸提取磁珠试剂配合使用,可从包括烟蒂、毛根、软骨、指甲、血痕等在内的不同来源的材料中纯化高质量的 DNA。

5. 畜牧疫病检测 可高效、高灵敏度地提取禽流感病毒(avian influenza virus)、新城疫病毒(Newcastle disease virus)、猪瘟病毒(classical swine fever virus, cSFV)、牛病毒性腹泻病毒(Bovine viral diarrhea virus)、立克次体(Coxiella burnetii)等畜牧疫病相关的病原体。

第七章 临床输血检验仪器与技术

输血医学是由多学科交叉发展起来的一门新兴学科，它是围绕将献血者的血液输给患者进行救治这一中心，进行研究、开发、应用，从而保证临床输血安全和有效的学科。输血前检查的目的是使输注的血液成分在受血者体内发挥其有效作用。因此在正常情况下，输入的红细胞在受血者体内应不溶血，输入的血浆成分不破坏受血者的红细胞，即输入的血液与受血者血液在免疫血液学方面"相容"，才能使受血者获益。在日常临床工作中，血型仪可通过抗原-抗体反应原理，检测红细胞表面的各种抗原和血浆中存在的各种抗体，其应用场景日益广泛。

一个标准的输血医学实验室常用的仪器主要包括血型仪、血浆解冻箱、标本离心机、斜角式离心机、生物安全柜、移液器、移动紫外车、卡片离心机、孵育器、冰箱、血小板震荡保存箱、采血秤等。本章主要介绍血型仪和血浆解冻箱的发展简史、基本原理及分类、基本结构和临床应用等内容。

✚ 第一节　血型仪

血型仪是一种用于确定人体血型的仪器。血型通常根据红细胞表面的特定抗原来确定，包括 A、B、AB 和 O 型。血型仪能够通过分析血液中这些特定抗原的存在与否，来确定一个人的血型。这对于输血、器官移植和遗传研究等领域非常重要。

一、血型仪的发展简史

1901 年，卡尔·兰德斯坦纳（Karl Landsteiner）发现了 ABO 血型系统，将人类血液分为 A、B、O 三种类型。这一发现奠定了血型研究的基础。20 世纪 30 年代，血型鉴定方法逐渐发展成为标准化的实验室操作流程，血型试剂的制备和使用变得更加精确和可靠。20 世纪 30 年代至 50 年代，随着免疫学的发展，人们开始使用抗体血清进行血型鉴定，这种方法被称为凝集试验。20 世纪 70 年代，随着计算机技术的进步，计算机系统能够更快速、准确地分析和记录血型数据，血型仪逐渐实现了数字化和自动化的发展。21 世纪，现代血型仪已经实现了高度的自动化和智能化。一些血型仪配备了先进的光学设备、自动化操作系统和辅助决策系统，可以快速、精确地进行血型鉴定和血型配对。

2010 年，中国第一台全自动血型分析仪，由爱康公司独家研发生产，命名为 Poseidon 血型分析仪，获得国家二类医疗器械注册证。

二、血型仪的基本原理及分类

血型仪是以微柱凝胶卡为主要检测载体的机器，采用玻璃珠或凝胶为基质的柱凝集技术（column agglutination technology），反应载体由抗原-抗体反应微柱、柱中所含玻璃珠和液体试剂组成。人红细胞表面带有的抗原，在相应的抗体存在的情况下，红细胞会在适宜的反应环境下发生凝集。在离心力作用下，试剂卡中的玻璃珠或凝胶作为分子筛基质，可以将凝集的红细胞阻挡住，而未凝集的红细胞则在离心力作用下穿过玻璃珠空隙，移到微柱的底部，呈现出阴性和阳性的结果。卡式法的仪器成本较高，但对脂血标本的干扰较微孔板法的仪器会小很多。

以微孔板为主要检测载体的仪器，在仪器载板架上放置试验所需的 96 孔微型板后，仪器分别自动吸取试验所需红细胞和血清，并自动加载反应所需的试剂和样本至每个微孔中。加完样后，将微孔板置于恒温孵育箱内孵育，之后直接移入离心机，设定转速离心后振荡。仪器传送装置将微孔板转至机载摄像机，在摄取微孔的凝集图案后，根据凝集强度再进行结果判读。微孔板法受标本溶血和脂血的干扰大且试剂和标本用量大，但相较于卡式法具有成本低和可进行特异性抗原包被预处理、进行更多的临床试验的优点。

三、血型仪的基本结构

1. 主计算机和电源　主计算机是专用于存储数据、通过图形用户界面提供应用程序软件、控制用户界面服务（显示器、键盘、手持条形码扫描仪、打印机）的计算机。

2. 装载站（试剂样本仓）　装载站通常都具有用于试剂的搅拌型转子和用于样本的非搅拌型转子。内转子为搅拌型，有温度控制，有些仪器的试剂仓可以内置磁珠，通过试剂瓶下带有磁性的磁铁驱动试剂瓶内磁珠滚动，以达到和搅拌型转子同样混匀试剂的目的。外转子提供样本、试剂、稀释剂和稀释盘的装载。装载站上瓶中剩余的液体量由移液管探查。

3. 供应抽屉和双用途抽屉　所有未被使用的测试卡均放置在供应抽屉中。双用途抽屉含手动审核架和装载区。当测试为不确定结果，需要进一步分析时，测试卡会被移动至手动审核架。

4. 抓卡臂　抓卡臂负责抓取测试卡并在各模块中移动。在使用前，卡被抓取臂移动至成像系统进行鉴别和质量审核。一旦卡通过鉴别和质量审核，抓卡臂就将卡置入加热式或室温孵育器，在此处卡被穿孔。在移液完成和孵育结束后，抓卡臂将卡移动至离心机中以继续按测试方案处理。一旦离心完成，抓卡臂移动卡至卡成像系统，在此处成像系统捕获卡前后的多幅凝集反应图像。抓卡臂将已用的卡移至废料抽屉或双用途抽屉。

5. 移液管和液路系统　移液管从装载站抽吸并分配样本液体、试剂和稀释剂，在装载站的稀释托盘中制备红细胞悬液和血浆稀释液，并在孵育器内将所需的样本液体、试剂和红细胞悬液或血浆稀释液分配至检测卡的相应柱体内。

6. 孵育器　用于给需要 37 ℃孵育检测的测试卡提供温度环境，并提供测试卡的放置区域用于试剂和样本的加样。

7. 离心机　用于测试卡的离心，目的是通过离心力加速抗原-抗体反应。若是阴性结果，则红细胞在离心力作用下通过凝胶介质聚集在测试孔底部；若是阳性结果，则凝集的细胞无法通过凝胶介质。离心机根据不同品牌的测试卡，转速设置也有不同。离心机有些是梯度离心，即先低速加快抗原-抗体反应，再高速离心将凝集和未凝集的细胞进行分离；有些是恒定转速离心，即以一个恒定转速缓慢地让细胞凝集和分离。

8. 成像系统　用于拍摄每个测试的凝集反应的图像，然后分析这些图像并生成测试结果。在卡被用于测试过程前，成像系统还对所有的卡执行阳性鉴别和质量检查。

血型仪组成概览图如图 7-1 所示。

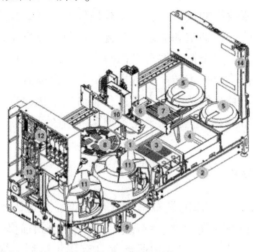

1. 板面；2. 供应抽屉；3. 双用途抽屉；4. 废卡抽屉；5. 离心机；6. 抓卡臂；7. 成像系统；8. 孵育器；9. 液路系统；10. 移液管；11. 装载站；12. 主计算机；13. 电源；14. 外壳。

图 7-1　血型仪组成概览图

四、血型仪的性能参数

1. 自动化　自动血型及配血分析系统可以根据设定的试验内容，由软件自动确定试验所需的试剂及系统需要执行的操作，自动识别试剂的有效日期、位置、剩余量等信息，从而完成自动加样、分配试剂。试验全程自动化包括准确控制反应时间和离心转速、离心时间，客观判读结果，自动保存试验数据，这也使得试验操作更加规范。检验人员只需要根据医嘱在分析系统软件中设定要进行的单项试验或试验组，分析软件会提醒检验人员加载相关试剂盒、试剂，其余操作环节由仪器自动执行。仪器每 6 min 可完成一次 ABO/Rh 定型，每小时可完成 100~150 个样本的 ABO/Rh 定型，可以同时处理 300 个不同样本。

2. 精密度和准确度高　由于试验全程自动化，可以精确控制各环节，减少人为误差，试验结果的精密度明显提高。如 10 μL 移液器容量的精确度可以达到 7%，移液器容量的准确度可以达到±5%，这在手工操作中是难以达到的水平。试验结果用相机记录，无人为干预，试验结果的准确度和客观性也大大提高。

3. 安全性能好　仪器配备多种不同组合的开卡器，以确保每种卡均由专用的开卡器打开，可避免交叉污染；自动取样加试剂、自动处理废液和废弃试剂卡，避免了操作人员与试剂、样品及液体的直接接触，确保操作人员安全，也减少了环境污染。

4. 可检测项目多　一台仪器可以实现所有凝集法原理测试的项目。由于可以同时设定单项试验和组合试验，即一次加样可以同时进行多项试验，这样就提高了试验效率。仪器还具有急诊样本优先检测的功能，急诊样本可以随时插入，优先完成检测。此外，自动血型鉴定仪试剂用量较手工操作少，仅微升级的试剂便可完成试验。

5. 试验结果可长期保存　试验结果数据可随时保存在硬盘中，并可以及时调取，同时将试验结果数据上传至 LIS，便于主管人员复核结果。存储的资料便于备查和用于资料统计分析，有利于输血检测质控和电子配血工作。

五、血型仪的临床应用

1. ABO/Rh 血型检测　检测红细胞表面或血浆中存在的 A、B、O 等抗原或抗体，为输血治疗提供依据。

2. 直接/间接抗人球蛋白试验　直接抗人球蛋白试验（DAT）用于检测患者红细胞表面是否被抗体致敏，并在抗人球蛋白的作用下，发生肉眼可见的凝集反应。这种试验可用于诊断自身免疫性溶血性贫血和药物诱发的溶血性贫血等血液疾病。间接抗人球蛋白试验（IAT）是在血型配对和输血前进行的一种试验。它用于检测受血者血浆中的不规则抗体，以便减少迟发性输血反应的发生率。

3. 滴定法连续稀释　用于抗体效价实验等。细胞试剂种类可支持自定义，也可用于科研。

4. 交叉配血试验　通过将供血者的红细胞与受血者的血浆混合反应及供血者的血浆与受血者的红细胞混合反应，检查是否存在不规则抗体和供、受血者之间是否存在其他血型不相容的情况。

六、血型仪的维护保养

1. 每日保养　每日探针消除污染。
2. 每周保养　液体系统消除污染和泵测试。
3. 每月保养　仪器清洁。
4. 每年保养　更换系统液路容器、更换废液桶、更换移液管、更换仪器风扇、更换稀释阀门和注射器、更换系统管路。
5. 按需保养　包括消除探针污染、更换离心机适配器、成像系统清洁、移液管调节和保养、系统死机准备、生理盐水灌冲液体系统保养、关闭和锁定所有舱门、探针更换、移液量测试、消除液体系统污染、泵测试。

七、血型仪的发展趋势

1. 更高的精确度和准确度　随着技术的进步，全自动血型仪有望提供更高的精确度和准确度。这将通过改进的传感器、更先进的数据分析算法以及更严格的质量控制系统实现。

2. 更快的分析速度　这可以通过优化的样本处理流程、并行化的分析系统以及更高效的硬件和软件来实现。

3. 更广泛的血型和抗体检测　除了传统的 ABO 和 Rh 血型检测外，全自动血型仪可以扩展到检测更多的血型特征，甚至包括基因学检测。

4. 多功能集成　全自动血型仪可能会与其他仪器或系统集成，以实现更多样化的功能。自动化样本处理系统（前处理）、LIS、HIS 等系统的互联，使整个血型分析流程更加流畅和无缝衔接。

5. 数据管理和数字化　全自动血型仪可以集成强大的数据管理系统，允许实时追踪、存储和复核血型分析数据。这有助于质量控制、质量改进和数据驱动的决策。

6. 网络连接和远程监测　全自动血型仪可能支持与医疗机构的网络连接，实现实时数据共享和远程监测。这有助于实验室的合作、厂家远程诊断和及时反馈。

✚ 第二节　血浆解冻箱

血浆及冷沉淀中含有丰富的纤维蛋白原和凝血因子。临床上常用血浆和冷沉淀治疗凝血功能障碍的患者。血浆及冷沉淀须在-20 ℃的条件下保存，在发往临床用于患者的输注治疗前，须由输血科工作人员将其进行 37 ℃融化，因此需要使用快速升温且保持恒定温度的解冻箱以保证血浆成分的质量。

一、血浆解冻箱的基本原理及分类

血浆解冻箱是临床使用血浆类制品数量大且质量要求高的综合医院输血科必备仪器。一般小型医院使用恒温水浴箱融化血浆类制品，也可达到同样的效果。

冰冻血浆解冻箱由加热箱、解冻槽、循环管路、仪器箱等组成。水在加热箱内被加热至设定温度，然后由循环泵送入解冻槽，冰冻血浆放在专用的不锈钢解冻夹中，运用水的流体静压力包住血浆袋，与冰冻血浆袋进行热交换后再循环进加热箱内加热。循环的水流既能加快冰冻血浆与水的热交换，又能使冰冻血浆快速安全地溶解至适合输入人体的温度。由于加热箱与解冻槽相分离，加热管及周围的高温水不会破坏血浆的有效成分。

血浆解冻箱有两种类型：湿式和干式。湿式血浆解冻箱通过水对血浆进行浸泡，但存在水箱难以清洁和消毒的问题，导致水箱中滋生细菌的风险增加。取出血浆袋的操作过程可能会造成污水溅落，污染操作台和周围环境，增加交叉感染的风险。相比之下，干式血浆解冻箱解冻后的血浆袋外表面是干燥的，标识清晰、不脱落。融浆箱内易于清洁和消毒，不易滋生细菌。此外，干式血浆解冻箱内置的水循环系统可以轻微摆动血浆袋，起到摇匀作用，使血浆溶解得更加彻底。在取出血浆袋时，袋外表面和操作台都是干燥和清洁的，周围环境也没有污染，可以有效防止血库内的交叉感染。

二、血浆解冻箱的基本结构

解冻箱由加热水箱、解冻槽、循环管路、进水管、排水管、电器控制箱组成。

1. 加热水箱　水在解冻槽下方的加热水箱中进行加热，确保热源不会直接接触血袋和血制品，保证其安全。当水温达到设定温度时，水会恒温保存在加热水箱中，待需要进行解冻操作时，由循环管路泵入解冻槽，进行恒温水循环。

2. 解冻槽 需解冻血制品放置和解冻的地方。解冻槽通过循环管路对加热水箱内的恒温水进行循环，从而对血制品进行解冻。

3. 循环管路 用于加热水箱和解冻槽之间的恒温水循环。

4. 进水管 可接入自来水或实验室纯水进水管路，实现供给水。没有条件接入进水管的实验室也可以通过循环管路直接在解冻槽进行人工加水。

5. 排水管 排出血浆解冻箱的废水，可直接接入下水管道。

6. 电器控制箱 电器控制箱上的面板可以通过对应按键对整个水浴箱进行程序操作，并通过相关状态指示灯判断仪器当前的状态。

三、血浆解冻箱的性能参数

1. 温度恒定能力 预温后的水接触到大量低温血浆时，温度会迅速下降。为保证血浆溶解质量，须短时间内迅速复温，并保证水温恒定（在设定温度内循环）。

2. 循环水流速度 血浆长时间置于水浴箱中而不加以摇动，会使溶解时间过长，导致纤维蛋白析出。一定的循环水流速度不仅可以加速血浆融化，带走接触到血浆袋表面的冷水，更可以使血浆袋在水箱内轻轻摇动。

3. 水温加热速度 临床用血遵循"绿色通道"管理制度要求，输血科实验室工作人员在收到"绿色通道"用血申请单后，要确保在 20 min 内可以将所申请血液成分发出。因此，若遇加热水箱缺水则必须在短时间内进水并迅速复温，复温时间须小于 10 min。

四、血浆解冻箱的临床应用

1. 融化血制品 融化血浆及冷沉淀等需要冰冻保存的血制品。

2. 预温红细胞 主要针对含有高效价冷自身抗体或冷意外抗体的患者。此类患者如直接输注 4 ℃冰箱保存的低温红细胞，会发生血液凝集，甚至直接导致溶血。利用干式血浆解冻箱给红细胞预温，可以有效避免此类患者输入低温血液导致的免疫反应。

五、血浆解冻箱的维护保养

1. 清洗 清洗的次数可根据用户地区水质的好坏来确定，一般每周 1~2 次，对于使用量大的最好每天清洗。如遇到血制品溶化过程中破损，需要立即清洗。自动清洗次数可根据用户自行调节。

2. 温度校正 用户应定期对水箱温度进行检测，如发现实测温度与显示温度相差 0.5 ℃以上，应对解冻箱进行校正。

六、血浆解冻箱的发展趋势

质量控制是保证医疗准确性和安全性的重要环节。血浆制品解冻过程中，温度或时间控制不当可能导致纤维蛋白析出等问题。人工质控血浆袋可通过内置芯片进行温度传感，并与仪器进行通信。当质控血浆袋内置的芯片检测到血浆已达到预定温度时，即可停止融化。这样既保证了箱内所有血浆的融化，又可防止因融化时间过长导致的纤维蛋白析出。同时，以模拟血浆袋中心温度在最短时间内达到33 ℃以上（不超过37 ℃）为解冻终点，此时解冻后血浆中的凝血因子生物学活性达到最大。

　　将血浆解冻箱每次解冻的开始和结束时间、水温监控数据，每批次血浆质控袋的探头监控温度曲线记录下来并自动传输到科室使用的输血软件或质控软件中，作为溯源的依据。

第八章　临床 X 线成像设备

第一节　X 线成像设备发展史

自德国物理学家伦琴（Wilhelm Conrad Roentgen，1845—1923）在 1895 年发现 X 线以来，X 线成像设备发生了巨大变化。特别是近几十年，随着电子、材料、工艺和计算机等技术的迅速发展，许多新的 X 线成像方式和成像技术被引入，从而使 X 线成像发生了彻底地改头换面，X 线成像的质量也产生了质的飞跃。X 线成像设备是一个包括多学科理论、知识和技术的综合性医疗设备，其发展过程大致可以分以下几个阶段。

一、初始阶段

这个阶段 X 线应用处于试验期，X 线机十分简单。用含气离子管产生 X 线，用蓄电池供电给感应线圈或用大型静电发电机产生供给离子管的电压，把产生的高压用裸线输送给离子 X 线管，无防电击和防散射线措施。因此，X 线图像质量比较差，只能拍摄密度差较大的部位，操作不方便也不安全。

二、实用阶段

由于高真空技术的发展，1913 年第一只高真空热阴极诞生，美国 coolidge 研制成功固定阳极 X 线管，并应用于 X 线发生器。1915 年，高压变压器和高压整流管相继投入使用。使 X 线发生器所产生的 X 线的质（管电压 kV）和量（管电流 mA）均有了很大程度的改善和提高，并不断扩大在医学领域的应用范围。同时，由于电磁学的发展，X 线机的构造步入了电磁部件控制阶段。而且，有了配合摄影、透视、治疗所需的机械结构和辅助设备，从而使 X 线进入了实用阶段。

三、提高完善阶段

1927 年，旋转阳极 X 线管被成功研制出来。由于旋转阳极 X 线管的焦点小，这增加了 X 线发生器的输出功率，改善了 X 线图像质量，为某些运动器官的 X 线检查（如心血管造影）创造了条件。同时，X 线检查设备的结构向更完善、更精密、自动化和多功能方向发展。除主要电路有较大改进和提高外，各种预示电路、稳压电路、保护电路也相继完善。高压发生器普遍使用单相全波整流方式，提高了 X 线管的效率，改善了 X 线输出的质量，高压电缆由裸露式发展为防电击式。机械和辅助设备更坚固，操作更加简便、灵敏。这个时期还研制开发了直线断层成像、荧光摄影和放大摄影等设备。所有 X 线检查设备的 X 线防护有了进一步提高，使 X 线机的应用进入了防电击、防散射、高功率、多功能的时期。

四、影像增强器阶段

20 世纪 50 年代初，出现了影像增强器，随之闭路电视和 X 线机组合成为 X 线电视成像系统，从而改变了 X 线图像的显示方法，出现了 X 线电视透视、电影摄影等新技术、新方法。由此，X 线发生器的主机电路和机械结构都有了改进，各种操作实现了半自动化或自动化。高压发生器广泛采用高压硅堆整流器，连接成 3 相 6 管和 3 相 12 管整流电路，这增强了 X 线发生器的容量。控制电路采用新型电子器件、数字技术、集成电路、自动监视、检测装置和计算机系统等，实现了半自动化或自动化控制以及遥控透视和摄影等。机械结构除更精密和灵活外，出现了悬吊架、"C" 形臂、"U" 形臂，并制造出多轨迹断层床、胃肠检查床、血管造影床、自动换片器、压力注射器、自动准直器等。

由于 X 线电视和遥控的实现，X 线对放射工作者的危害进一步减少，检查者受到的辐射量也有所减少。

五、数字化阶段

20 世纪 80 年代初，计算机 X 线摄影（computed radiography，CR）技术推广应用，90 年代末数字化 X 线摄影（digital radiography，DR）技术以及医学影像存档与通信系统（picture archiving and communication system，PACS）的引入，使 X 线成像特别是普通 X 线摄影数字化成为可能，为全数字化 X 线成像奠定了良好基础，数字化 X 线成像诊断技术将成为主流。相信在不久的将来就会实现全数字化 X 线成像乃至全数字化医院。但国内要使所有医院 X 线成像实现全数字化还有一段相当长的路要走，不过发展是相当迅速的。在短短的几年内，许多大中型医院和较发达地区的中小型医院就很快实现了 X 线成像全数字化，不亚于世界发达国家的发展速度。

平板探测器的问世，不仅使普通 X 线摄影得到了飞跃性的改善和提高，也使心血管 X 线成像方式发生了根本性的改变。其中最主要的是由平板探测器替代了影像增强–电视链，使所获取的原始图像质量大幅提高，同时采取了许多新的图像处理方法与技术，从而使最终的数字 X 线图像质量得到了很大的改善和提升。另外，所需要的 X 线剂量也有了明显的降低，减少了被检者与操作者（特别是介入医师）的辐射剂量。

数字化的实现，特别是 PACS 的推广与应用，使 X 线图像的存储与传输发生了质的变化，不仅存储与查阅方便、操作简单、传送快捷、便于教学和远程会诊等，为数字化医院创造了先决条件，而且也大大减少了人力和物力，为放射科乃至医院带来了前所未有的便利和先进性。

✚ 第二节　X 线成像原理

在了解发展史以后，我们才真正走进了医学影像设备。接下来在阐述 X 线成像原理前，要了解 X 线具有可穿透性、吸收性、荧光效应和感光效应等特性，正因为 X 线的上述特性，其才可以成像。

一、CR 成像原理

在 CR 成像系统中，成像板（imaging plate，IP）作为接收部件替代了常规 X 线摄影用的胶片，成为影像记录的载体。成像板上涂有一层光激励荧光体（PSP），具有光激励发光（PSL）的特性。许多化合物具有这种特性，但具有 X 线摄影所需要特性的化合物却为数不多。最接近 X 线摄影要求的化合物是"碱土卤化物"，如 $BaFBr：Eu^{2+}$，$BaF（BrI）：Eu^{2+}$，$BaSrFBr：Eu^{2+}$。微量的 Eu^{2+} 混杂物加在光激励荧光体中，可改变它的结构和物理特性。微量的混杂物，也叫作活化剂，替代了晶体中的碱土，形成了发光中心。

曝光后成像板中的光激励荧光体，由于吸收 X 线而发生电离，在光激励荧光体的晶体中产生电子/空穴对。一个电子/空穴对将一个 Eu^{2+} 跃迁到激发态 Eu^{3+}，以俘获电子的形式存储的能量形成潜影。也就是说，光激励荧光体的晶体结构中存储的是吸收的 X 线能量，所以有时称作"存储"荧光体。当 Eu^{3+} 在适当波长的附加可见光能量的激励下，再返回基态 Eu^{2+} 时，会将俘获的能量以可见光的方式释放出来。

曝光后的成像板在读取装置内，经过用低能量高度聚焦和放大的红色激光扫描，一种较高能量、低强度的蓝色光激励发光（PSL）信号被释放出，它的强度与接收器中吸收的 X 线光子的数量成正比。蓝色的光激励发光（PSL）信号从红色激光中分离，导入一个或多个光电倍增管中。

最常用的激光是 HeNe（$\lambda = 633$ nm）激光和二极管（$\lambda = 680$ nm）激光，光激励发光的波长范围为 390~490 nm，恰好与光电倍增管（PMT）光电阴极探测敏感度的波长（400 nm）相匹配。光电倍增管将接收到的光信号转换成电信号，电信号经过增幅，输入模数转换器转换成数字信号，通过采样和量化，以数字影像矩阵的方式存储。

对采集到的原始数据影像进行分析，确定有用影像的相关区域，按照用户选择的解剖部位程序将物体对比度转换成模仿模拟胶片的灰阶影像。最后，重建出影像在显示器上显示或打印出照片影像。

影像读取过程完成后，IP 中的影像数据可通过施加强光照射来消除，这就使得 IP 可以重复使用。

二、数字合成体层成像原理

在计算机断层成像（CT）问世之前，体层摄影是唯一能提供人体层面图像的 X 线检查方法。体层摄影术历经了普通 X 线胶片体层技术、数字 X 线体层技术和数字合成体层技术阶段，其中数字合成体层技术可以通过一次扫描获得检查区域内任意体层深度的多层面、高清晰度体层图像。

在普通 X 线摄影中，要得到被照体的清晰影像，必须在曝光过程中使 X 线管、被照体和接受介质保持严格固定，以上有一个因素产生晃动影像就会模糊。体层摄影就利用了这一基本原理，使指定层在曝光中与 X 线管、接受介质保持相对静止关系，所以能够获得清晰影像。指定层外组织与 X 线管、接受介质做相对运动，因此其影像模糊。

与传统几何体层摄影原理相似，摄影时 X 线管与平板探测器沿检查床长轴做同步、反向的平行运动。在运动过程中，X 线管受脉冲控制进行曝光，脉冲每曝光一次，平板探测器就采集一次投影图像数据。于是，整个照射角内，平板探测器在不同位置上得到了多角度投照，几十次的单个投影图像数据被快速采集。然后计算机将这几十次投影图像数据按序叠加在一起。有些公司的设备在数字合成体层摄影时，平板探测器固定在一个位置，不与 X 线管做同步/反向的平行运动，但在 X 线曝光时机械运动装置驱动 X 线管组件在一定倾角范围连续运动，这样也可以获得不同角度的数字化图像数据。

无论 X 线管处在哪个位置照射，中心线倾斜都会造成聚焦层面上下不同高度的组织结构具有不同的投影位置。也就是说，只有位于聚焦（支点）平面上组织的投影在系列单个采集图像中的位置不变，而位于聚焦面上、下不同高度的组织结构投影，在各采集图像中像素的位置发生偏移。距聚焦面越远，偏移距离越大，但同一平面中的像素偏移距离相同。计算机在对各角度投影数据叠加的同时，对各角度投影的像素进行位移，就重建出体层面图像。改变像素的位移量，可以获得不同层面的图像。

三、乳腺摄影的原理和特性

（一）乳腺的结构特点

人体的组织结构可用四种主要物质来表示，即气体、脂肪、肌肉和骨。气体密度最低，骨密度最高，脂肪和肌肉介于两者之间。乳腺的大体解剖，包括乳头、乳晕、乳腺叶、输乳管及乳房悬韧带等，全部为软组织结构，彼此密度十分近似，缺乏天然对比。为了增加其对 X 线的吸收差异，获得对比度良好的乳腺结构影像，必须选择低千伏 X 线摄影技术。

（二）乳腺的摄影原理

乳腺 X 线摄影使用钼靶 X 线机，X 线管阳极靶面由钼（Mo）制成，可产生软 X 射线。其机架结构按乳腺生理特征设计。乳腺摄影机的管电压调节范围为 20~40 kV。当管电压在 35 kV 左右时，钼能产生 K 系特征辐射（标识辐射）。K 系特征辐射的平均能量为 20 keV，20 keV 的电子能量跃迁时所释放的 X 线波长为 0.063 nm，恰好在软组织摄影所获得 X 线对比度最大的理想波长范围之内。K 系特征辐射是钼靶产生全部辐射的最强部分，即钼靶 X 线管产生的 X 线能谱中的两个峰值部分，范围较窄，波长恒定，单色性强，适宜乳腺摄影。乳腺 DR 成像设备中目前使用最多的是非晶硅和非晶硒两种平板探测器。

✚ 第三节　普通医用 X 线成像设备

普通 X 线成像设备是医院的基础影像设备，具有拍照、透视和造影功能，是诊断疾病的常用工具。但 X 线成像设备的使用不局限于医院，如安检 X 线设备广泛应用于火车站和机场的安全检查等，工业 X 线设备用于工业部门无损检测各种工业元件。

一、医用 X 线机的基本结构和分类

（一）基本结构

医用 X 线机分为诊断用 X 线机和治疗用 X 线机两大类。诊断用 X 线机的基本结构由 X 线发生装置和外部装置两大部分组成。X 线发生装置也称为主机，由 X 线管装置、高压发生装置、控制装置构成，其主要任务是产生 X 线并控制 X 线的穿透能力和曝光时间。外部装置是根据临床检查的需要而装配的各种机械装置和辅助装置。

（二）分类

X 线机按最大输出功率、高压变压器工作频率、应用范围等可分为多种类型。

1. **按最大输出功率分类**　指按 X 线管的标称功率分类，如 10 kW、20 kW、30 kW、50 kW、80 kW 等。在我国，常以 X 线管允许通过的最大管电流来分类，如 10 mA、30 mA、50 mA、100 mA、200 mA、300 mA、500 mA、800 mA 等。

（1）小型：管电流小于 200 mA、最高管电压在 90~100 kV 之间（不含 100 kV）。

（2）中型：管电流在 200~500 mA、最高管电压在 100~125 kV 之间（不含 125 kV）。

（3）大型：管电流大于 500 mA、最高管电压在 125~150 kV 之间。这类 X 线机多配有两个或两个以上的旋转阳极 X 线管；在外部装置方面，多数配有 X-TV[①]、摄影床和诊视床。整机结构复杂，输出功率较大，使用范围广，可一机多用。

2. **按高压变压器工作频率分类**　诊断用 X 线机按高压变压器工作频率的高低可分为工频 X 线机、中频 X 线机和高频 X 线机三种。通常把高压变压器工作频率等于供电电源频率（50 Hz 或 60 Hz）的 X 线机称为工频 X 线机，把工作频率在 400 Hz~20 kHz 范围内的称为中频 X 线机，把工作频率在 20 kHz 以上的称为高频 X 线机。中频 X 线机和高频 X 线机都采用了直流逆变技术，也称为逆变 X 线机。

3. **按应用范围分类**　可分为综合型和专用型两类。

（1）综合型：此类 X 线机具有透视、摄影或特殊检查等多种功能，适合对患者各部位做多种疾患的 X 线检查，是小、中型医院普遍使用的 X 线机。

（2）专用型：此类 X 线机是专为临床诊断工作特殊需要或适应某些专科疾患的检查而设计的，并配有各种专用的外部装置，如乳腺摄影 X 线机、牙科 X 线机、口腔全景 X 线机、手术 X 线机等。

二、X 线管发生装置

X 线管发生装置主要由主控装置、X 线球管、高压发生装置和辅助装置构成。X 线管又分固定阳极 X 线管、旋转阳极 X 线管和特殊 X 线管。

（一）固定阳极 X 线管

1. **结构**　固定阳极 X 线管主要由阳极、阴极和玻璃管壳等三部分组成。

（1）阳极：固定 X 线管的阳极由阳极头、阳极柄、阳极帽和玻璃圈四部分组成。

---

① 透视成像。

阳极的作用：① 阻挡高速运动的电子流产生 X 线，同时将曝光时产生的热量辐射传导出去。② 吸收二次电子和散乱射线。

（2）阴极：其作用是发射电子并使电子流聚焦。阴极主要由灯丝、集射罩、阴极套和玻璃芯柱等四部分组成。其中，灯丝由钨制成，其作用是辐射热电子。诊断用 X 线管的灯丝都绕成小螺丝管状。

（3）玻璃壳：又称为管壳。其作用是固定阴极、阳极，并保持管内真空度。

固定阳极 X 线管的主要缺点是焦点尺寸大、瞬间负载功率小，优点是结构简单、价格低。其在小型 X 线发生装置中仍被采用。

2. X 线管的焦点　在 X 线成像系统中，对 X 线成像质量影响最大的因素之一就是 X 线管的焦点。

（1）实际焦点：它是指灯丝辐射的热电子经聚焦后在靶面上的瞬间轰击面积，呈细长方形。其大小（一般指宽度），主要取决于聚焦罩的形状、宽度和深度。

（2）有效焦点：它是实际焦点在 X 线投照方向上的投影。实际焦点在垂直于 X 线管长轴方向的投影，称为标称焦点；X 线管特性参数表中标注的焦点为标称焦点。有效焦点的标称值为一无量纲的数值，但目前仍用习惯标注法，如 2.0 mm×2.0 mm 或 1.0 mm×1.0 mm 等。

有效焦点与实际焦点之间的关系：设实际焦点宽度为 a，长度为 b，则投影后的长度为 $b×\sin\theta$。如宽度不变，则有效焦点 = 实际焦点×$\sin\theta$。当投照方向与 X 线管长轴垂直时，θ 角称为靶角或阳极倾角。其数值一般为 7°~20°。

X 线成像时，为减小几何模糊而获得清晰的影像，要求有效焦点越小越好。减小有效焦点面积可通过减小靶角来实现。但如靶角太小，由于 X 线辐射强度分布的变化，投照方向的 X 线量将大量减少。所以靶角要合适，一般固定阳极 X 线管的靶角为 15°~20°。也可以通过减小实际焦点面积来减小有效焦点面积，但实际焦点面积减小后，X 线管的容量将随之减小。有效焦点越小，影像清晰度就越高。有效焦点越大，几何模糊越明显，影像清晰度越低。减小有效焦点，势必减小实际焦点，X 线管的功率随之减小，曝光时间须相应增加，这将会引起部分图像的运动模糊。可见，减小焦点面积以减小几何模糊、改善影像清晰度和增大 X 线管的功率以缩短曝光时间、减小运动模糊是相互关联的。

（3）焦点方位性：由于 X 线呈锥形辐射，所以在照射野不同投影上的有效焦点不同，而且若投影方向偏离管轴线和电子入射方向组成的平面，有效焦点的形状还会出现失真。因此，使用时应注意保持实际焦点中心、X 线输出窗中心与投影中心三点一线，即 X 线中心线应对准影像中心。

（二）旋转阳极 X 线管

旋转阳极 X 线管较好地解决了提高功率和缩小焦点之间的矛盾。它的主要组成部分同固定阳极 X 线管，由阳极、阴极和玻璃壳三部分组成。旋转阳极 X 线管的最大优点是瞬间负载功率大、焦点小。旋转阳极 X 线管与固定阳极 X 线管相比，除了阳极结构有明显不同外，其余相差不大。旋转阳极 X 线管的阳极由靶面、转子、转轴和轴承等组成。旋转阳极 X 线管结构示意图如图 8-1 所示。

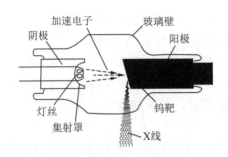

图 8-1　旋转阳极 X 线管结构示意图

1. **靶盘与靶面**　靶盘为直径 70 ~ 150 mm 的单凸状圆盘，中心固定在转轴（钼杆）上，转轴的另一端与转子相连。靶角在 6° ~ 17.5° 之间。

靶面和靶盘的材料：

（1）靶面和靶盘由纯钨制成，靶面使用不久就会出现表面龟裂、粗糙现象，致使 X 线管产生 X 线能力下降。

（2）用铼钨合金做靶面，钼或石墨做靶基，制成钼基铼钨合金复合靶或石墨基铼钨合金复合靶。

铼钨合金复合靶靶面晶粒细致，龟裂、粗糙情况减轻，且靶体重量轻、热容量大，可有效提高 X 线管连续负荷能力，使 X 线管达到 50 kW 的大功率和 1.0 mm×1.0 mm 的小焦点。

2. **转子**　由无氧铜做成，通过钼杆与靶盘和靶面连为一体。转子转动时，靶盘和靶面随之转动。其表面黑化，以提高热辐射能力。

X 线管工作时，在阳极靶面旋转到达一定转速后进行曝光。曝光结束后，启动电机断电，转子因惯性将有较长的静转时间（从切断启动电机定子电源开始到转子停止转动所用的时间），静转时间一般为数分钟至几十分钟。静转是无用的空转，制造噪声且磨损轴承，因此有必要在曝光结束后，即对旋转阳极进行制动，这样可减少噪声、延长轴承的寿命，进而延长 X 线管的使用寿命。

阳极制动方式：直流电机的制动有机械制动、反接制动、再生制动和能耗制动四种。

（1）机械制动：就是抱闸，一般为电动的抱闸。

（2）反接制动：切断正向电源后，立即加上反向电源，使电动机快速停止。当电动机速度降到临界值时，装在电动机轴上的"反接继电器"立即发出信号，切断反向电源，防止电动机真的反转。

（3）再生制动：亦称反馈制动，把电动机转成发电机使用，把电动机的动能转成电能，把电储备起来或通过电网送走。再生制动一般只有 30% 的动能可再生使用，其余的动能也转换成热能散发出去。

（4）能耗制动：把电动机的动能经过能耗电阻转换为热能散发出去。

3. **轴承与轴承的润滑**　轴承由耐热合金钢制成，可以承受较高的工作温度（约 400 ℃）。为避免过多的热量传导到轴承，把阳极端的转轴外径做得较细或用管状钼杆，以减少热传导，少量由阳极靶面传导过来的热量则大部分通过转子表面辐射出去。轴承的润滑剂都采用固体润滑材料，如二硫化钼、银、铅等。

旋转阳极 X 线管与固定阳极 X 线管的散热方式不同，靶面受高速运动的电子流轰击所产生的巨大能量主要依靠热辐射进行散热，散热效率低，连续负荷后阳极产生的热量急剧增加，靶盘温度不断上升。为防止由此造成的 X 线管损坏，有些 X 线机的 X 线管装置内设有温度限制保护装置，对 X 线管给予相应的保护。

（三）特殊 X 线管

金属陶瓷大功率 X 线管，当需要短时间曝光并承受大负载时，可使用大功率 X 线管。用硬质玻璃制成的固定阳极 X 线管与旋转阳极 X 线管，在进行连续大功率摄影时，往往因玻璃壁被击穿而损坏。这是由于新 X 线管的玻璃壳是绝缘体，阳极靶反弹和释放出来的次级电子有相当一部分轰击到玻璃壳并附着其上，附着其上的电子不会立即全部消失，这将阻碍后来的电子附着到玻璃壳上，使玻璃壁免受大量高速电子轰击和侵蚀。但随着 X 线管使用时间的增长，灯丝蒸发和阳极靶面龟裂边缘处的钨蒸发，会使玻璃壳内壁附着一层金属钨的沉积物，沉积层与阳极相连形成第二阳极，致使一部分高速运动的电子轰击玻璃壳使其侵蚀，最终导致玻璃壳击穿，X 线管损坏。

✛ 第四节　计算机 X 线摄影设备

计算机 X 线摄影技术也被称为光激励存储磷光体（photo stimulable storage phosphor, PSP）成像，是一种比较成熟的数字化 X 线摄影技术。在临床上利用 PSP 的 X 射线成像设备有多种叫法，如计算机 X 线摄影、存储磷光成像（storage phosphor imaging）、数字存储磷光成像（digital storage phosphor imaging）和数字发光 X 射线摄影（digital luminescence radiography）。最通用的一种叫法为计算机 X 线摄影（CR）。

一、CR 的简介

计算机 X 线摄影是以可记录并由激光读出 X 线影像信息的 IP 为载体，经 X 线曝光及信息读出处理，形成数字影像的一种摄影技术。CR 在 20 世纪 80 年代初开始应用于医学临床，实现了普通 X 线摄影的数字化，是普通 X 线摄影方式的一次革命。进入 21 世纪之后，CR 开始应用于国内小动物临床兽医学，经过最近几年的发展，正逐渐成为国内小动物临床兽医学的主流设备。

二、CR 的原理与流程

（一）CR 的基本原理

数字 X 线成像是指 X 线穿透被照体之后形成的 X 线信息影像以数字图像的形式呈现，在后处理、存储和传输方面较传统 X 线成像有着独特的优势。目前，医院中数字 X 射线成像主要是使用 CR 和 DR 设备。

CR 系统由 IP、CR 阅读器、图像采集、影像后处理工作站和存储装置等组成。CR 系统所用的 X 线机与传统的 X 线机相同。IP 是 CR 系统的关键元件，是采集 X 线信息的介质，相当于传统屏-片 X 线摄影的屏片组合，以潜影的形式记录 X 线图像。IP 由保护层、荧光层、支持层（基板）和背衬层（背面保护层）组成。CR 的摄影方式与传统暗盒的屏-片系统相似，只是用一种特殊的介质取代了传统的胶片，把这种特殊的介质封闭于一个避光的暗盒内，这样的盒子称为成像板，IP 是 CR 设备形成影像的核心部件。

IP 的组成包括以下结构。① 表面保护层：由一层薄的聚酯类纤维组成，作用是保护荧光层不受外界温度、湿度的影响，防止荧光层损伤。② 光激励发光（PSL）物质层：其内的荧光物质可将第一次被 X 线激发的信息记录下来，再次受激光照射时释放出与初次激发所接受信息相对应的荧光，这种现象称为光激励发光（photo-stimulated luminescence，PSL），这种物质称为光激励发光物质。IP 的荧光层采用含有微量二价铕离子的氟卤化钡晶体作为发光物质。③ 基板：由聚酯纤维制成，作用是保护荧光层不受外力损伤。④ 背面保护层：材料与表面保护层相同，作用是避免 IP 在使用中的摩擦损伤。

经人体后的 X 线直接投入 IP，IP 的 PSP 晶体结构"陷井"中储存了吸收的 X 射线能量，形成一幅电子空穴对分布的潜像（第 1 次激励或激发）；再将 IP 放入影像读取器或影像阅读器中，通过激光扫描使存储在 IP 荧光体中的能量以高能量、低强度的蓝色 PSL 信号释出（第 2 次激励）；最后用光电倍增管或 CCD 将光信号转换成电信号，再经模/数转换后输入计算机处理，获取高质量的数字 X 射线图像。IP 被扫描后，再利用强白光对残存的潜影进行彻底擦除，以备下次循环使用。

CR 阅读器可以自动从放置在读取通道内的 IP 暗盒中取出 IP，并通过激光扫描获取 IP 记录的被检体信息后重建数字影像，经简单的影像处理后向影像后处理工作站输出影像数据。CR 阅读器在获取 IP 信息后再对 IP 进行擦除处理，以便 IP 可以被重复使用。

CR 阅读器的激光扫描有点激光扫描和线激光扫描两种。目前所用的 CR 扫描器大都采用点激光扫描，其存在两个缺点：一是点扫描装置由离散的部件组成，不能集成为紧凑的扫描头，导致制成的 CR 阅读器相对较大；二是点扫描装置受制于 IP 光激励发光信号的衰减常数，扫描缓慢。但对成像质量而言，二者无明显差别，线激光扫描装置相当于或稍好于点激光扫描装置。

影像后处理工作站具有影像处理软件，提供不同解剖成像部位的多种预设影像处理模式，实现影像的最优化处理和显示，并进行影像数据的存储和传输。同时，可以对数字影像做各种相关的后处理。

（二）影像处理的运行原理

经 CR 系统各种特定的处理后，获得质量优良的影像，若干环节共同参与影像的处理并决定影像的质量，这些环节被归纳为四象限理论。

1. 第一象限：影像信息的采集　由于 IP 的光发射寿命期为 0.8 μs，所以要求 CR 系统在很短的时间内，以很高的速度读取大面积的影像信息，而不产生重叠干扰，从而满足诊断要求。

该象限表示 IP 的固有特性，即 X 线辐射剂量与激光束激发的 PSL 强度之间的关系。二者之间超过 $1:10^4$ 的范围，该线性关系使 CR 系统具有较高的灵敏度和较宽的动态范围。

2. 第二象限：影像信息的读取 要将存贮在 IP（PSL 物质内）的影像信息转换成数字信息需要使用激光扫描读出装置，经光电倍增管转换，相应较弱的电信号被放大，再由模数转换器转化成数字信号。

该象限表示输入到影像读出装置（image reader device，IRD）的信号和从 IRD 输出的信号之间的关系。IRD 的作用是建立一个自动设定每幅影像敏感性范围的机制，根据在 IP 上的成像信息（X 线剂量和动态范围）来确定读出的条件。

3. 第三象限：影像信息的处理 显示了影像的增强处理功能（调谐处理、空间频率处理和减影处理），它使影像能够达到最佳的显示，以求最大限度满足临床诊断需求。

4. 第四象限：影像的再现 表示影像记录装置（image controller，IRC），（数学）影像信号重新被转化为光信号以获得 X 线照片。IRC 对 CR 系统使用的胶片特性曲线自动实施补偿，以便使曝光曲线的影像密度呈线性。与普通摄影不同，CR 系统的特性曲线可依据 X 线剂量和成像范围自动改变。

存储装置在 CR 系统内，CR 读取后并经后处理储存的图像暂存于计算机内存中。无论是要释放计算机内存还是要长期保存图像，都必须对处理好的影像进行存储备份。

影像存储备份分硬备份和软备份两种方式。硬备份是指将处理好的图像通过激光打印机打印成胶片备份，交由患者或患病动物主人留存；软备份是目前医院主要使用的备份方式，采用光盘、磁光盘和磁盘阵列等方式将影像储存起来，可做病例的长期记录，其数据信息不易丢失、占据空间少、检索查询方便快捷。随着计算机技术的发展，刻录产品与光储介质的成本大幅下降，甚至远低于激光打印机成本，所以很多动物医院给动物主人的留存备份也为软备份，即用光盘取代胶片，实现了影像病例的电子化存储。

（三）CR 流程

1. 登记 接收 X 线检查申请单，输入被检物 X 线摄影要求等信息。

2. 信息采集 准备 IP，按要求正确摆位并标注体位；设置 X 线摄影条件进行曝光。

该过程与传统屏-片 X 线摄影过程相同。CR 虽然具有较大的宽容度（1∶10 000），但 CR 的后处理调节不能完全替代摄影条件的选择。就 IP 曝光剂量而言，CR 系统使用初期需要的电流（mA）比屏-片组合稍高，在使用半年后才会逐渐降低。虽然 CR 系统 X 线摄影可降低 X 线剂量，但为了降低图像噪声，尤其是自然对比差的部位，要适当增加曝光剂量。

3. 信息转换 IP 经 CR 阅读器读取生成原始图像，并经强光照射擦除潜影供再次使用。原始图像经简单处理后，发送至影像后处理工作站。

CR 系统在进行读取时能把 IP 潜影变成具有理想密度和对比度的可见影像，实现这种功能的装置是曝光数据识别器（EDR）。IP 的光激励信号强度与获得的影像输出信号之间的关系由 EDR 设定的阅读条件决定。阅读条件是以临床医生多年对各部位优秀照片密度阅读经验为依据而人为设定的，目的在于提高照片密度的稳定性。若摄影时曝光量不足或过高，读取时会进行自动调整，尽量向预想设定的最佳密度和对比度影像靠近。所以，阅读条件的出厂设置是否符合临床实践要求非常重要。

屏-片组合的规格最大为 35 cm×43 cm（14 inch×17 inch），多数的单一投照部位都达不到该范围。CR 的阅读条件是按照单一部位设定的，多部位共同投照时无法有针对性地进行阅读，所以使用 CR 后，要严格按照 CR 系统设定的阅读部位投照。

4. 影像处理 在后处理工作站采用影像处理技术对影像实施处理，优化影像质量。CR 图像的后处理包括窗宽窗位、锐化与平滑、对比度增强、黑白反转、感兴趣区定量估值（各种测量和图像局部放大与旋转）。一般说来，以上这些图像处理程序均已预先设定在机器内，简单操作就可应用其功能。使用者了解了图像处理的各种功能，可根据需要来合理地选用，这将会给图像分析带来方便。

CR 后处理工作站发至各诊断终端的图像是 DICOM 格式的，每张图像约 10~20 MB 大小，所以配有独立的影像储存与传输系统（PACS）。有些医院不用 PACS，将 CR 影像转换为 jpg 格式传输与储存，这种形式只能进行图片的简单处理与查看，因其会造成图像信息的部分丢失，从而严重限制远程诊断的能力，无法完全发挥数字影像的优势。

5. 影像存储 CR 图像先保存在计算机内存中，要定期（每季度或半年）对影像进行打包存储备份，既释放计算机内存，又保证病例信息的安全性。

三、CR 的优点和缺点

优点：IP 替代胶片可重复使用；可使用原有 X 线机；宽容度大，对曝光条件依赖性小，避免因曝光条件问题而重复拍片，减少了辐射；对比度分辨力高；具备多种后处理功能；数字化成像便于网络传输，实现远程会诊；便于电子病例的图像储存；环保无污染。

缺点：时间分辨力差，不能满足动态器官和结构的显示；空间分辨力不如常规 X 线照片。

第五节 数字化 X 线摄影设备

数字化 X 线摄影（DR）是一个广义的名词，涵盖了医学数字 X 线摄影的全部，如 CR、数字乳腺摄影、数字胃肠道造影、CT 等。狭义的概念是指普通的数字化 X 线摄影。

DR 是在 CR 的基础上发展起来的一种高度集成化和数字化的 X 线摄影设备。X 线透过人体后，经过 X 线探测器采集和计算机系统处理，可在数秒内快速形成 X 线摄影。

一、DR 的基本特点与分类

（一）DR 的分类

1. 按曝光方式分类 DR 按曝光方式分为面成像技术和线扫描成像技术，这两种技术的主要差别是在探测器采集方式上有所不同。

（1）面曝光成像方式：面成像技术的主要特点是探测器的设计采用大面积的面阵探测器，也称为平板探测器（flat plane detector，FPD）。面成像技术的另一特点是在 X 线曝光的瞬间，一次性地同时采集到被检人体区域信息。目前，使用面成像方式的探测器包含非晶硅、非晶硒平板探测器、CCD 探测器三种。

（2）线曝光成像方式：线扫描成像技术采用线阵成像的方法。X 线曝光时，X 线照射野呈扇形方式垂直于人体，并沿人体长轴方向，以匀速扫描方式通过人体检查区域。

线阵探测器与 X 线管同步移动，透过人体的 X 线按照时间顺序连续不断地被线阵探测器采集，然后经过数字转换和处理，传送到计算机进行数据重建，形成数字化 X 线图像。目前，使用线曝光方式的探测器主要有多丝正比电离室气体探测器、闪烁晶体/光电二极管线阵探测器和固态半导体/CMOS 线阵探测器。

2. 按能量转换方式分类 DR 系统最常用的分类方法是按照 X 线探测器能量转换的方式进行分类，主要有直接转换方式和间接转换方式两种。

（1）直接转换方式：直接数字 X 线摄影是光导半导体材料采集到 X 线光子后，直接将 X 线强度分布转换为可测量的电信号。目前常用的光导半导体材料为非晶硒、碘化铅、碘化汞、碲砷镉、溴化铊、碲化镉和碲锌镉。目前主要使用的为非晶硒平板探测器和碲化镉/碲锌镉线阵探测器。

（2）间接转换方式：间接数字 X 线摄影先由某种闪烁发光晶体物质吸收 X 线光子能量后，以可见荧光的形式将能量释放出来，经空间电路传递，由发光二极管采集，转换后获得可测量的电信号。其发光晶体物质主要有碘化铯和氧化钆。间接转换方式已经用在 X 线探测器上的主要有非晶硅平板探测器、电荷耦合器件探测器、互补型金属氧化物半导体探测器等。

（二）DR 设备的基本构成

DR 设备是一种高度集成化的成像设备。组件主要包括 5 个相对独立的单元，即 X 线发生单元、X 线采集单元、摄影架/床单元、信息图像/处理单元。下面主要介绍 X 线发生单元和 X 线采集单元。

1. X 线发生单元 DR 的 X 线发生单元是传统 X 线机的延续，由于 X 线探测器提高了 X 线利用率，DR 所采用的 X 线发生器的功率可适当降低。

2. X 线采集单元 X 线探测器是数字化 X 线机的核心部件。在目前临床使用的 DR 设备中，不同类型的 X 线探测器采用不同的工作原理，负责完成 X 线信息采集、能量转换、量化，信息传输等成像过程。

（1）非晶硅平板探测器：非晶硅平板探测器有两种基本类型，一种是以碘化铯晶体材料作为 X 线转换介质，另一种是以硫氧化钆作为 X 线能量转换介质。探测器由 X 线接收器、命令处理器和外接电源组成。

探测器的结构从上到下有 6 层：

① 保护层：以铝板或碳板为上层面板，起到固定和保护的作用。

② 反射层：反射层是一层白色的反光膜，作用是保证可见光在晶体内形成全反射，以减少光能损失，提高 X 线利用率。

③ 闪烁晶体层：CsI 闪烁晶体层的厚度为 $400\sim500$ μm，其输出开口的界面紧密地覆盖在微电极板表面。CsI 闪烁晶体层的作用是吸收 X 线并将 X 线能量转换为荧光。

④ 探测元阵列层：根据使用需要，制作成不同面积的非晶硅光电二极管像素矩阵，矩阵上的每个光电二极管与薄晶体管（TFT）原件作为一个像素单元。探测器阵列的作用是捕获可见荧光并转换为电信号。

⑤ 信号处理电路层：采集信号读出电路由放大器、多路模数（A/D）转换器和相应控制电路等组成。信号处理电路读出每个像素产生的电信号，并量化为数字信号，传

送到计算机进行处理。

⑥ 支撑层：玻璃板基板为支撑层，起支撑和保护作用。

（2）非晶硒平板探测器：非晶硒平板探测器与非晶硅平板探测器一样也为多层结构，所不同的是非晶硒平板探测器没有荧光转换层。它的 X 线交互层是由光导半导体（photo-conductor）材料构成的，目前常用的材料有非晶硒（a-Se）、碲砷镉（CeZnTe）、碘化铅（PbI）和碘化汞（HgI），已经商品化的探测器都采用非晶硒材料。利用光导半导体材料俘获入射的 X 线光子，直接将接收到的 X 线转换成电信号，再由二维排列的薄膜晶体管（TFT）阵列将产生的电信号读出，即可获得数字化的 X 线影像。这种工作方式的最大优点是完全克服了在非直接转换 DR 探测器中由增感屏或闪烁体中的光线散射造成的图像模糊效应，即有非常高的空间分辨率。

（3）CCD 型 X 线探测器：CCD 是一种模拟信号累积型图像传感器，其基本结构是 MOS 光敏元阵列和读出移位寄存器。采用 CCD 器件作为 DR 探测器，其组件由大面积 CsI 晶体平板、反射镜面/透镜、定焦镜头、CCD 芯片和相应配套的电子线路等构成。目前，CCD 型 DR 主要有多块 CCD 和单块 CCD 两种探测器。

摄影架/床单元摄影架依其机械结构类型有岛屿式、天吊（悬吊）式、"U" 形臂式、"C" 形臂式等，每一种类型都赋予了特定的空间运动自由度。

根据临床使用特点和用途，DR 摄影架常有多种组合模式：立柱式 X 线管组件支架+立柱式；悬吊式 X 线管组件支架+立柱式；悬吊式 X 线管组件支架+可升降浮动平床+立柱式；组合可旋转 "U" 形臂，单悬吊式 X 线管组件支架+可移动支撑立柱+专用可升降浮动平床；双悬吊支架+专用可升降的浮动平床等。

探测器与摄影架存在两种组合模式，可为固定式，也可为移动式（有线方式和无线方式）。

信息/图像处理单元是一个数字处理终端，具有获取患者信息、显示图像、处理图像、发送图像、存储图像、胶片打印、质量控制等功能。

（三）DR 的优点和缺点

1. 优点

（1）工作流程快：X 线曝光后几秒即可显示出数字化 X 线图像，整个摄影流程在 15~20 s 甚至更短时间内完成，且探测器工作性能稳定，适合大流通量检查。

（2）信号损失少：X 线直接转变为电信号，减少了中间环节；且 X 线曝光时间一般仅为数毫秒，与普通屏/片摄影系统相比，其伪影几乎可以忽略不计。

（3）图像失真小：平板探测器覆盖野大（43 cm×35 cm 或 43 cm×43 cm），照射野与信息采集野比值为 1∶1，影像区域没有光学缩微造成的几何失真，图像的空间位置真实。

（4）辐射剂量低：平板探测器具有高量子探测效率，需要的摄影条件低，对患者是一种保护。

（5）图像动态范围宽：图像具有 12 bit 以上灰阶深度，宽动态范围为各种图像后处理技术奠定了基础，特别是对低剂量的 X 线的探测能力，对病变的早期诊断有重要的临床意义。

（6）可动态观察：高帧速即快速的图像刷新能力使平板探测器可以达到 5 f/s 以上

的采集速率，为图像的动态采集（如平板 DSA）提供了保证。

2. 缺点

（1）对环境条件（温度、湿度）要求较高，容易造成不可逆的损坏，且损坏的探测器不容易维修，维护成本高。

（2）信号有丢失，探测器填充系数不高，资料显示有 10%~40% 的原始信息丢失。有的探测器为拼板式（不完整的 CsI 层），板拼接处有信号丢失。

（3）高频信号采集能力较差。

（4）探测器暴露在 X 线下，抗射线损坏的能力较差。

二、平板探测器

（一）直接转换式平板探测器

1. 概念　直接转换式平板探测器的名称中有两层含义：一是直接转换，指该探测器利用的光导半导体材料是非晶硒，非晶硒俘获入射的 X 线光子后，直接将接收到的 X 线光子转换成电信号，故称其为直接转换。二是平板，指探测器的单元阵列采用的是薄膜晶体管（TFT）技术，制成的探测器外形类似平板状。所以这种探测器称为直接转换式平板探测器。

多丝正比电离室探测器虽属直接转换式，但其结构非板形，是一种狭缝扫描装置，不属于平板探测器。

2. 工作原理　透过被照体的 X 线照射到平板探测器的非晶硒层时，由于非晶硒的导电特性而被激发出电子空穴对，即一对正负电子。该电子空穴对在外加偏置电压形成的电场作用下被分离并做反向运动，负电子跑向偏压的正极，正电子跑向偏压的负极，于是形成电流。电流的大小与入射 X 线光子的数量成正比，这些电流信号被存储在 TFT 的极间电容上。

每个 TFT 形成一个采集图像的最小单元，即像素。每个像素区内有一个场效应管，在读出该像素单元电信号时起开关作用。在读出控制信号的控制下，开关导通，把存储于电容内的像素信号逐一按顺序读出、放大，送到 A/D 转换器，从而将对应的像素电荷转化为数字化图像信号。信号读出后，扫描电路自动清除非晶硒层中的潜影和电容存储的电荷，为下一次的曝光和转换做准备。非晶硒平板探测器工作原理示意图见图 8-2。

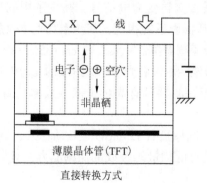

图 8-2　非晶硒平板探测器工作原理示意图

（二）间接转换型探测器

1. 概念　间接转换型探测器是指X线影像信息在转换为电子信号的过程中，需要经过光电转换之后再变为电信号。属于此类型的探测器有：间接转换式平板探测器（碘化铯+非晶硅或硫氧化钆/铽+非晶硅）和闪烁体+CCD阵列探测器。因闪烁体+CCD阵列探测器在制作过程中，闪烁体和CCD阵列之间需要有一定的距离，故探测器外形尺寸较厚，不属于平板探测器。

2. 工作原理　位于探测器顶层的CsI闪烁晶体，受到X线照射后将入射的X线光子转换为可见光，可见光激发CsI层下的非晶硅光电二极管阵列，使光电二极管产生电流，从而将可见光转换为电信号，在光电二极管自身的电容上形成储存电荷。

每一像素的电荷量变化与入射X线的强弱成正比。读出阵列还将空间上连续的X线图像转换为一定数量的行和列构成的总阵式图像。点阵的密度决定了图像的空间分辨率。在中央时序控制器的统一控制下，居于行方向的行驱动电路与居于列方向的读取电路逐行读取电荷信号，将其转换为串行脉冲序列并量化为数字信号。获取的数字信号经通信接口电路传至图像处理器，从而形成X线数字图像。间接转换型探测器转换原理示意图见图8-3。

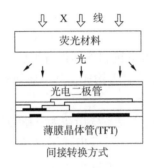

图8-3　间接转换型探测器转换原理示意图

（三）CCD摄像机型

1. 主要结构　由荧光板、反光板、CCD摄像机、计算机控制及处理系统组成。

2. CCD摄像机型DR工作原理　X线透过人体后经过滤线栅到达荧光板，激发荧光，荧光经过一组透镜反射，进入CCD摄像机采集。采集后的视频图像信号经电缆传送到采集机，经A/D转换器转换成数字信号，送到处理计算机进行图像处理，得到数字影像。

（四）直接与间接转换方式性能比较

（1）非晶硒FPD的最大优点是X线光子直接转换成电信号，无中间环节，不存在其他类型DR探测器因增感屏或闪烁体引起光线散射而造成的图像模糊效应，避免电信号的丢失和噪声的增加，提高空间分辨力。

（2）非晶硒光导材料的分辨率特性好，灵敏度高，因此量子检测效率（DQE）和MTF高，空间分辨率可达3.6 LP/mm，动态范围可达104~105，图像层次丰富，图像质量好。

（3）非晶硒的吸收效率高，转换特性在1∶10 000范围内是线性的，曝光宽容度大，容许一定范围内的曝光误差，通过影像后处理修正图像质量；配合自动曝光控制功能，可基本消除因曝光参数选择不当所致的重复摄影。

（4）非晶硒 FPD 对环境要求高，需要较高的偏置电压；另外，以硒为基础的探测器由于曝光后存在的潜影滞后，刷新速度慢，动态摄影速度受到限制。

（5）大面积的 TFT 生产工艺复杂，在工业生产中存在较大难度。

（五）非晶硅探测器的评价

非晶硅平板探测器同样具有成像速度快、良好的空间及密度分辨率、高信噪比、直接数字输出等优点，其临床应用和非晶硒平板探测器基本相同。

与非晶硒平板探测器成像方式相比，非晶硅光电二极管是将荧光材料转换后的可见光再转换成电子信号。X线一旦被转换成可见光，就会产生一定的散射和反射，使得有价值的信息丢失或散落，从而在一定程度上降低了 X 线感度和空间分辨率。

非晶硅抗辐射能力强，是理想的 X 线探测器材料，能适应多次曝光摄影和透视的工作需要，在获取高质量动态影像方面具有优势。非晶硅和非晶硒两种平板探测器是目前 DR 成像设备中使用最多的类型机。

三、其他 X 线摄影设备

（一）诊断 X 线机

1. 主要结构　诊断 X 线机由主机和外围设备组成。主机也称 X 线发生装置，由 X 线管装置、高压发生装置、控制装置等构成。其主要任务是产生 X 线并控制 X 线的质、量和曝光时间。

2. 发展简介　诊断 X 线机的主要系统最初为三钮制控制阶段，1950 年至 1960 年间出现了二钮制控制主机系统，1960 年以后出现了自动曝光控制系统，1970 年以后出现了单钮制控制主机系统，单钮制系统出现不久又出现了零钮制控制主机系统，1975 年后逆变技术在 X 线机中应用。

3. 分类　诊断 X 线机按 X 线发生装置标称功率分为小型 X 线机（< 50 mA、90 kV）、中型 X 线机（100 ~ 500 mA、125 kV）和大型 X 线机（> 500 mA、125 ~ 150 kV）；按高压变压器工作频率的高低分为工频 X 线机（50 Hz）、中频 X 线机（400 Hz ~ 20 kHz）和高频 X 线机（> 20 kHz）；按诊断用途分为综合性 X 线机和专用型 X 线机；按结构分为移动式和固定式 X 线机。

4. 主要代表——胃肠 X 线机　主要用于胃肠道的透视和点片摄影，亦可兼做其他部位的透视和摄影，如胸部透视、胸部摄影及特殊造影等。

（1）胃肠 X 线机的功能：

① 透视：利用人体各组织对 X 线具有不同的吸收作用而实现的一种检查方法。把穿过人体后携带组织信息的 X 线转换成可见光并实时显示。

② 点片摄影：医生对透视检查过程中发现的病灶及其周围组织所进行的摄影，用于实时记录有诊断价值的图像。点片系统分为传片系统、照射野分割系统、平衡装置、曝光控制系统。平衡装置又分为外平衡装置、内平衡装置和复合平衡装置。

其中，点片架是透视和点片摄影时用于承载胶片的机械装置。点片架由主框架、X

线检测器安装框、储片区、送片系统、控制盒、滤线器、遮线器、压迫器、防咳板和防护裙等组成。点片架根据是否有暗盒，分为有暗盒式和无暗盒式。

（2）数字胃肠 X 线机：数字胃肠 X 线机是利用计算机和数字化技术对透视和点片摄影影像进行数字化处理、存储、显示的数字化设备。

（3）胃肠 X 线机的应用：① 消化道造影检查；② 泌尿系统造影检查；③ 生殖系统造影检查；④ 支气管、血管等造影；⑤ 介入治疗。

优势：动态观察、实时摄影。

缺点：透视分辨率有限、点片代价太高。

（二）移动便携式 X 线机（数字床边 X 线机）

数字床边 X 线机是计算机数字图像处理技术与 X 线放射技术相结合而形成的一种先进的 X 线摄影设备。其可以进行实时图像数字处理，进而使图像实现数字化。数字床边 X 线机具有图像质量清晰、成像速度快，以及辐射量小于传统 X 线机等优点。数字 X 线摄影系统的出现彻底实现了医用 X 线摄影的直接数字化，成为现代放射医学的主流数字化设备。

数字床边 X 线机方便移动到病房对患者进行床边摄片。通过医院内巡诊，医护人员可利用数字床边 X 线机对患者身体各部位直接进行 X 线摄影，为医学影像诊断提供信息。此设备特点为移动性强、对电源要求不高、采用组合机头，一般采用低毫安小功率长时间摄影的方式。

（三）乳腺 X 线机（钼靶 X 线机）

1. 分类

（1）按照影像获取方式分类：分为模拟成像（传统屏/胶系统）乳腺机和数字成像乳腺机。

（2）按照机架结构分类：分为立柱式乳腺机和环型臂式乳腺机。

2. 基本结构　模拟成像乳腺机主要由控制台、立柱两部分组成，而数字成像乳腺机则增加了影像工作部分。根据实际工作需要，还可增配独立的计算机辅助诊断系统或者活检系统。

（1）控制台：包括显示屏、开关电源、设置按钮、曝光手柄等，可进行摄影参数的选择，包括 X 线参数、AEC 选择等。

（2）立柱：包括 X 线管组件、高压发生器、机架、乳腺压迫器和摄影平台。

① X 线管组件：有单靶和双靶球管之分，单靶一般为钼靶，双靶为钼靶和铑或钼/铑组合靶，摄影时根据组织致密程度自动切换。

② 高压发生器：频率为工频或高频，功率一般为 5 kW。高压发生器的作用是产生直流高压电，并提供灯丝电压供 X 线管使用。

③ 机架：分立柱式和环型臂式，后者可旋转至任意位置，使患者能在多种体位下进行检查。

④ 乳腺压迫器：根据国家标准设定压力，摄影完成后自动离开。

⑤ 摄影平台：如为模拟成像乳腺机，则为暗盒仓；如为数字成像乳腺机，则为乳腺专用平板探测器，有非晶硅和非晶硒两种类型。模拟成像乳腺机也可实现数字化图

像，可使用乳腺专用 IP 替代传统暗盒进行摄影。

（3）影像工作站：负责数字图像接收和处理。

3. 特性

（1）与模拟成像乳腺机相比，数字成像乳腺机可提高检查成功率，图像宽容度大。

（2）与传统靶机相比，双靶机可根据乳腺密度自动调整靶面，能有效降低射线剂量。

（3）非晶硒型探测器相对于非晶硅型探测器，像素更小，对环境要求高，温差大时易产生伪影。

为了保证乳腺摄影的成像效果及质量，在成像时一般采用加压技术，这样可以使乳腺组织厚度均匀变薄。乳腺面积增大，不仅减少剂量，提高病灶检出率，而且使照片的光学密度均匀，减少图像的几何模糊。

（四）口腔 X 线机

口腔 X 线机的用途主要有断层片摄影、投影片摄影、口腔锥形束 CT、头颅侧位片摄影。

1. 断层片摄影　主要使用口腔全景曲面断层 X 线机。其主要组成部分包括：① 控制台，控制和选择 X 线摄影参数；② X 线组件，X 线管一般为固定阳极；③ CCD 探测器；④ "C" 形臂和旋转装置；⑤ 支柱装置。

口腔全景曲面断层 X 线成像示例图见图 8-4。

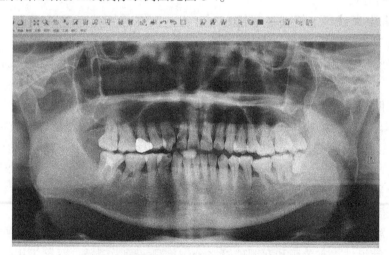

图 8-4　口腔全景曲面断层 X 线成像示例图

2. 投影片摄影　主要使用口内 X 线成像机。其主要组成部分包括：① 控制台，控制和选择 X 线摄影参数；② X 线组件，X 线管一般为固定阳极；③ 支柱装置，一般使用牙片置于口内进行摄影感光，也可使用小型 CCD 探测器含于口内曝光，以获取数字化图像。

3. 口腔锥形束 CT（cone beam CT，CBCT）　口腔锥形束 CT 顾名思义就是锥形束投照计算机重组断层摄影。其原理是 X 线发生器以较低的射线量（通常球管电流在 10 mA 左右）围绕投照体做环形数字式投照。然后将围绕投照体多次（180～360 次，依产品不同而异）数字式投照后"交集"中所获得的数据在计算机中"重组"（reconstruction），进而获得三维图像。CBCT 获取数据的投照原理和传统扇形扫描 CT 是完全不同的，而和后期计算机重组的算法原理有类似之处。CBCT 与螺旋 CT 的最大区别在于体层 CT 的投影数据是一维的，重建后的图像数据是二维的，重组的三维图像是连续多个二维切片堆积而成的，其图像金属伪影较重。而 CBCT 的投影数据是二维的，重建后直接得到三维图像。从他们的成像结构看，CBCT 用三维锥形束 X 线扫描代替体层 CT 的二维扇形束扫描；与此相对应，CBCT 采用一种二维面状探测器来代替体层 CT 的线状探测器。显然，CBCT 采用锥形束 X 线扫描可以显著提高 X 线的利用率，只需旋转 360°即可获取重建所需的全部原始数据，而且用面状探测器采集投影数据可以加速数据的采集速度；CBCT 所具有的另一个优势就是具有很高的各向同性空间分辨力。图 8-5 为CBCT 图像质量分析示例图。

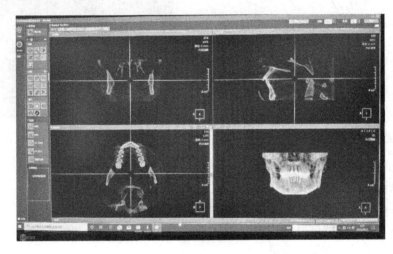

图 8-5　CBCT 图像质量分析示例图

4. 头颅侧位片摄影

（1）头影测量：

① 头影测量方法：在 X 线头颅定位上描图，根据牙、颌、颅面各标志点描绘出一定的线距、角度进行测量分析，了解颅、颌、面等的结构情况，进而从其表面了解内部结构。X 线头影测量已成为口腔科各学科，特别是口腔正畸、口腔颌面外科等学科临床诊断、治疗设计和研究工作的重要手段。头影测量方法见图 8-6。

② 头影测量标准：规范的头影测量片应具备以下标准。

a. 双侧耳杆影像重叠，耳塞点与外耳道影像重叠，双侧颅底影像重叠；

b. 下颌位置为正中咬合位或按医嘱咬合，听眶线与地面平行，头颅侧位片下颌升支与颈椎无重叠；

c. 曝光条件能够清晰对比显示各测量标记点，以及面部软组织轮廓、软腭、皮质骨、松质骨等结构；

d. 标尺显示清楚，无异物影。

头像测量标准示意图见图 8-7。

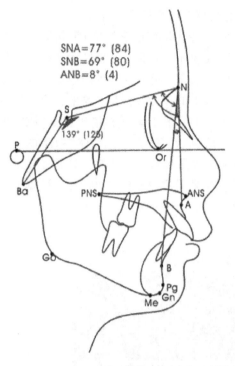

SNA=77° (84)
SNB=69° (80)
ANB=8° (4)

139° (126)

图 8-6　头影测量方法

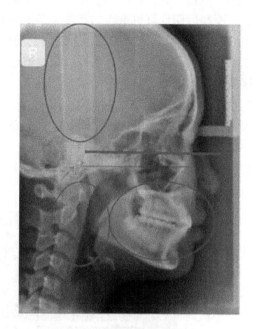

图 8-7　头影测量标准示意图

（2）头颅侧位片注意事项：

① 去除遮挡射线的颌托与头夹；

② 耳棒贴紧外耳道，防止头颅抖动；

③ 耳棒放至正确调试好的位置；

④ 头侧面朝里，方便患者进入。

（3）头颅侧位片的临床应用：

① 研究颅面的生长发育及生长预测；

② 牙颌颅面畸形的诊断分析和治疗设计；

③ 研究矫治前后牙颌颅面畸形结构的矫治变化；

④ 正颌外科术前诊断设计和术后疗效评价（明确畸形的发生机制，从而确定手术方法和部位）；

⑤ 下颌功能分析。

（五）骨密度测量仪

骨密度是通过双能射线检测仪测量骨矿密度、诊断骨质疏松、监测锻炼或评估治疗效果及预测骨折风险的有效数值。骨密度是最有效的骨折风险预测指标之一，骨折风险与骨密度呈几何级数关系。双能 X 线骨密度测定法是诊断骨质疏松的金标准。

1. T 值　T 值是将测定值与正常年轻人的骨峰值比较得出的值。其作用为：① 诊断骨质疏松；② 预测骨折风险；③ 治疗阈值选择。

2. Z 值　Z 值是将测定值与同年龄、同性别、同种族的人群比较得出的值。其作用为：① 判断骨质疏松危害程度；② 继发性骨质疏松诊断；③ 绝经前妇女的诊断；④ 青少年成长评估。

3. **优势和测量人群** 双能量 X 线吸收骨密度测量优势：① 可进行腰椎、髋部、前臂、跟骨及其他部位扫描。② 灵敏度极高，可以反映骨结构变化，临床应用前景广阔。③ 辐射量小（一次检查吸收的 X 线量相当于拍胸片的 1/10，也相当于平时在正常生活中接受的紫外线照射的 X 线量）。

适用人群：① 主要用于 50 岁以上男性和绝经后的女性；② 也可以用于 30 岁以上生活不规律、缺乏体力劳动和缺少户外运动的人群。

4. **骨密度测量的意义** 骨密度测量是目前医学中判断骨质变化、诊断骨质疏松、监测锻炼或治疗效果及预测骨折风险的最直接、最明确的检测手段，可为骨质异常的患者提供临床最可靠的测量数据。随着老龄化社会的到来，老龄人口急剧增多，原发性骨质疏松症已成为一个严重的公共健康问题。目前在我国，60 岁以上的老年人口达 1.32 亿，骨质疏松患者约 9 000 万，可见骨质疏松的诊治已成为当务之急。此外，随着临床激素的广泛应用及糖尿病等内分泌代谢疾病人数的增多，继发性骨质疏松症的发病率也在不断增加。所以，准确地进行骨密度测量是非常必要的。

四、DR 设备的临床应用与未来发展

随着 DR 等先进数字 X 线影像设备逐步应用于各级医院放射科，传统放射科的工作模式得到了改变。DR 是一种智能化程度很高的设备，在常规摄影、胆囊和静脉肾盂造影中显示了独特的价值，在乳腺疾病的检查上更是有着其他影像设备不可比拟的临床优势，对影像质量的提高和操作的便捷性有很深层的意义。其大大加速了普通 X 线摄影数字化的进程，在摄取数字影像的速度和便利性及图像的临床诊断方面显示出强大的生命力。

（一）DR 的临床应用

数字化摄影已成为影像领域的主流之一，下面着重讨论数字化摄影的优点和缺点及在临床的应用。

数字化图像对骨结构、关节软骨及软组织的显示优于传统的 X 线成像。骨关节部位除可以观察骨质改变外，经过图像后处理还可以看到关节软骨以及肌腱、韧带、关节囊、皮下脂肪和皮肤软组织的改变。

DR 在胸部摄影中有很大的优势，对结节性病变的检出率高于传统的 X 线成像，DR 强大的图像后处理功能有利于发现细微病变，使气管、支气管、肺组织、肋小骨的小结节得到很好的显示，极大地提高了胸部疾病的诊断效果，且提高了心肺血管疾病的诊断准确性。传统屏-片成像中，对于病变性质的差异、患者过胖或过瘦，往往都不能较准确地曝光，或相邻组织的密度差异较小及暗室处理不当等因素，都会造成图像模糊，影响成像质量，从而导致误诊或漏诊。DR 系统采用直接数字化采集方式，而且配备有功能齐全的图像处理软件，具有强大的图像后处理能力，即可应用图像处理技术改变图像显示状态，通过窗口技术使被掩盖的影像信息充分显示出来，同时应用放大、锐化处理功能可以清楚显示错位不明显的肋骨骨折及气管、支气管腔内或腔外病灶。双能量减影技术一次曝光可分别获得原始图像、肋骨像及肺组织像三种对不同组织各有较好显示能

力的图像，一定程度上弥补了胸片组织重叠的不足，降低了胸片X线诊断的漏诊率。黑白反转对比观察，能更好显示肺内病变，如肺炎、肺结核、胸膜炎、肺癌等。图像拼接技术将一定顺序的多幅骨骼图像拼接[①]，在同一幅图像上整体显示脊柱或骨盆乃至双足的骨骼形态，为脊柱侧弯等病变确定手术方案及预后评估提供了重要信息。这些后处理技术的应用，优化了影像信息，为疾病诊断提供有力依据。DR在观察肠管积气、气腹和结石等含钙病变方面优于传统X线图像[②]。对腹部的游离气体、肠管梗阻、尿路结石等病变，后处理增加了组织的空间分辨力及微小病灶的显示能力。胃肠双对比造影中，在显示胃小区、微小病变和肠黏膜皱襞上，DR都优于传统的X线造影，因其可以提高影像的对比度、清晰度，增加图像的信息量，使诊断准确率极大地提高。此外，DR还可行矿物盐含量的定量分析。

进入21世纪以来，数字化放射学已逐渐成为医院发展的重点学科之一。DR在许多方面优于传统的X线成像。在现代临床医学领域中，影像学科的作用和地位发生了明显的变化，它既是展示一所医院现代化程度和诊疗水平的重要窗口，也是临床医学中不可缺少的重要组成部分。

DR的技术特点：① 高效性。DR技术成像速度很快，通常采集时间都在10 s以下，成像时间仅为5 s，放射情况立刻在屏幕上显现，甚至更快。② 低辐射剂量。③ 高分辨率。④ 成本低。此外，DR可应用数码技术管理图像的存档管理与传输。

临床应用影像技术的优选原则：① 经济的原则；② 简便的原则；③ 实用的原则；④ 安全的原则。尽量统筹兼顾、有所取舍，选择相对合适的影像技术。

例如，较轻的擦伤首选普通X线摄影，如发现难以诊断的骨折等其他异常再进一步行CT或MRI等检查。这不仅在一定程度上有效降低部分患者的辐射剂量，还可以为患者节省费用。毕竟CT和MRI等设备检查相对于普通X线摄影更为昂贵，且CT辐射剂量较DR大，而MRI检查时间较长。

综上所述，DR技术相对于传统的X线，在提高医院的诊断水平和工作效率方面有着无可比拟的优势，DR的应用及发展已经成为解决常规放射数字化问题的关键所在，为我国医学事业的蓬勃发展插上了腾飞的翅膀。

在临床治疗拍摄骨关节等位置时，可以详细了解骨质是否存在改变。做好图像处理工作，可使医生清晰地看到患者关节软骨，了解患者关节囊、肌腱等组织的变化状况。相较于其他能够拍摄的部位而言，DR在胸部拍摄过程中发挥较大的作用。人体胸部位置的组织密度较大，组织结构无法清晰显示，这给临床治疗工作开展造成较大阻碍。将DR应用于胸部位置拍摄工作中，不仅能够准确了解胸部组织的细微病变，还能有效提升胸部疾病的诊断效果，提升心肺血管疾病诊断工作的整体水平。在观察患者肠管梗阻、腹部游离气体等病变过程中，可以通过后处理的方式提升组织的分辨率，以便更好地显示患者的微小病灶；做好腹部脏器造影检查工作，以提升影像的清晰度和对比度，为疾病诊断工作提供便利。DR系统本身属于精密度较高的电子仪器，为了保障DR系

---

① 图像拼接技术：脊柱全长及双下肢全长图像拼接技术。

② 术前评估以及术后复查应用广泛。

统运行的稳定性，应最大限度降低周围环境对探测器性能造成的影响，为 DR 系统提供良好的使用环境。除此之外，还要根据设备运行的要求清洁设备周围的环境，保障机房内部始终处于整洁的状态，做好机房的通风工作，确保机房内部的温度始终保持在 18 ~ 24 ℃，湿度始终保持在 40% ~ 70% 之间；禁止非工作人员进入设备操作间，并且定期进行设备清洗工作。

（二）DR 的未来发展

X 线摄影技术作为目前全球应用最为广泛的医疗影像检查手段之一，覆盖了数十亿人口的健康与疾病筛查。自从伦琴发现 X 线以来，X 线作为一种技术手段便广泛应用于医疗健康领域。从目前的技术发展来看，全球数字化 X 线产业链的技术探索路径可总结为正在迅猛发展的六大趋势。

1. 动态化　在 2019 年的北美放射学会（RSNA）年会上，动态数字化 X 线摄影技术荣获了当年美国放射医师协会的最佳创新奖。

一般而言，数字化 X 线摄影相较于 CT 具有剂量低、检查时间短、依从性高、图像清晰度高、价格低等特点和优势。但是常规数字化 X 线摄影获得的都是二维平面影像，并受到被照物的影响，诸如呼吸以及受检者的运动等因素，影像质量难以控制。动态 DR 相较于常规数字化 X 线摄影，能极大地提升 X 线影像质量控制效果，同时对于诸多部位的摄片诊断能提供运动功能的视角和评估参考，从而进一步提升筛查与诊断的精准性。

动态 DR 作为 X 线摄影技术，在临床中具备广泛的应用价值与优势。举例来说，动态 DR 在胸部影像诊断中具有可视化功能，可在任意转动体位时结合呼吸运动排除胸部骨骼、心影和肺门大血管重叠或遮盖，多角度地动态观察胸廓、肋骨、纵隔、心影、膈肌，以及胸腔病变、肺部病变、纵隔病变在呼吸运动状态下的变化，在各种管路位置的提示及治疗效果评估上也能满足临床需要。

目前动态数字化 X 线摄影技术已经成为行业普遍共识，可以预见的是，随着动态数字化 X 线摄影技术的进一步发展，动态数字化 X 线摄影有望全面取代常规静态摄影，从根本上改变普通数字化 X 线摄影漏诊与误诊的临床弊端，极大提升 DR 初筛的准确性。

动态成像技术能在一个时间单位内低剂量高速获取多帧 X 线影像，通过图像算法系统处理后，快速输出一段连续动态摄影图像（运动），使数字化 X 光摄影从二维平面成像全面迈向运动功能成像，医生得以从多角度动态观察病变在组织器官运动状态下的变化，满足了临床需要。动态成像技术能在 17 inch×17 inch（1 inch＝2.54 cm）的成像幅面下实现 0.8 s 快速动静切接，点片像素高达 940 万，实现"所见即所得，所得即清晰"。

2. 三维化　西门子在 2020 年发布全新 Multitom Rax 高端悬吊 3D 数字化 X 线设备，中文简称为"立"。该产品通过双悬吊球管机械臂与探测器机械臂的联合环绕运动，实现对骨关节的三维扫描，并重建出三维数字化影像，尤其是对需要在负重位下进行三维检查的部位，如膝关节、踝关节等。

除了西门子之外，国内数字化 X 线设备厂商也在三维数字化技术的基础上开辟了新路径，通过 360° 自动旋转扫描装置实现对骨关节的三维扫描。通过 3D 数字化 X 线的临床研究可以看到，三维数字化 X 线扫描可以实现在负重位下提供三维影像信息，解决 CT、核磁共振等无法解决的站立位下的三维影像信息缺失问题，对于临床骨科的诊断具有极高的临床应用价值，得到了国内诸多专家的认可。

随着该技术的突破，未来普通数字化 X 线摄影检查有望和三维技术进一步深入结合，通过普通的 DR 即可进行多部位的二维筛查与三维检查，从根本上改变数字化 X 线摄影检查漏诊率高的弊端。同时，数字化 X 线检查的高效率、低成本也会进一步推动三维数字化 X 线技术的快速发展。

3. 临床功能化　很长一段时间以来，医学对于身体组织器官的运动功能状态评估始终都有着强烈的需求，普通数字化 X 线摄影包括 CT 断层摄影都无法直观地呈现运动功能成像，如胸部运动功能成像、颈椎运动功能成像以及四肢运动功能成像。通过运动功能成像的评估，医疗影像的评估将会全面迈入精准评估的阶段，如通过量化的数据和更为直观的运动功能影像信息，对疾病的诊疗前后情况进行精准的评估。

目前，动态数字化 X 线摄影技术已经在胸部运动功能成像，如慢性阻塞性肺疾病（COPD）、哮喘、颈椎病等相关疾病的应用中展现出独特的临床诊断价值。以 COPD 为例，通过对 COPD 患者呼吸肺野面积气体变化率与正常呼吸肺野面积气体变化率的数据比较，可以比较精准地评估 COPD 患者的肺部运动功能状态，从二维解剖成像全面迈向运动功能成像（图 8-8）。

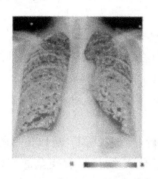
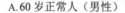
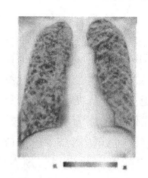

A.60 岁正常人（男性）　　　　B.70 岁 COPD 患者（男性）

图 8-8　应用动态数字化 X 线摄影技术的胸部运动功能成像对比

从图 8-8 看出，在正常呼吸周期内 COPD 患者（图 8-8B）的肺内气体变化率可能与正常人不同。

此外，运动功能评估还可以对广泛胸膜粘连、心包积液、慢性肺气肿、膈麻痹等造成的呼吸运动功能不足、临床症状偏重而影像肺部表现较轻的病情信息进行精准评估，及时发现这些临床表现，摄影时的吸气像和呼气像的比较或者动态透视观察能够提供相应的信息。

4. 能谱化　由于能谱 X 线能将任何物质的 X 线吸收系数转化为任意两种基物质的吸收系数，并达到与该物质相同的 X 线衰减效应，因此可将一种物质的衰减转化为产生同样效果的两种物质的衰减，并根据已知能量水平的某基物质的吸收系数就可评价出该基物质的密度及空间分布，从而实现物质组成成分的初步分析及物质分离，并产生物质分离图像。

能谱化技术可以在实现低剂量扫描的同时，获得高质量的图像效果。此外，能谱技术可以获得能谱曲线以及物质分离图像、有效原子序数图等信息，为相关病灶成分的分析提供更加直观、准确的方法。可以说，数字化 X 线能谱化的发展，将会让数字化 X 线摄影技术迎来一次革命性的发展，而目前这种技术在实验室阶段已经取得了令人欣喜的成绩。

5. 超低剂量化　数字化 X 线摄影技术长期以来一直追求在最优图像与最优剂量之间找到最佳平衡，同时围绕合适剂量与最优图像展开了广泛的研究。对于普通数字化 X 线摄影技术来说，超低剂量化一直是全球努力的方向，全球多个医学影像研究团队都在致力于实现超低剂量的数字化 X 线成像。目前可以看到的是，随着探测器探测效率的进一步提升，以及摄片流程和后期图像处理算法的不断优化，数字化 X 线影像的辐射剂量正在逐渐降低。

此外，随着探测器技术的进一步发展，低剂量化 X 线摄影有望迎来更大的突破。据了解，国内研发团队在 *Nano Energy* 与 *Nano technology* 上联合署名发表两篇重要研究成果。研究成果表明，硅基异质结钙钛矿量子点纳米晶阵列将 X 线光子信号直接转换为电流信号，有效避免了将 X 线光子转换为可见光、再将可见光转换为电子空穴对的过程，提高了量子探测效率。由于钙钛矿材料中含有的 Pb 和 Br 原子具有较大的原子序数，因而钙钛矿阵列厚度可实现毫米级，保证了强大的 X 线吸收能力。

此外，中国科学院深圳先进研究院、东南大学、中国科学技术大学、吉林大学等几个团队也在钙钛矿材料研究上取得了诸多重要研究成果，为钙钛矿技术的应用奠定了有利基础。相信随着相关技术的突破，数字化 X 线摄影的低剂量化应用将会被广泛地普及和应用。

6. 超便携化　数字化 X 线摄影技术的超便携化趋势发展迅速。近几年，移动 DR 的高速发展和应用让便携 X 线设备广泛进入临床。不同于固定数字化 X 线机的笨重和庞大，便携化 X 线设备可以超越空间局限，灵活地应用于临床各个科室，使检查流程更加高效简单，可以针对不便移动的患者进行随时随地的数字化 X 线摄影。

在新冠疫情期间，移动数字化 X 线设备成为新冠病毒感染患者每日影像随访检查的主要设备，在支援全球抗疫中发挥了重要作用。此外，随着各种应急工程建设的加快，包括对各种自然灾害下的急救与急诊需求的保障，小型便携 X 光机设备在全球得到了快速发展，在应对灾害的时候体现了重要价值。

综上所述，可以看到普通数字化 X 线机在历经百年发展之后，依旧有着广阔的发展空间和技术动力。普通数字化 X 线机所具有的独特优势，让其在临床应用中始终具有不可替代的独特价值。而伴随着动态化发展、功能化发展、三维化发展等，普通数字化 X 线机在临床上的诊疗实践价值将会被进一步重新定义。可以预想的是，伴随精准医疗时代的到来，普通数字化 X 线机必将在精准医疗中开启一个全新的医疗诊断实践阶段，让普通不普通，让普通放射与其他多种影像技术一起，更好地为人类的健康保驾护航。

第九章 计算机断层成像（CT）设备

第一节 CT 的历史沿革

自从 X 线被发现之后，医学上就开始用它来探测疾病。但是，由于人体内有些器官对 X 线的吸收差别极小，因此 X 线难以发现那些组织前后重叠的病变。于是，各国的科学家开始寻找一种新的技术来弥补 X 线技术对人体病变检查的不足。本节将按时间顺序阐述国际 CT 设备与国内 CT 设备发展史概况。

一、国际 CT 设备发展史

（一）理论背景

计算机断层成像最早能追溯到 1917 年，奥地利数学家拉东（Johann Radon）从数学上证明了可以从无穷大的投影集中重建一个函数。这就是著名的拉东变换（Radon Transform），如今被广泛应用于断层成像，并衍生出一系列迭代重建算法。1940，匈牙利科学家弗兰克（Gabriel Frank），在一项专利中描述了正弦图、光学反投影重建等很多如今 CT 还沿用的理念，奠定了现代断层成像的基本思想。

现代 CT 第一项具有实际意义的研究来自阿兰·科马克（Allan Cormack），1956 年底他推导了图像重建理论，解释了通过测量各角度 X 线的强弱来重建人体内部组织细节的方法，并使用铝-塑料模体进行初步验证，其成果分别于 1963 和 1964 年发表，但直到加德弗里·豪斯菲尔德（Godfrey Hounsfield）的 CT 原型机引起轰动，大家才注意到科马克的论文。

（二）三次技术革命

1. 第一次革命　1967 年，英国电子工程师豪斯菲尔德在并不知道科马克研究成果的情况下，也开始了一种新技术的研究工作。他首先研究了模式的识别，然后制作了一台能加强 X 线放射源的简单的扫描装置，即后来的 CT 机，用于对人的头部进行实验性扫描测量。后来，他又用这种装置去测量全身，获得了同样的效果。

豪斯菲尔德于 1968 年 8 月 23 日在英国申请了专利"多角度测量 X 射线或 γ 射线吸收、透过情况和数据分析的方法和仪器"，即首次在专利申请中揭示了 CT 技术，并在以此申请为优先权的基础上，在美国申请了专利（专利号：US3778614）。几年后，诺贝尔奖评审委员会将诺贝尔生理学或医学奖颁发给两个没有任何医学背景的人——美国塔夫茨大学（Tufts University）的教授科马克和英国 EMI 公司的工程师豪斯菲尔德，因为他们分别独立研发出 CT 原型机。当时，评审委员会是这样评价的：自从伦琴 1895 年发现 X 线以来，在这个领域里，没有能与 CT 相媲美的发明了。

1971 年 9 月，豪斯菲尔德与一位神经放射学家合作，在伦敦郊外的一家医院安装了他设计制造的装置，该装置在当时被称为 EMI 型检查装置，并开始被用于头部检查。10 月 4 日，医院用它检查了第一个有脑部肿瘤的女患者。患者在完全清醒的情况下仰卧，X 线管装在患者的上方，围绕检查部位转动，同时在患者下方装一个计数器，人体各部位对 X 线吸收的多少可反映在计数器上，再经过电子计算机的处理，人体各部位的图像从荧屏上显示出来。这次试验非常成功。（扫描参数：120 kV 扫描时最大管电流仅为 32 mA，扫描 1 层图像需要 4.5 min，并耗时 2.5 h 重建，其显示矩阵仅为 80×80。）

1972 年，第一台 CT 机诞生，仅用于颅脑检查。同年 4 月，豪斯菲尔德在英国放射学会年会上首次公布了这一结果，正式宣告 CT 机的诞生。

1974 年，研究人员制成全身 CT 机，检查范围扩大到胸、腹、脊柱及四肢。

1977 年，西门子发布第一台全身 CT 机——SOMATOM，并发布了扫描的图像。

1987 年末，滑环技术出现。滑环技术的出现为螺旋 CT 机的诞生奠定了坚实的基础。

1988 年，威廉·卡兰德（Willie A. Kalender）教授的团队成功研制出首台螺旋 CT 原型机。1 年后，经过大量的试验和临床测试，西门子在市场上推出了世界上第一台螺旋 CT 机——SOMATOM Plus。

2. 第二次革命 在螺旋 CT 机诞生后的 10 年，1998 年多层螺旋 CT 机问世。在当年的北美放射学会年会上，4 家主流 CT 生产商（GE、飞利浦、西门子和东芝）展出了各自的 4 层螺旋 CT 机。多层螺旋 CT 机的出现被认为是 CT 技术发展的第二次革命。

多层螺旋 CT 机与单层螺旋 CT 机和双层螺旋 CT 机相比有较大差别，前者在设计原理和构造上与后两者明显不同：Z 轴上设有多排探测器结构，拥有多个数据采集通道，图像重建所采用的计算方法也不同，扫描架、探测器、数据采集系统、图像重建系统及计算机系统等都有较大的改进。

传统的探测器每转一次只能扫描一个断面。在多层技术中，发光二极管分布在不同排的探测器部件上，可以各自独立地处理 X 线管传输的信号，因而每次旋转可以记录多个断面。以 SOMATOM Volume Zoom 为例，每次旋转可以记录 4 个断面。

这一多排探测器利用 X 线输出的效率大幅度提高，可以将相对于患者的纵向图像分辨率提高 8 倍，同时可以显著缩短身体较大区域的扫描时间。在"自适应阵列探测器"中，断面非常狭窄，外缘探测器单元更宽。由于 X 线准直仪中有多种设定可以选择，因而可以选择每个断面的分辨率在 0.5～5.0 mm 之间，这样得到的断面就比之前的更薄（图 9-1）。

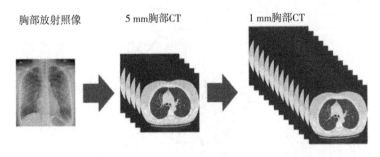

图 9-1 5 mm 和 1 mm 断面层数对比示意图

3. 第三次革命 随着 CT 设备的发展，人们也在不断追求新的扫描技术，多层 CT SOMATOM Volume Zoom 的出现是心脏体层扫描史上的重要转折点。

首张真正意义上的冠状动脉 CT 图像于 1999 年在德国慕尼黑 Klinikum Grosshadern 医院诞生。整个扫描过程耗时约 40 s，注射了超过 160 mL 的造影剂（图 9-2）。

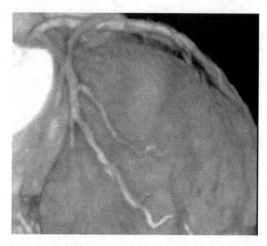

图 9-2　1999 年德国慕尼黑 Klinikum Grosshadern 医院冠状动脉 CT 图像

2005 年，基于小体积的"0 兆球管"技术，西门子在机架内整合了两套球管和探测器，以约 90°的角度偏移，推出第一台双源 CT 机 SOMATOM Definition，其时间分辨率首次达到 100 ms，这意味着心脏成像不再需要严格控制心率。到今天，已经迭代出第三代双源 CT 机，无论技术还是功能均已非常成熟。

截至目前，CT 机已经历了初始阶段、螺旋时代、双能时代和光谱时代。相信未来 CT 机的发展会越来越好，日新月异且创新无限。

（三）五代 CT 机发展史

自第一台 EMI 型头颅 CT 机问世后，CT 机先后经历了五代结构性能的发展和改变。

第一代 CT 机的扫描方式为旋转和平移，球管与探测器连成一体。射线出球管被准直器准直成笔形束，扫描时球管与相对的探测器（1 到 2 个）先做同步平行移动，然后旋转 1°继续平移，直到完成一个层面内 180°的数据采集才进行下一层扫描。这种 CT 机对射线的利用率低，扫描时间长，一个断面扫描常常需要几分钟。这类 CT 机多属于头部专用机（图 9-3）。

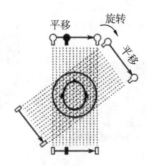

图 9-3　第一代 CT 机扫描方式（旋转+平移）

第二代 CT 机的扫描方式类似于第一代，同样是旋转+平移，改进的是 X 线束的形状，变为 5°~20°的窄扇形，同时探测器增加到 3~30 个。这样扫描角度由原来的 1°提高到射线束夹角的度数，时间缩短到 20~90 s。优点：时间缩短，矩阵提高（探测器孔径变小）。缺点：探测器直线排列，射线束到探测器中间和两边不对称，需要射线校准避免伪影（图9-4）。

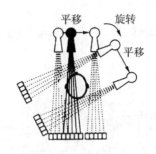

图 9-4　第二代 CT 机扫描方式（旋转+平移）

第三代 CT 机的扫描方式是旋转+旋转，现代螺旋 CT 机就是在第三代 CT 机的基础上演变而来的。X 线束是一个 30°~45°的广角宽射线束，探测器为弧形无缝隙连接，数目增加到 300~800 个，大大缩短了扫描时间。优点：时间缩短到 2~9 s，不用进行射线校准（射线到探测器的距离相等）。缺点：容易出现环形伪影（图9-5）。

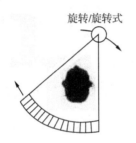

图 9-5　第三代 CT 机扫描方式（旋转+旋转）

第四代 CT 机的探测器是静止的圆形，只有球管围绕人体做 360°旋转。优点：球管扇形夹角增加到 50°~90°，避免同心环伪影。缺点：一个角度内只有部分探测器工作，成本增加（图9-6）。

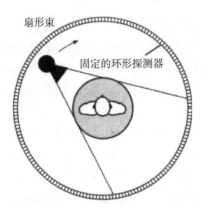

图 9-6　第四代 CT 机扫描方式（旋转+静止）

第五代 CT 机采用电子束 CT，球管和探测器都是静止的。电子束经聚焦线圈聚焦后，又经磁场偏转线圈偏转轰击靶环（4 个点）。探测器呈两排 216° 弧形，靶环的每个点经探测器接收都能形成 2 幅图像，4 个点的轰击共有 8 幅图像。优点：时间分辨率高，有效减少运动伪影，可进行形态学研究。缺点：机架笨重，架构复杂，维修困难，价格昂贵（图 9-7）。

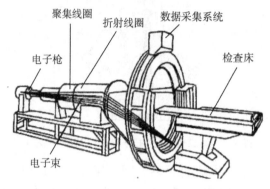

图 9-7　第五代电子束 CT 机示意图

二、国内 CT 设备发展史

1980 年，北京医院成功引进我国第一台全身 CT 机，并在李果珍教授的带领下将 CT 应用推向了全国。

（一）中国第一台国产 CT 机

1989 年，怀着"制造属于中国人自己的 CT 机"的梦想，东北大学计算机影像中心成立。

5 年后，国产 CT 原型机在东北大学研制成功，并通过国家检测。1997 年，东北大学推出东软医疗第一台国产 CT 机 CT-C2000。

1998 年，东软医疗公司正式成立，以 CT 机为代表的国产医疗设备开始向产业化、规模化发展。至此，国产 CT 机成功完成产业化转换并投放市场，开始与国际大型厂商在 CT 机市场短兵相接，这也标志着中国成为继美国、日本、德国、荷兰之后又一个能够成功研制 CT 机的国家。

CT-C2000 的问世，实现了国产 CT 机"零的突破"。随后，CT-C2000 于 2000 年和 2002 年先后通过了欧洲 CE 认证和美国 FDA 认证，开始了国产 CT 机从无到有、从国内市场到国际市场的征途。另外，作为国产 CT 机"鼻祖"的东软医疗丝毫没有停止技术进步的脚步。在此后的 20 多年，国产 CT 机领域风起云涌，发生了翻天覆地的变化。

（二）16 层 CT 机

1980 年，中国科学院与美国 Analogic 合资成立深圳安科。

1998 年，安科发布中国第一台螺旋 CT 机。同一年，多层螺旋 CT 机问世，GPST 在 RSNA 年会上发布 4 层螺旋 CT 机。多层螺旋 CT 机奠定了现代 CT 机的设计架构。其在 Z 轴上设置了多排探测器，机架旋转 1 周就能获得多幅断层图像，从而提高扫描速度和图像纵向分辨率。

在经历了 4 层、6 层 CT 机之后，2001 年西门子发布世界第一台 16 层螺旋 CT 机，CT 技术正式进入 16 层时代。彼时各厂家 16 层 CT 机的 Z 轴分辨率都小于 0.75 mm，不仅可实现小于 1 mm 的薄层扫描，更重要的是实现了"各向同性"体素采集，使多平面重建时的图像质量保持一致，有利于观察微小病变和结构。

很多人对 CT 机的认知都始于 16 层 CT 机。如今看来，16 层 CT 机的确属于低端机。但低端并不意味着过时，16 层 CT 机的图像质量仍能够满足临床大部分诊断需求。2004 年，东软医疗和飞利浦合资成立"东软飞利浦"。其间，东软医疗的品牌和技术得到极大提升。10 年后，双方结束合作，东软飞利浦并入东软医疗。

2009 年，东软医疗发布中国第一台 16 层 CT 机 NeuViz 16。

2013 年，安科推出全球首台非接触滑环 16 层 CT 机 ANATOM 16。这之后联影、赛诺威盛、明峰医疗、康达洲际、新华医疗、万东医疗、开普影像、贝斯达、波影医疗等一大批国内 CT 机厂商纷纷推出 16 层 CT 机。

联影等国产 CT 机逐渐进入国内大型三甲医院，并被认可，标志着国产 CT 机迈上新台阶，开始新的征程。

（三）中高端 CT 机

2004 年，GE 在 RSNA 年会上重磅推出全球首台 64 层螺旋 CT（容积 CT）机 LightSpeed VCT，实现 1 s 单器官、5 s 心脏、10 s 全身的扫描效率。

与 16 层 CT 机相比，64 层 CT 机除了进一步减少扫描时间、提高图像分辨率外，更是开创了容积数据成像的新时代，它可将 CT 扫描图像进行任意层面无间隔的重建，能更真实地反映解剖结构的细微变化。

2012 年，东软医疗推出国内第一台 64 层 CT 机 NeuViz 64，标志着国产 CT 机迈入中高端阶段。同年，上海联影也崭露头角。

2013 年，上海联影发布 16 层 CT 机 uCT 510；2015 年，发布 64 排 128 层 CT 机 uCT 760；2018 年，发布 320 排 640 层 CT 机 uCT 960。

除此之外，安科、明峰医疗、赛诺威盛、康达洲际等国内 CT 机厂商也推出了 64/128 层 CT 机。2016 年，安科推出 64 层 CT 机 ANATOM 64；2018 年，明峰医疗推出 64 层 CT 机 ScintCare CT64；2019 年，赛诺威盛推出 64 排 128 层 CT 机智心/睿心，康达洲际推出 64 排 128 层 CT 机 Apsaras128。

（四）超高端 CT 机

2015 年，东软医疗推出国内第一台拥有自主知识产权的 128 层螺旋 CT 机，稳步地从低端走向高端。

与此同时，国内也开始涌现出一批其他医疗设备企业加入 CT 机的研发和生产行列中来。"中国智造"的重点领域——高性能医疗器械，正进入以智能制造谋求创新发展的关键阶段。

多排 CT 不断革新只有一个目的：实现单心跳心脏扫描。因为心脏是不停跳动的，检查越快，运动引起的伪影越小。实现单心跳成像有两种解决方案——西门子的双源 CT 和其他厂家的宽体探测器。

宽体探测器在冠脉扫描中的优势非常明显，国内 CT 机厂商自然不会落后。2018

年，上海联影推出 320 排 640 层 CT 机 uCT 960，采用 16 cm 宽体探测器，可实现单心跳即单心动周期成像（图 9-8、图 9-9）。目前，该设备已在多家大规模三甲医院装机使用，标志着国产 CT 机正式进入超高端 CT 阶段。2019 年，国内首台具有自主知识产权的超高端 CT 机——东软医疗 256 层宽体能谱 CT 机 NeuViz Glory，正式获得国家药品监督管理局颁发的医疗器械注册证。2020 年，东软医疗推出 256 排 512 层 CT 机 NeuViz Epoch，采用16 cm宽体探测器，可实现单心跳成像。

同时，明峰医疗、安科、赛诺威盛、康达洲际等国内厂家也在推进超高端 CT 机的研发。

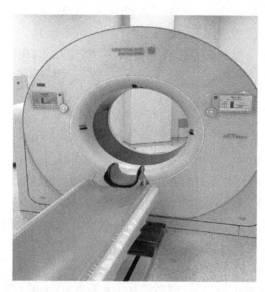

图 9-8　上海联影 uCT 960

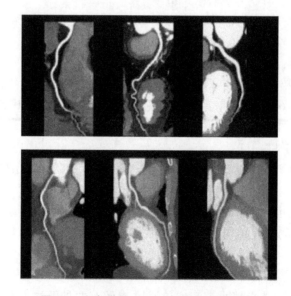

图 9-9　上海联影 uCT 960 单心动周期成像

一例无法遵从屏气指令患者（上）与一例严重心律不齐患者（下）在联影 uCT 960 机器上的单心动周期成像，血管可见光滑锐利。

目前，国产 CT 机已迎来超高端时代，我国在超高端 CT 领域的自主研发水平也已步入"国际级"。相信未来国产 CT 机发展趋势会越来越好。

第二节　CT 机的基本结构

CT 机的组成包括 X 线发生装置、冷却系统、准直器、滤过器/板、X 线检测接收装置、机械运动装置、计算机设备和图像显示及存储装置。其中，X 线发生装置是 CT 机的核心部件之一，它能够产生高能量的 X 线。

一、硬件系统

（一）X 线发生装置

1. 高压发生器

（1）早期 CT 机：一般采用三相发生器。CT 机对高压电源的稳定性要求很高，三相发生器大多采用高精度的闭环控制稳压措施和高压四极管稳定输出。三相发生器分为连续式和脉冲式，连续式主要用于第二代 CT 机，脉冲式主要用于第三代 CT 机。

（2）现代 CT 机：都采用体积小、效率高的高频发生器。由于体积小，发生器可被直接安装在旋转的机架上，与旋转架一起同步旋转。

高频发生器于 20 世纪 80 年代起开始用于 CT 机、乳腺摄影机和移动式 X 线机等设备。它的工作原理是将低频、低压的交流电源转换成高频、高压电源，产生 500～25 000 Hz 的高频，经整流和平滑后，其电压波动范围小于 1%。而常规三相、十二脉冲发生器的波动范围为 4%。

目前使用的高频发生器的功率最高可达 120 kW，管电压的范围可在 80～140 kV 之间选择，X 线管电流的范围一般是 20～800 mA。

2. X 线管　CT 扫描对 X 线射线源的要求是：① 足够的射线强度，根据物体的大小、密度、厚度及物质的原子序数能形成不同的衰减；② 有穿透一个物体所需的足够的射线量。X 线管满足了上述两个基本要求。

X 线管由电子阴极、阳极和真空管套组成，其基本结构与普通 X 线机的 X 线管相同，但额定功率较常规 X 线管要大。

CT 机用 X 线管也可分为固定阳极和旋转阳极两种。固定阳极 X 线管主要用于第一、第二代 CT 机中。旋转阳极 X 线管主要用于扇束扫描方式的第三代和第四代 CT 机中，焦点大小一般为 1.0 mm×1.0 mm；现代 CT 机高速旋转阳极管焦点大小一般在 0.5～1.2 mm，阳极靶面材质多为钨、铼合金，转速为 3 600 r/min 或 10 000 r/min。

现代螺旋 CT 机的 X 线管一般都采用大功率的 X 线管。X 线管的管套大多采用金属或陶瓷材料，阳极靶面的直径可达到 200 mm，X 线管整体质量的增加也增加了 X 线管的热容量和散热率。阴极由一根或者数根灯丝组成，吸气剂采用钡来吸收使用过程中产生的气体分子，确保 X 线管的真空状态。

螺旋 CT 机的 X 线管靶面的厚度也有所增加，并且使用了不同的材料，其目的是提高阳极的热容量。以前的阳极使用全金属制造，现在有些 X 线管采用化学气化沉淀石墨复合层和黄铜的复合阳极盘。石墨有很好的储热性能，可使阳极的热容量提高。而最新的 CT 用 X 线管开始采用液体轴承来替代过去的滚轴轴承，液体轴承的主要成分是液态的镓基金属合金。采用液体轴承后，一方面能增加 X 线管的散热率，另一方面还能减少噪声和振动。

CT 机所用 X 线管的产热量计算公式是：$1.4UI$。式中，1.4 是常数，U 为管电压（单位为 kV），I 为管电流（单位为 mA）。将实际应用的参数分别代入上述公式，即得到一次检查 X 线管产生的热量。该公式适用于三相和高频发生器，其中的时间是一次检查的总计扫描时间，单位是 HU，1 HU = 1 J。

此外，现在的 X 线管为了提高热容量，还采用了所谓的"飞焦点"设计，即曝光时交替使用 X 线管阴极发出的电子束，其变换速率约 1.0 ms，利用锯齿形电压波形的偏转导致电子束瞬时偏转，使高压发生时电子的撞击分别落在不同的阳极靶面上，从而提高阳极的使用效率，并能提高成像的空间分辨率。

由西门子公司推出的最新 CT 用 X 线管称为电子束控管，即所谓的"零兆 X 线管"，英文商品名为"Straton tube"。该 X 线管的改进主要有两方面：一是将阳极靶面从真空管中分离出来，使阳极靶的背面完全浸在循环散热的冷却油中，将以往阳极靶面的间接散热改为直接散热，大大地提高了 X 线管的散热效率（与普通 CT 机的 X 线管相比，散热率提高了 5~10 倍，为 5 MHU/min），满足了螺旋扫描长时间、连续工作的要求。由于散热效率的提高，阳极靶的直径可减小，电子束控管阳极靶的直径为 120 mm，普通 CT 机的 X 线管阳极靶的直径通常可达 200~300 mm。阳极靶直径的减小同时使 X 线管的体积减小和重量减轻。二是旋转轴的改进，即以前所有的 X 线管只有阳极旋转，阴极部分是固定的。而"零兆 X 线管"的阴极部分也增加了一个轴承，与阳极靶面一起在真空管中同时旋转，这个改进也避免了 X 线管机械设计上的缺点，使阳极的机械旋转性能更稳定，并更有利于阳极旋转速度的提高。电子束控管的阴极结构有点类似于电子束 CT 机的 X 线管，它产生的电子束须由偏转线圈聚焦并偏转一定的角度射向阳极表面产生 X 线。

（二）冷却系统

CT 机除 X 线管自身的油冷却系统外，机架的冷却系统一般还有水冷却、风冷却和水风冷却系统三种。各个公司在各种型号的 CT 机中会采用其中的一种，并且这三种冷却系统各有优缺点。

机架冷却系统的主要作用是加速散发由 X 线管和机架内电气设备在工作期间产生的热量。冷却系统的散热效果中，水冷却最好，但是装置复杂、结构庞大，需要一定的安装空间和经常性的维护；风冷却效果最差，其他一些方面也正好与水冷却相反；而水风冷却则介于两者之间。

（三）准直器

在 CT 扫描中，准直器有以下两个作用：① 调节 CT 扫描层厚；② 改善 CT 图像的质量和减少患者的辐射剂量。

对 CT 射线辐射的第一层防护是含铅的球管外壳，通过 X 线管窗口发出的射线束初步形成了扇形束或锥形束。CT 机中的准直器一般有两套：一套是 X 线管端的准直器

（或称患者前准直器），由固定的和可调节的几组叶片组成。在多层螺旋 CT 机中，为了减少焦点半影现象，可调节的准直器叶片一般都安装得尽可能远离 X 线球管。另一套是探测器端的准直器（或称患者后准直器），同样由固定的和可调节的几组叶片组成，固定部分叶片的开口一般都等于或大于扫描中使用的最大层厚度。前准直器主要控制患者的辐射剂量；后准直器主要控制扫描准直层厚度。也有的 CT 机仅采用一套准直器，这种方式的配置则无后准直器。

（四）滤过器/板

从 X 线管发出的原发射线是一束包含不同能量的辐射线，其中有不同数量的长波和短波。在实际使用中，CT 机所产生的 X 线也是多能谱的。现代 CT 机中所使用的楔形补偿器（或称滤过器/板）的作用是：吸收低能量 X 线，优化射线的能谱，减少患者的 X 线剂量，并且使滤过后的 X 线束变成能量分布相对均匀的硬射线束。

对于 CT 而言，滤过有两个目的：去除长波 X 线。由于长波 X 线对成像无益，并增加患者的辐射剂量；经滤过后射线平均能量增加、线质变硬和均一，通过物体后的射线硬化现象也因此趋于一致。

圆形物体（CT 检查患者的横断面近圆形）由于形状的原因，其 X 线衰减吸收不一样，射线硬化的产生也有所差别，但探测器无法检测到这些变化。为了纠正射线硬化不一致的现象，CT 机中使用了专用的滤过器。第一代 CT 机的滤过器是一个方形且中间呈弧形凹陷的水箱。目前 CT 机的滤过器/板主要有：① X 线管的固有滤过，通常为 3 mm 厚的铝板，有时也使用 0.1~0.4 mm 厚的铜板；②"适形"滤过器（如蝶形，bow-tie），是形状为两面凹陷（剖面观）类似于蝴蝶形状的高密度物质，目的是适应由人体形状所致的射线衰减。"蝶形"滤过器中心部分几乎无衰减射线的作用，而四周则有较强的衰减射线作用。它的主要作用是：滤除部分低能射线，同时也降低了到达探测器射线能的动态范围；减少"蝶形"周边与物体作用产生的散射线，降低患者的辐射剂量。"蝶形"滤过器常以特氟隆（Teflon™，聚四氟乙烯）为材料，原因是这种物质原子序数低、密度高，非常适合作为"蝶形"滤过器的材料。X 线管的固有滤过和"蝶形"滤过器通常都置于 X 线管的窗口前。

CT 机中通常是必须使用滤过器/板的，但同时使用滤过器/板也增加了 X 线的输出量。

（五）X 线检测接收装置

1. 探测器　探测器的作用是接收 X 线辐射并将其转换为可供记录的电信号。

探测器作为一种成像介质，必须具有转换效率、响应时间、动态范围和稳定性等特性。① 转换效率：指探测器将 X 线光子俘获、吸收和转换成电信号的能力。② 响应时间：指探测器能够响应两次 X 线照射的最小时间间隔。③ 动态范围：指在线性范围内接收到的最大信号与能探测到的最小信号的比值。④ 稳定性：指探测器响应的前后一致性，如果探测器的稳定性较差，那么 CT 机必须频繁地校准来保证信号输出的稳定。

已投入临床应用的 CT 机的探测器可分为固体和气体两大类，作用原理分别如下。

（1）固体探测器：利用闪烁晶体将 X 线转换成可见光，再把可见光转换成电子能。固体探测器多由闪烁晶体耦合一个光电倍增管（图 9-10）组成，由闪烁晶体把 X 线转换为光信号，再用光电倍增管或高灵敏度光电二极管接收，变成电信号送至信号采集处理器。通过探测器后的电信号实现了辐射能与电能之间的转换，其中闪烁晶体将辐射能转换为光能，光电倍增管中的光电阴极又将光能转换为电能。

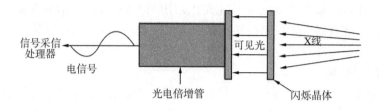

图 9-10　光电倍增管作用示意图

早期的固体探测器采用碘化钠（NaI）晶体，碘化钠晶体材料和光电倍增管耦合在一起，可起到光电转换作用。但由于碘化钠有余辉效应，且动态范围有限，后又被锗酸铋（BGO）、钨酸镉（$CdWO_4$）等取代，而光电倍增管则被固态的、光二极管闪烁晶体探测器所取代。20 世纪 70 年代末至 80 年代初的 CT 机大都使用钨酸镉探测器，80 年代至 90 年代初则改用闪烁晶体和高压氙气探测器。

固体探测器的优点：灵敏度较高，有较高的光子转换效率。

固体探测器的缺点：首先是相邻的探测器之间存在缝隙，X 线辐射的利用率相对较低；其次是晶体发光后余辉较长，影响响应函数，使高、低密度交界处的图像会产生拖尾伪影；最后是整个探测器阵列中的各个探测器不易做得完全一致，造成误差影响成像质量。

多层螺旋 CT 机中最新的固体探测器是由两种新型的闪烁晶体材料耦合光二极管制成的，它们分别是钨酸钙和高纯度的稀土氧化陶瓷。稀土氧化陶瓷实际上是掺杂了一些如钇、钆之类的金属元素的超快速氧化陶瓷，采用光学方法使这些材料和光二极管结合在一起。钨酸钙的转换效率和光子俘获能力是 99%，动态范围为 1 000 000∶1；而稀土氧化陶瓷的吸收效率也是 99%，闪烁晶体的发光率却是钨酸钙的 3 倍。

第三代 CT 机的气体探测器多采用高压氙气，利用气体电离的原理，入射的 X 线使气体产生电离，然后测量电流的大小进而得到入射 X 线的强度。

（2）气体探测器：利用气体电离室直接将 X 线转换成电子能。气体探测器通常做成一个密封的电离室，密封的气室内被加压至约 30 个大气压，以增加气体分子的电离。电离室的上下夹面由陶瓷拼成，每个电离室两侧由薄钨片构成，中心收集电极也由钨片构成，而 X 线入射面由薄铝片构成，所有的分隔相互联通。电离室内充满氙气，入射 X 线进入电离室后使氙气电离，其正、负电离子分别由中心收集电极的正、负极接收（负电离子被正电极接收，正电离子被负电极接收），通过前置放大器放大后送入数据采集系统。电离室侧面的钨片对 X 线有准直作用，可防止被检测物体产生的散射线进入电离室。

气体探测器的优点：稳定性好，响应时间快，几何利用率高，无余辉产生。

气体探测器的缺点：首先是吸收效率较低；其次是在制作工艺上只能做成单排的探测器阵列，无法做成多排的探测器阵列。在多层螺旋 CT 机中已不采用高压氙气探测器阵列。

2. 模数、数模转换器 模数转换器是 CT 数据采集系统（data acquisition system，DAS）的主要组成部分。CT 机最初探测到的模拟信号是连续地随时间不断变化的，它可由电压表读取或由示波器显示，但无法被计算机识别。模数转换器的作用是将信号放大器放大后的输出信号积分后，由多路混合变为数字信号送入计算机处理。模数转换器由一个频率发生器和比较积分器组成，后者是一组固态电路，被称为"时钟"，它的作用是通过比较积分把模拟信号转变成数字信号。

数模转换器的作用是进行上述运算的逆向运算，它的"时钟"电路将输入的数字信号转换成相应的模拟信号。

模数和数模转换器有两个重要的参数：精度和速度。精度是指信号采样的精确程度，精度与分辨率有关，分辨率用量化级数或比特描述。速度是指信号的采集速度，也就是数字化，即一个模拟信号的时间。在模数和数模转换器中，信号采集速度与精确度始终是矛盾关系，即采样信号数字化的精确度越高，采集速度越慢；反之，采集速度越快，采样的精确度则越低。

3. 数据采集系统 数据采集系统主要由信号放大器、模数转换器和数据传送器等共同组成。因其在 CT 成像系统中，尤其是在多排螺旋 CT 机中作用特殊，往往被列为一个系统。

数据采集系统是位于探测器与计算机之间的电子器件，和探测器一起负责扫描后数据的采集和转换。数据采集系统除了接收、放大来自探测器的信息和传送已转换信息外，作为数据采集系统主要部件的模数转换器，其还有以下两个作用：① 射线束测量，包括通过人体后的衰减射线和未通过人体的参考射线；② 将这些数据编码成二进制数据。

（六）机械运动装置

1. 扫描机架 扫描机架是一个与检查床相垂直安装的框架，里面安装各种扫描采集部件，如滑环、X 线管、高压发生器、准直器、探测器和数据采集系统等。

扫描机架的孔径和倾斜范围两项性能指标在应用中较为重要。孔径指机架孔的开口大小，多数 CT 机的机架孔径为 70 cm。机架必须能够倾斜，以适应不同患者的情况和各种检查的需要，倾斜角度通常为±12°～±30°。

2. 滑环 根据结构形状，滑环可有两种类型：盘状滑环和筒状滑环。盘状滑环的形状类似一个圆盘，其导通部分设在盘面上；而筒状滑环呈圆筒状，它的导通部分则位于圆筒的侧面。导电刷通常有两种类型：金属导电刷和混合导电刷。金属导电刷采用导电的金属和滑环接触，每一道滑环有两个金属导电刷游离端与其接触，目的是增加可靠性和导电性。混合导电刷采用导电材料银石墨合金（又称碳刷）与滑环接触，同样有两个导电刷游离端与滑环接触。

根据传导电压的高低，滑环可分为高压滑环和低压滑环。高压滑环通过滑环传递给 X 线发生器的电压达上万伏，低压滑环通过滑环传递给 X 线发生器的电压为数百伏。

低压滑环采用电压只有数百伏的交流电源，根据 X 线发生控制信号，借助于导电刷将电流送入滑环。在低压滑环供电方式中，电流进入滑环后，由滑环将低压电流送入安装在机架内的高压发生器，再由高压发生器产生高电压并输送给 X 线管。低压滑环的 X 线发生器、X 线管和其他控制单元全部都安装在机架的旋转部件上。

在高压滑环供电方式中，交流电源直接供电给安装在机架外部的高压发生器，由高压发生器将高电压送入滑环，然后再输送给 X 线管。高压滑环一般也采用小型、高频发生器，并且高压发生器不安装在旋转的机架上。高压滑环易发生高压放电而产生高压噪声，影响数据采集系统和图像质量。低压滑环的 X 线发生器须装入扫描机架内，要求体积小、功率大的高频发生器。目前，大多数生产厂家都采用低压滑环技术。

3. 检查床　检查床的作用是把需要扫描检查的患者准确地送入预定或适当的位置。根据 CT 检查的需要，检查床有两方面的要求：承重和床面材质。承重是为了确保特殊体形患者的检查需要；床面材质必须由易被 X 线穿透、能承重和易清洗的碳素纤维构成。

检查床应能够上下运动，以方便患者上下移动；同时检查床还应能够纵向移动，移动的范围应该能够满足从头部至大腿的 CT 扫描，床纵向的移动要平滑，定位精度要求高，绝对误差不允许超过 ±0.5 mm，一些高级 CT 机可达 ±0.25 mm。为适应 CT 检查的需要，与 X 线束射出同方向的位置上有定位光源，以利于准确定位。

二、软件系统

(一) 计算机设备

1. 主计算机　以往的 CT 机的计算机系统属于通用小型计算机。但随着计算机技术的飞速发展，小型计算机与微型计算机之间的差别已经很小，现在很多 CT 机包括多层螺旋 CT 机都采用微型计算机作为主计算机。

CT 机的主计算机一般都具有运算速度快和存储量大这两个特点。其硬件通常包括输入输出设备、中央处理器 (CPU)、阵列处理器、接口装置、反投影处理器、存储设备和通信硬件。CT 机的主计算机还须包含软件，并通过硬件执行指定的指令和任务。

CT 机的主计算机的作用主要是接收 DAS 的数字信号，并将接收到的数据处理重建成一幅横断面的图像。CT 机的主计算机都具有协同处理能力。协同处理的方式是两个或两个以上大致相同的处理器各自执行一个或几个处理任务。协同处理的主要目的是加快处理速度或提高计算机的处理能力。根据 CT 机和 CT 机制造厂商的不同，CT 成像的处理方式有并行处理、分布式处理和管线样处理。

2. 图像重建计算机/阵列处理器　图像重建计算机是 CT 计算机中一个很重要的部分。过去，计算机的处理速度较慢，需要依靠专用的阵列处理器来重建图像。现在由于计算机制造技术的发展，阵列处理器已被运算速度快的微型计算机替代，一般称为图像重建计算机。

图像重建计算机一般与主计算机相连，其本身不能独立工作，它的主要任务是在主计算机的控制下，进行图像重建等处理。图像重建时，图像重建计算机接收由数据采集系统或磁盘送来的数据，进行运算后再送给主计算机，然后在显示器上显示。它与主计算机是并行工作的，图像重建计算机工作时，主计算机可执行自己的运算；而当图像重建计算机把数据运算的结果送给主计算机时，主计算机暂停自己的运算，先处理图像重建计算机提交的工作。

（二）图像显示及存储装置

1. 显示器（监视器） 作用是人机对话（通过键盘进行，包括患者资料的输入、扫描过程的监控等）信息和扫描结果图像显示。

显示器有黑白和彩色两种，通常图像部分的显示都采用高分辨率的黑白显示器，而文字部分的显示有时采用彩色显示器。

显示器的性能指标主要是显示分辨率，一般以点阵和线表示。另外，与显示分辨率有关的指标是重建后图像的显示矩阵、像素大小和灰阶位深等。

2. 存储器 CT机的图像存储设备分别由硬盘、磁带、软盘和光盘等组成，它们的功能是存储图像、保存操作系统及故障诊断软件等。

在硬件的设置上，硬盘、磁带和光盘等是分列的。通常一次扫描后，由数据采集系统采集的原始数据先存储于硬盘的缓冲区；待扫描完成后，经重建处理后的图像再存入硬盘的图像存储区，从磁带或光盘等存取图像往往也以硬盘作为中介。

✚ 第三节 CT 的技术原理

由于 CT 成像具有所有 X 线源成像的基本特征，但其成像方式又不同于其他 X 线成像设备，本节将从 CT 设备技术的角度介绍 CT 的成像原理和关于不同种类 CT 成像的一些基本情况。

一、CT 成像原理

CT 成像的基本原理是用 X 线束对人体检查部位进行一定厚度的层面扫描，由探测器接收透过该层面的 X 线，转变为可见光后，由光电转换器转变为电信号，再经 A/D 转换器转为数字信号，输入计算机处理。图像形成的处理有如将选定层面分成若干个体积相同的长方体，称为体素（voxel）。扫描所得信息经计算而获得每个体素的 X 线衰减系数或吸收系数，再排列成矩阵，即数字矩阵（digital matrix）。数字矩阵可存储于磁盘或光盘中。经 D/A 转换器把数字矩阵中的每个数字转为由黑到白不等灰度的小方块，即像素（pixel），并按矩阵排列，即构成 CT 图像（图 9-11）。

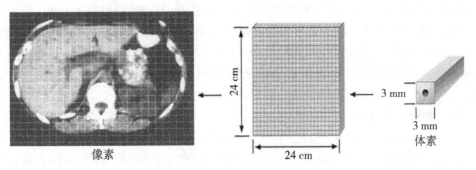

图 9-11 CT 图像构成元素体素和像素示意图

二、螺旋 CT

1989 年单层螺旋 CT 扫描技术开始在临床应用，因其扫描轨迹呈螺旋状而得名。CT 螺旋扫描又称 CT 容积扫描（volumetric CT scan），是采用滑环技术，通过 X 线管和探测器不间断 360°旋转连续产生 X 线并进行连续数据采集，同时检查床沿 Z 轴反向匀速移动使扫描轨迹呈螺旋状的扫描方式。

单层螺旋 CT 扫描参数的选择与普通 CT 相似：X 线管电压为 80~140 kV，X 线管电流为 50~450 mA，扫描时间最长可持续 100 s；扫描时 X 线束的宽度即层厚由准直器的宽度决定，层厚为 1~10 mm，检查床移动速度为 1~20 mm/s，X 线管旋转 360°的时间一般为 1 s 左右。

螺距等于 X 线管旋转 1 周期间检查床移动的距离与扫描层厚的比值，计算公式为：$P=S$（mm）$/D$（mm）。P 为螺距，S 为 X 线管旋转 1 周（360°）期间进床距离，D 为 X 线束准直器宽度（层厚）。扫描范围为检查床每秒移动的距离与 X 线管连续曝光的时间之积。

螺旋扫描的优点是扫描速度快，可进行连续快速扫描成像，大多数检查能够在患者一次屏气期间完成。

三、多层 CT

1989 年底，4 层螺旋 CT 扫描技术开始在临床应用，标志着螺旋 CT 发展到多层时代。近几年，多层螺旋 CT 进入快速发展时期，2004 年 64 层螺旋 CT、2005 年双源 CT、2007 年 320 层螺旋 CT 开始应用于临床。

所谓多层螺旋 CT（MSCT），是指安装有多排探测器的螺旋 CT 设备，又被称为多排螺旋 CT（MDCT），X 线管旋转 1 周，即可完成多层面的容积数据采集并重建出多个层面的图像。

（一）MSCT 扫描的主要技术特点

一次同时进行 N 层扫描的 MSCT，其 X 线束被多排探测器接收，层厚与 X 线束的宽度无直接相关，而与被激活的探测器排数有关，并可在回顾性重建时在一定范围内改变。

MSCT 的螺距定义为：$p=$X 线管旋转 1 周进床距离/X 线管总准直器宽度。

例如：64 层 MSCT X 线束总准直器宽度为 64×0.625 mm，当床距离为 60 mm/周时，$p=1.5$。MSCT 扫描的常用技术参数是：X 线管电压为 80~140 kV，X 线管电流为 10~800 mA，检查床沿 Z 轴方向最快移动速度为 100~200 mm/s，采集层厚为 0.5~5 mm，螺距为 1.0~1.5 mm，最长可 1 次连续扫描 100 s。

（二）MSCT 临床应用的优点

（1）扫描速度明显提高：MSCT 的 X 线管旋转 1 周可以扫描 4~320 层，仅需 0.27~0.35 s，比单层螺旋 CT 快 2 倍以上，同时扫描的覆盖范围为单层螺旋 CT 的数倍至数十倍，甚至数百倍。

（2）图像空间分辨力提高：由于 MSCT 的扫描速度提高，在相同的扫描时间内可获得范围更大、层面更薄，甚至是各向同性的容积数据，有利于重建出更高质量的图像。

（3）CT 透视定位更准确：单层螺旋 CT 使用 CT 透视功能仅能获得一个层面的透视图像，CT 引导下的穿刺活检仅可以实时显示针尖的位置。

（4）提高 X 线的利用率：在单层螺旋 CT 中 Z 轴方向上扫描层面两侧被浪费的 X 线在 MSCT 扫描中被用来采集数据，极大地提高了 X 线的利用率，减少了 X 线管的负荷，降低了 X 线管的损耗，在几乎不需要等待 X 线管冷却的情况下就可以进行较长时间的连续螺旋扫描。

（三）先进的 MSCT 检查技术

下面对目前在临床应用中较先进的 64-256 层螺旋 CT、320 层螺旋 CT 和双源 CT 的扫描方式分别进行介绍。

1. 64-256 层螺旋 CT　可以采用厚层和薄层扫描，但为了充分发挥设备的性能和获取高分辨力各向同性的容积数据，利用图像后处理功能，多采用薄层螺旋扫描技术。

扫描参数：X 线管电压为 80~140 kV，X 线管电流为 10~800 mA，扫描时间最长可连续曝光 100 s；探测器总宽度为 32~80 mm，扫描 1 周覆盖范围为 32~80 mm，获得的层数是 64 层，最薄层厚为 0.3~0.625 mm，螺距为 0.13~1.5 mm，球管旋转 1 周时间为 0.27~0.5 s，Z 轴方向扫描范围为 1 800~2 000 mm。

64-256 层螺旋 CT 的优势：① 对大范围、多部位检查和多期相扫描可在一次增强检查中完成，全身 1 800 mm 范围扫描可在 10 s 内完成。同时，多期相动态增强扫描期相的准确性更高。② 能够实现 X、Y 和 Z 轴容积数据各向同性，强大的后处理功能可获得接近完美的 3D 重组图像，为诊断提供丰富的信息。③ 扫描过程中，应用智能 3D 自动毫安功能技术，可根据检查部位的不同厚度和密度全方位瞬时测定扫描剂量，实现精确自动毫安调节，在保证扫描图像密度分辨力的同时，又避免患者接受过多的 X 线辐射剂量，辐射剂量可下降 66%。④ 心脏扫描在 5~10 s 短时间内完成，时间分辨力已达到 135 ms，心脏、冠状动脉成像图像质量优异，一次容积扫描可同时分析冠状动脉并计算心脏功能指标，电影回放能显示心室壁心肌的收缩情况。

2. 320 层螺旋 CT　因其探测器的覆盖范围广，全身大部分器官可在 X 线管旋转 1 周内即完成扫描，可以获得各向同性和各时同性的图像，在探测器排数上是 CT 发展的又一次跨越。

扫描参数：X 线管电压为 80~135 kV，X 线管电流为 10~580 mA，扫描时间最长可连续曝光 100 s；准直器宽度 160 mm，扫描 1 周覆盖范围为 160 mm，获得的层数是 320 层，层厚为 0.5 mm，X 线管旋转 1 周时间为 0.35 s，Z 轴方向扫描范围为 2 000 mm。

扫描方式：有步进容积扫描和螺旋容积扫描两种方式。步进容积扫描是扫描过程中检查床不动，X 线管环绕人体某部以 160 mm 的厚度扫描 1 周，探测器完成一次数据采集，获得 160 mm 范围的容积数据；然后扫描床移动位置，进行下一个 160 mm 厚度的容积扫描、数据采集和图像采集。周而复始，直至所需检查部位全部完成扫描。

320 层螺旋 CT 的扫描方式与 64-256 层螺旋 CT 的扫描方式相似，除具有 64-256 层螺旋 CT 的优势外，尚有以下优势：① 对范围小于 160 mm 的器官，1 周扫描即可完成全部器官覆盖，获得各向同性和各时同性的图像，图像质量明显提高。② 一次心动周期内1周扫描完成全心动态功能成像，实现运动器官检查时间的同步显示，提高了心脏检查的成功率，有利于克服心率快、心律不齐患者心脏成像质量不佳的难题。③一次检查完成全器官功能检查，实现功能和形态的结合，如一次采集可完成全心成像、冠脉成像和心功能分析等。④实现全器官灌注成像和器官的多期相增强成像，如全脑灌注成像和脑的纯动脉期成像、纯静脉期成像等。⑤显著提高了动态显示器官运动的时间分辨力，如动态容积成像能够观察关节、骨骼、肌腱在运动过程中的表现。64层螺旋CT检查单个器官的扫描时间需5~10 s，而320层螺旋CT仅需0.35 s。器官检查的速度比64层螺旋CT提高了15~25倍。⑥宽体探测器实现全器官容积扫描，射线的利用率进一步提高，同时避免了无效扫描和重叠扫描，使曝光时间缩短，患者接受照射辐射的时间缩短，其射线剂量较64层螺旋CT进一步降低。

3. 双源CT　不同于单个X线管和单套探测器的CT系统，双源CT是在扫描机架内安装两套X线管和两套探测器系统。两套采集系统呈90°放置，因受机架内空间限制，一套探测器系统覆盖50 cm的全部扫描视野，另一套探测器系统覆盖26 cm的扫描中心视野，两套系统可分别调节管电压和管电流，可以同时采集图像或单套系统采集图像，时间分辨力明显提高。

扫描参数：X线管电压为80~140 kV，X线管电流为20~666 mA，扫描时间最长可连续曝光100 s；准直器总宽度为19.2 mm，扫描1周覆盖范围为19.2 mm，应用飞焦点技术获得64层图像，最薄层厚为0.3 mm，螺距为0.33~1.5 mm。球管旋转1周时间为0.33~0.5 s，Z轴方向扫描范围为2 000 mm。

双源CT的优势：①时间分辨力提高。在进行心脏检查时，单源CT如要进行图像采集，X线管和探测器须旋转180°才能获得足够的数据重建图像；而双源CT只需要旋转90°即可获得足够的图像数据，机架旋转时间为0.28~0.33 s，时间分辨力减低到75~83 ms，对心率快的患者进行心脏检查亦可获得较高质量的图像。②可获得双能量CT数据。两套X线管可分别采用不同的能级，一般为140 kV和80 kV，在一次扫描中获得两套成像数据，把两套数据比较成像，可以进行靶部位物质的辨别区分、定性、分离，从而获得形态学外的被扫描部位信息，如心血管混合性斑块定性、肾结石成分定性分析、去除骨骼遮盖、去除血管斑块等。③心脏检查辐射剂量降低。时间分辨力和图像采集速度的提高，避免了多扇区重建技术必须采用的大剂量扫描，从而降低了心脏扫描辐射剂量。

四、能谱CT

近年来双能量CT技术迅速发展，从最初仅双源CT能实现双能量CT成像，到目前已有多种技术可实现双能量CT扫描。这些双能量CT技术既包括配备两套球管-探测器的双源CT系统，也包括能在高低管电压下快速进行能量切换的单源CT系统（快速管电压切换双能量CT），还包括在不同能量状态下进行两次连续扫描的单源CT系统，以及配备有能量解析探测器的单源CT系统（"三明治"探测器双能量CT）。上述基于单源CT的双能量CT技术的软硬件实现方式虽然不同，但高低能量的光谱仍有很大范围重合，这使区分高低能量数据的精度受到限制。

（一）双源双能量 CT

双源双能量 CT 的主要优势在于目前积累了较多的临床经验以及常规的图像重建技术。第一代双源 CT 在旋转的机架内安装了两个相隔 90°的 X 线球管，而这两个球管可以不同的管电压运行，在相对比较小的空间配准误差下进行双能量数据采集，减少了空间和时间配准错误的风险性。双源 CT 能独立选择每个 X 线球管的管电压（80 kV/140 kV，100 kV/140 kV），确保单个发生器在不同管电压下光子的输出相似。双源双能量 CT 可同步应用降低辐射剂量的技术，如自动化管电流调制技术、迭代重建算法等，可调节的准直器宽度能确保图像质量和适中的辐射剂量。

第二代双源 CT 球管的功率从 80 kW 提升到了 100 kW，使得双能量 CT 临床应用的适用范围更广；第二代双源 CT 的机架旋转速度提升为 0.28 s/圈，使得扫描的单扇区时间分辨率从第一代双源 CT 的 83 ms 提高到 75 ms，扫描速度更快。在第一代双源 CT 中，A 球管（140 kV）的视野为 50 cm，而 B 球管（80 kV）的视野为 26 cm。为了解决 B 球管的小视野问题，第二代双源 CT 的 B 球管视野增加到 33 cm，改善了第一代双源 CT 图像后处理中经常遇到的体形较大患者视野缺失的问题。第二代双源 CT 在技术上的一些改良，如更大的螺距、更大的覆盖范围等改善了双能量 CT 的图像质量，增加了该技术的可行性。此外，第二代双源 CT 两个球管之间的角度也由 90°增加到 95°，减少了 B 球管探测器系统的横向散射问题。第二代双源 CT 在 140 kV 球管蝶形滤线器的远端增加了 0.4 mm 的锡滤线板，改善了高低能量 X 线的分离，提高了高能 X 线的平均能量，改善了物质的组织对比，提高了双能量 CT 算法的性能。增加高能 X 线滤过的同时还可相对提高低能 X 线的能量，使得 100 kV/140 kV 的双能量 CT 成像成为可能。能谱纯化滤板的出现还使双源双能量 CT 扫描的管电压组合从第一代双源 CT 上的 80 kV/140 kV 增加到第二代双源 CT 上的 80 kV/140 kV、80 kV/Sn140 kV、100 kV/140 kV、100 kV/Sn140 kV，放射医师和技师需要根据患者体形和扫描部位选择最优化的管电压组合。

双源双能量 CT 主要具有以下技术特点：① 双源 CT 系统的两个球管的电流均可单独调节。例如，低管电压采用高管电流（单位：mA）保证图像质量；高管电压调低管电流（单位：mA），在保证图像质量的同时，使得辐射的利用效率最大化，辐射剂量最小化。另外，球管电流在可分别单独设定的基础上，还可以进行实时调节。② 双源双能量的扫描参数可根据检查内容及患者体形灵活调节，并有多种辐射剂量优化技术，如自动球管电流调制技术（CARE Dose 4D）、原始数据迭代重建等，以达到最大限度保证图像质量和最优辐射剂量的目的。其中，CARE Dose 4D 就是根据患者体形和检查部位对球管电流进行实时调节的智能化自动球管电流调制技术，其减轻了医生工作负担，并且使检查更加个性化。

第二代双源 CT 使用了能谱纯化技术。X 线球管在某一电压下会产生能量不同的 X 线光子，从而形成一个较宽的能量分布谱。工作在高电压下的球管发射的 X 线光子在低能部分与低电压球管发射的 X 线光子有较多的重叠。双能量 CT 扫描根据物质在高低能量下的衰减差别实现区分和鉴别物质的作用，所以高低电压球管发射的 X 线光子能量分布相距越远，对物质的区分能力越强。好的能量分辨率是体现双能量 CT 成像技术临床应用和诊断价值的关键所在。能谱纯化技术是将锡滤线板放置在高电压工作的球管射线发出的位置，可阻止低能光子穿过滤线板，使两只球管发出 X 线光子的能量分布重叠部分减少。

使用能谱纯化技术的优势在于：① 能减少两只球管发射的 X 线光子能量分布的重叠部分，使能量分辨率提高，从而使双源双能量 CT 技术的临床诊断和物质鉴别更为准确。有研究表明，采用能谱纯化技术的双能量 CT 扫描在分辨肾结石和强化的肾肿瘤的临床应用中，敏感性和特异性显著提高，且与未采用能谱纯化的双能量 CT 技术相比辐射剂量更低。② 能减少重叠的低能光子，可大幅降低患者接受的辐射剂量。有研究表明，第二代双源双能量 CT 系统采用能谱纯化技术，比不加锡滤线板的双能量扫描的辐射指数降低 50%。双源双能量 CT 扫描的辐射剂量并不高于常规 120 kV 扫描，却可提供更丰富的临床信息，如肺灌注信息。双源双能量 CT 技术是目前唯一在球管端实现了能谱纯化的双能量 CT 技术。

第二代双源双能量 CT 系统提供多种管电压组合的选择方案：80 kV/140 kV、80 kV/Sn140 kV、100 kV/140 kV、100 kV/Sn140 kV。根据扫描部位和患者体形的不同，设置不同的管电压组合。例如，头颅和腹部扫描采用较高管电压组合（如 100 kV/140 kV）以保证图像质量；胸部因为组织天然对比明显，可采用较低管电压组合（如 80 kV/140 kV）降低辐射剂量；对体质量指数（body mass index，BMI）较高者或肥胖者采用较高的管电压组合（如 100 kV/140 kV），对体质量指数较低者采用低管电压组合（如 80 kV/140 kV），对儿童患者采用低管电压组合以减少辐射剂量。

双源双能量 CT 的主要不足包括：① 第 2 个球管的扫描视野相对比较小（26～33 cm），因此在体形较大患者中的应用受到限制，在实际应用时需要通过放射技师对患者恰当摆位的方式部分解决该问题。② 两个正交安装的球管探测器系统容易在非对应的正交探测器阵列上产生横向散射，需要厂家提供专门的散射校正算法以预防图像质量的降低，恢复图像对比度。③ 相隔 90° 的 2 个球管探测器系统导致在机架旋转时间为 285 ms 和 500 ms 的情况下，高低能量投影之间有 71 ms 和 125 ms 的时间间隔，建议对运动器官使用扫描机架高转速的扫描方案。

（二）单源 CT 快速管电压切换技术

单源瞬时管电压切换双能量技术可在机架旋转期间实现同一 X 线球管电压在 80 kV 和 140 kV 之间快速切换（<0.5 ms），并由同一个探测器接收高低能量两套信息。该系统采用石榴石晶体结构的新型闪烁晶体探测器（宝石探测器），与常规 CT 系统的标准材料，如以硫氧化钆为基础的闪烁晶体相比，其发光速度更快，光输出量更大。高低管电压的 X 射线投影角度几乎相同，视野相同，管电压快速切换系统能够从两个在时间和空间上紧密排列的不同能量数据中集中获取数据，并允许直接在投影数据域空间进行双能量重建，这有利于减少线束硬化伪影并提高能量分析的准确度。但管电压切换时需要进行时间和角度上的插值计算，导致空间分辨力和时间分辨力有所损失，一定程度上影响数据分析的准确度及图像质量。同一个球管在两种管电压之间快速切换，导致球管整体转速受限，使运动器官如心脏的双能量 CT 采集有一定困难。新一代单源瞬时管电压切换双能量 CT 系统，球管管电压-管电流的同步匹配切换能力克服了既往管电压切换时管电流不能调节的限制，同时采用由宝石闪烁晶体和高清探测器采集系统组成的宝石

高清探测器，加上深度学习重建算法的联合使用，可在降低辐射剂量的同时保证优质的图像质量，具有较高的潜在临床应用价值。

快速管电压切换双能量 CT 的主要不足：① 高、低能量采集之间时间的快速切换（<0.25 ms）导致发生视觉整合期 X 线谱的升降效应，延长了采集时间，降低了两个能谱的分离度。② 如果 140 kV 和 80 kV 扫描拥有相同的投影数量，则每个管电压下采集的投影数量都只有标准单能量扫描的一半。投影数量的降低必然会降低图像质量。③ 由于低管电压下 X 线的衰减较多，为了保证数据的有效性，需要增加采集 80 kV 的投影数目；常需要将 80 kV 和 140 kV 的扫描比例调整为 2∶1。这样虽然可以在一定程度上补偿 80 kV 数据，但是减少了 140 kV 的投影数目，会引起更多的伪影以及空间分辨率的丧失。快速管电压切换技术的硬件设计不能满足管电流调制等降低辐射剂量的要求，常使用较高的管电流值，导致相对较高的辐射剂量。

（三）单源 CT 连续采集技术

连续采集的双能量 CT 最初开发用于不能内置同步双能量扫描硬件的单源 CT 扫描仪，可进行序列或螺旋扫描获得双能量 CT 数据。序列采集的双能量 CT 以轴位扫描运行，可在同一解剖位置以固定能量谱（140 kV 和 80 kV）进行两次 CT 扫描。其主要的不足在于 80 kV 和 140 kV 数据采集的时间间隔和总的采集时间较长，因此未能得到推广应用。

连续采集双能量 CT 可在单源 CT 系统进行高、低能量的 2 次螺旋扫描。西门子公司的单源 CT 连续采集技术（DNA 能谱 CT）和东芝公司的 Aquilion Vision CT 都使用了该技术。该技术分为两部分：① 在原始数据空间上对采集到的高、低能量投影数据（140 kV 和 80 kV）进行同源配对，由于能量数据的求解过程在原始数据空间上完成，因而保证了数据免受器官的生理活动和可能的人体自主运动的干扰。② 在图像空间上进行物质信息融合，解析出能谱信息。同源动态扫描技术能单独调节高低管电压扫描的电流比例，从而保证低管电压扫描的图像质量；同时能结合迭代重建技术、管电流实时调制、射线屏蔽技术、自由螺距等常规低辐射剂量扫描技术，因此只需常规的辐射剂量就可得到清晰的图像，为病变准确定性、定量及诊断提供更多的信息。

连续采集双能量 CT 的最大不足是高、低能量采集之间相对长的时间间隔，该技术主要用于非对比增强的双能量 CT，如尿道结石、痛风石检测及去除骨伪影等方面。

（四）单源 CT 双层探测器技术

双层探测器技术，又称为"三明治"探测器技术，通过采用新的探测器设计，而不是采用上述改变管电压的方法来获取双能量 CT 数据。双层探测器，顾名思义就是将两层闪烁晶体排列在一起分别获得高、低能量的信号。其中，上层探测器由 ZnSe 或 CsI 组成，而下层探测器由 Gd_2O_2S 组成。在双能量 CT 成像过程中，球管只在一个固定管电压状态下（通常为 120 kV）工作，X 线先经过探测器的上层，低能量的光子被上层吸收，从而获得低能量数据；探测器下层吸收剩余的高能量光子，以获得高能量的数据。因此，在双层探测器 CT 设备的实际使用中，并没有明确的单能扫描和双能扫描的区分。

双层探测器技术的主要不足在于：① 高能低对比的投影多于低能高对比的投影，

导致软组织对比相对较差；② 需要相对比较高的辐射剂量以降低噪声来保留低对比检测能力。

（五） 单源 CT 同源双光束技术

与双层探测器技术类似，同源双光束技术也是在单源 CT 平台上通过一个球管在同一管电压下进行双能量成像。与双层探测器技术不同的是，同源双光束技术通过独特的球管技术，从一个球管同步发出两束不同能量的 X 线，从而在扫描的同时获得物质的高、低能量数据。该技术一方面可以分离高、低能量的光谱，另一方面球管输出的高、低能量的 X 线光子数目也可以被调节，从而能够更好地匹配高、低能量输出，进而提高成像效果。

CT 成像技术发展迅速，近 10 年来能量 CT 在临床的应用日趋成熟，能量 CT 多参数成像提供了诸多传统 CT 无法提供的组织特征性信息，在疾病诊断中发挥了重要作用。能量 CT 技术的快速发展和人工智能辅助一键式快速后处理技术的研发和应用，将进一步实现 CT 能量扫描常规化、PACS 系统读取图像序列，从而解决目前临床实践中需要预设能量 CT 扫描模式、用户交互式后处理时间较长及 CT 图像数据量增加等局限性问题，有望最大限度地发挥能量 CT 的优势，使其真正应用于临床工作流程中。大数据时代下丰富的图像及诊断信息，能够进一步促进 CT 影像组学及人工智能领域的发展。此外，近年来光子计数 CT 技术不断成熟，逐步进入临床应用，已经显示出其独到的特点和优势，代表着能量 CT 技术革命性的突破。随着临床应用的不断深入，未来能量 CT 的应用必将有广阔的前景。

✚ 第四节　CT 的临床应用

自 20 世纪 80 年代初期，全身 CT 投入临床应用以来，CT 已成为多种临床疾病的重要检查手段，检查范围几乎涵盖人体的每一个器官和部位。初步了解 CT 检查的程序、CT 的扫描方法以及 CT 检查的适应证，对开展临床工作将大有裨益。

一、CT 检查的程序

CT 检查：按照一定的操作规程和技术要求，使人体的正常解剖结构和病变形成影像，医生运用影像资料对疾病进行诊断和治疗。为了实现上述目标，须做好以下几个方面的准备。

（一） 患者的登记接待

审查申请单是否填写完整，检查部位是否符合要求。

（二） 扫描前患者准备

扫描模式不同，检查部位不同，患者的准备情况略有差异。

1. 常规 CT 平扫检查

（1） 做好患者的防护，尽量降低辐射损害。

（2） 去除被检部位的金属物品，尽量减少射线束硬化伪影的产生。

（3） 对于不能合作的患者（婴幼儿、躁动患者等），须征求临床医生的意见，事先给予镇静剂。

（4）对于胸、腹部检查的患者，做必要的呼吸训练。

2. CT 增强检查 常规 CT 增强检查，除平扫检查中患者须注意的事项外，还须做如下准备。

（1）须让患者或家属仔细阅读 CT 增强检查注意事项，并根据患者自身情况，判断是否适合做此检查。

（2）检查前应详细询问有无药物过敏史，有无不宜使用对比剂的身心疾病，在患者或其家属在 CT 增强检查知情同意书上签字同意后方可进行检查。

（三）CT 机准备

CT 设备的正常运转是 CT 检查最终成像质量得以保证的前提条件，每天早晨开机前须检查设备的完整性，观察温湿度、稳压电源工作状态。

（四）操作者准备

操作者准备包括：① 资料录入；② 摆放患者体位；③ 选择扫描程序；④ 定位、扫描；⑤ 图像的储存及打印。

二、CT 的扫描方法

（一）逐层扫描（sequential scan）

逐层扫描又称序列扫描或非螺旋式扫描。每扫描一层，检查床移动相应的距离，然后做下一个层面的扫描，如此循环往复，直至完成整个预设范围的扫描。在螺旋扫描方式出现前，所有的 CT 检查都采用逐层扫描方式；而螺旋 CT 出现后，除了颅脑和颈、腰椎椎间盘等少数几个检查部位外，其余部位均采用螺旋扫描方式。

（二）螺旋扫描（spiral scan）

螺旋扫描又称容积扫描，可分为单层螺旋扫描和多层螺旋扫描。螺旋扫描方式是指扫描机架和检查床同时旋转和移动，X 线同时连续曝光采集图像，一次性完成一个部位或器官的扫描，由于该扫描方式的 X 线管焦点运行轨迹在人体表面的投影类似螺旋状，故被称为螺旋扫描。螺旋扫描由于可连续采集一个甚至多个人体部位的扫描数据，采集速度快、扫描范围内无信息遗漏，且在增强扫描中可节省对比剂的用量，现已替代逐层扫描方式，被广泛用于除颅脑等器官外的绝大部分 CT 检查中。

（三）普通扫描

CT 的普通扫描又称平扫或非增强扫描，是 CT 检查中用得最多的一种方法，它的含义是按照定位片所定义的扫描范围、不注射对比剂的扫描。平扫是一种 CT 检查方法，无论逐层扫描或螺旋扫描方式均可用于 CT 的平扫检查。

（四）增强扫描

静脉内注射对比剂后的扫描称增强扫描，可增加组织与病变间密度的差别，有利于发现平扫未显示或显示不清楚的病变，以及观察血管结构和血管性病变，有助于病变的定位、定性。

（五）能量成像

能量成像（spectral CT imaging）通过利用物质在不同 X 线能量下产生的不同吸收

差异来提供影像信息，从而获得时空上完全匹配的双能量数据，在原始数据空间实现能谱分析，其可以提供双能量减影、物质分离、物质定量分析、单能量成像和能谱曲线分析等功能。比较有代表性的能量成像技术是西门子公司的双能量（dual energy, DE）成像技术和 GE 公司的能谱成像技术。菲利浦公司开发的"三明治"探测器，通过两种不同的探测器重叠安装，而使用一个球管同时照射来产生两组不同的数据，进而进行组织分辨。能量成像的实现方式从技术层面上分为实验室类型和临床类型两大类。前者的代表即光子计算系统；后者的代表主要是双能量成像，包括瞬时双能量成像技术与双球管技术。在采用双球管模式的能量成像中，能量时间分辨率不足可引起运动伪影。这种伪影不仅可出现在心血管系统心脏的收缩与舒张中，也可出现在消化系统胃肠的蠕动中，以及呼吸系统双肺的呼吸运动中。减影使这种运动伪影更加明显。采用双球管模式实现图像空间双能减影中出现的另一个问题是硬化效应。由于减影图像是由低电压与高电压的图像组合而成的，而低电压的图像往往带有较严重的硬化效应，这样使得组合的减影图像也存在硬化效应。由于运动伪影和硬化效应的干扰，双能减影图像中存在许多不准确性与不确定性，从而在临床应用方面受到了很多制约。而通过单球管高、低双能量（80 keV 和 140 keV）的瞬时切换（<0.5 ms）的能谱 CT 双能量解析过程是在投影数据空间完成的，因而不受自主和不自主的运动干扰，在准确的硬化效果校正的基础上得到准确的能谱成像。图像空间双能减影与常规混合能量一样，采用单一硬化效应的校正。

（六）心脏及冠脉 CT 成像

对于心脏和大血管病变，传统 CT 和一般螺旋 CT 因扫描速度慢，较易受心脏搏动的影响而产生运动性伪影。随着 MSCT、双源 CT 的应用，心脏 CT 检查的应用日益广泛。该检查可提供详尽的心脏大血管的解剖信息，评估左、右心室功能，是先天性心脏病和心脏瓣膜疾病的检测手段之一。同时，它还可显示心包腔积液或钙化，并进行冠状动脉重组、冠状动脉钙化积分分析、心功能分析等。心脏 CT 检查常规行横断面平扫加 CTA，平扫常用步进式扫描方式，CTA 采用螺旋容积扫描方式，利用容积数据进行三维重组，还可行心肌灌注成像。血管疾病的诊断一般需要行 CTA 检查。

目前，多层螺旋 CT 对心脏的检查成像主要采用前瞻性 ECG 触发和回顾性 ECG 门控两种方法。前瞻性 ECG 触发是根据患者心电图 R 波的出现预先设定一个延迟时间，然后进行曝光扫描，心脏容积数据的采集是在注射对比剂后采用序列扫描的步进曝光技术，并将获得的图像用不同的后处理方法显示。此方法可以显著减少 X 线辐射剂量，但不能进行心脏功能测定。回顾性 ECG 门控心脏容积数据的获取则是在注射对比剂后的一段时间内，采用螺旋扫描连续采集全部心脏的容积数据，同时记录患者的心电图，然后回顾性和选择性地重建图像，并采用不同的后处理方法显示图像。此方法可以同时进行心脏功能测定，但 X 线辐射剂量较大。对比剂用量为 1.2~1.4 mL/kg（要综合考虑受检者的血流速度、心率及所用 CT 机型等因素，一般 70~80 mL 即可），注射速度为 4.5~5 mL/s，开始注射对比剂后 12~18 s 启动扫描。通常采用对比剂追踪触发扫描技术，将感兴趣区置于肺动脉干层面的主动脉根部，设定触发阈值为 100~120 HU，注入对比剂后，当感兴趣区的 CT 值达到阈值时，自动触发扫描（须有约 6 s 的吸气、屏气延迟时间）。

随着多排（层）螺旋 CT 技术的不断进展，单脏器或多脏器的扫描时间大为缩短，故注射对比剂的时间也相应缩短。因此，在不增加对比剂总量的前提下，可应用提高注射速率、降低管电压或者使用低浓度对比剂等方法提高 CTA 的显示效果。但是无论选择哪种方法，准确捕捉扫描时机至关重要，最好在动脉密度值达到高峰时结束扫描，稍微提前或推后都有可能导致检查失败。不同厂家的高端螺旋 CT 具有不同优势，使用低剂量对比剂的方法也不尽相同。以心脏为例，64 排 CT 可以在 5~6 s 完成心脏冠状动脉扫描，而 640 层 CT 采用 16 cm 的宽探测器进行成像，双源 CT 采用 3.4 mm 的大螺距进行采集，当心率<70 次/min 时，它们均可实现亚秒扫描，完全可以在使用低剂量对比剂的高峰平台期内完成扫描。GE 公司的 CT 能谱成像和西门子公司的 CT 双能量成像中的单能量成像不仅可提高血管密度，还可降低噪声，提高密度分辨力，从而实现冠脉钙化斑块的去除、心肌血供的定量和斑块的精确测量。

三、CT 检查的适应证

随着 CT 的日渐普及，当前出现滥用 CT 检查的倾向，把 CT 当作万能工具。有些无须 CT 检查就可诊断的疾病也用 CT 检查，造成了不必要的人力、财力浪费。其实，CT 与其他的检查方法一样，有所长也有所短，其适应证就是根据扬长避短的原则制定的。

（一）头面部

人体的头面部由 20 多块骨骼组成，由于骨骼影相互重叠，传统的 X 线检查对于某些部位的病变就难以观察。由于 CT 是横断面的成像，避开了骨骼的互相重叠，因而能清楚地观察到病变的位置、范围及其与邻近结构的关系，特别对于确定有无脑部肿瘤并做出定位与定量诊断相当可靠，定性诊断也优于其他检查方法。此外，CT 对于头面部的其他病变，如脑外伤，脑血管意外，耳、鼻、咽、喉及眼部疾病都有很高的诊断价值。所以，头面部的疾病，尤其是脑部疾病可首选 CT 检查。

（二）胸部

胸部由于有充气的肺而有良好的天然对比度，传统 X 线检查多能显示病变，所以 CT 检查一般不作为胸部筛查疾病的首选方法。但 CT 是横断面的成像，没有解剖结构的重叠，因而可显示出某些胸片不易显示的区域，如胸膜下、近横膈区、纵隔旁的病变，特别在诊断早期肺部肿瘤、早期转移病灶方面优于传统 X 线检查。所以，当怀疑肺部有病变，而其他检查方法没有发现时，可进一步做 CT 检查。

（三）胃肠道

由于目前气钡双重造影及纤维内窥镜检查应用较为普遍，胃肠道的大部分疾病都能通过上述检查做出准确的定位、定性诊断，所以胃肠道一般不用 CT 作为常规的检查方法。

（四）腹部

腹部包括肝、胆、脾、胰、肾和腹膜后组织以及盆腔器官，传统的 X 线检查对这部分脏器的诊断价值有限，特别对于肝、胰，因为它们是实质性脏器，加上腹部不具有像胸部那样良好的天然对比度，故而 X 线检查不能使肝、胰显影满意。而 CT 检查有良好的密度分辨率，可以清楚地显示肝、胰等实质性脏器的影像，尤其是通过静脉注射造影剂增强扫描，在鉴别肝癌与肝血管瘤方面更有价值。所以，当腹部肝、胰等实质性器官有病变时可用 CT 检查。此外，CT 检查对双肾、膀胱、子宫、卵巢等泌尿生殖系统疾病也有独特的诊断价值。

（五）其他

CT 检查在脊柱及脊髓病变方面可以观察到比传统 X 线更为细致的结构，可以作为传统 X 线检查的补充手段。近年的研究表明，CT 检查可以作为四肢软组织肿块及某些复杂解剖部位如肩关节、骨盆的首选检查方法。

总之，CT 检查的优势在于密度分辨率良好，因此对于肿瘤病变，CT 检查尤为重要。它可以发现早期肿瘤，明确病灶大小、有无转移等，对肿瘤的分期、治疗方案的选择都可以提供十分有价值的依据。

✚ 第五节　CT 的未来发展

随着 CT 检查的渗透和普及，现有 CT 技术的应用已经满足不了人们的临床检查及科研需求，因此越来越多的 CT 新技术和新发展就应运而生。本节将为大家介绍目前几项比较热门的新发展的 CT 技术。

一、能量 CT

能谱（energy spectrum）和 CT 双能量成像（CT dual-energy imaging）均出自《医学影像技术学名词》第一版，是 2020 年全国科学技术名词审定委员会公布的医学影像技术学名词，前者指 X 线光子能量与光子数量的分布曲线，后者指使用两种能量的 X 线束对被扫描物体进行扫描的成像技术。

在 CT 成像领域，光谱 CT 和能谱 CT 通常表达的意思是相同的，本质上都属于 CT 双能量成像。在 CT 双能量中，我们所说的能谱曲线是指在不同能量（keV）下的物质 CT 值的变化曲线。

（一）能量成像的发现及发展

1973 年，豪斯菲尔德教授在发明 CT 后，又开展了神奇的"双能实验"：使用高低管电压进行扫描，通过光子的吸收差异区分碘、钙等具有不同原子序数的物质，从而实现能量成像。早期能量 CT 的探索，就是从这次实验开始的。

（二）能量成像的理论基础

能量 CT 通过不同组织间光子吸收差异，可以在双能或多能量扫描下获取物质衰减信息，实现对不同组织的鉴别，从而提供比常规 CT 更多的影像信息。

尽管人体不同组织对 X 线的衰减不同，但很多时候，任何组织的吸收都能用衰减高低不同的基物质对组合表示。其中，水和碘是最常用的组合，因为其包含了从软组织到含碘对比剂以及医学常见物质的能量范围。

豪斯菲尔德教授在建立理论时认为，理想的能量 CT 模型是"同源、同时、同向"

的，即同一射线源发射、同一时间采集数据、同一方向采集数据，也就是我们熟知的"三同"原则。

然而，人体成分十分复杂，而二元一次方程的描述方式是线性的。描绘能谱曲线时，需要更加纯粹的能量分离手段，甚至更多元的能量分离手段。能量重叠越小，能谱越纯，双能量结果也就越准确。例如，我们看到的自然光是白色的，经过三棱镜折射会分离出红、橙、黄、绿、蓝、靛、紫七个颜色。这说明白光其实不是白色的，而是由不同颜色的单色光混合而成的复色光。

X线也是一种混合光谱，被称为"多色X射线"。如果管电压为140 kV，则其光谱的能量范围大概为30~200 keV，平均能量约为70 keV。当这一混合的能量射线穿过组织时，硬化效应和平均吸收效应会产生线束硬化伪影和异物同影现象。因此，为了获得更精确的图像，需要获得X线的单能级图。单能级图CT值的准确性是其他参数图像的基础，能量分离越开，能级越多，所解出的多元方程结果越接近真实世界。

（三）能量成像的技术发展

近年来，随着球管、高压发生器、探测器等技术的高速发展，能量CT才真正得以实现。目前公认比较有临床应用价值的是单源瞬时管电压切换、双源双能量和双层探测器3种技术。

1. 单源瞬时管电压切换　由于X线投影角度几乎相同，该技术允许直接在投影的空间进行双能量重建，这有利于减少线束硬化伪影并提高能量分析的准确度。新一代能量CT管电压、管电流能同步匹配，加上深度学习重建算法的联合使用，能在降低辐射剂量的同时保证优质的图像质量。

"三同"评价：同源、几乎同时（<0.5 ms）、几乎同向（小于0.18°，投影域重建）。

2. 双源双能量　优势是球管前加装锡过滤，能更好地优化X线，提高剂量效率，减少线束硬化伪影；而且两个球管的管电压/管电流能独立调整，有利于实现辐射剂量均衡分布。不过，高、低能量数据不纯粹同向，只能基于图像域重建。与常规50 cm视场角（field of view，FOV）相比，双源能量FOV仅为35 cm，体形较大的受检者会受到一定限制。

"三同"评价：不同源、同时、不同向。

3. 双层探测器　优势是高、低能量数据在投影数据域内的时间和空间上完全匹配，同时基于反相关噪声降噪技术，有效降低光谱图像噪声，使其40~200 keV虚拟单能量图像（virtual monoenergetic imaging，VMI）拥有几乎平坦的、较低水平的噪声曲线，大大提升图像质量。

由于受到固定探测器设计的限制，第一代双层探测器只能在120 kV或140 kV管电压下扫描才能进行光谱分析。不过，最新一代光谱CT能实现100 keV的能量CT，再次扩大临床应用范围并降低辐射剂量。

"三同"评价：同源、同时、同向。

3种能量成像CT实现逻辑示意图如图9-12所示。

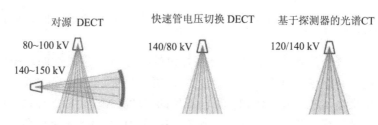

对源 DECT　　　　快速管电压切换 DECT　　　基于探测器的光谱CT

80~100 kV　　　　　140/80 kV　　　　　120/140 kV

140~150 kV

图 9-12　3 种能量成像 CT 实现逻辑示意图

虽然上述方法在技术实现上存在巨大差异，但基本都能获得成对的高/低能量 X 线吸收数据，以便用于能谱多参数图像的回顾性重建和分析。

（四）能量 CT 的现状

从简单的抽象模型到实际临床研究，再到投入商用，科学家们在能量 CT 这条路上走过了漫长的路程。

2007 年，GE 在 RSNA 年会上推出能谱 CT——HD750，正式拉开了能量 CT 的时代序幕。区分一杯水到底是糖水还是盐水的故事，迅速引燃了放射界对于能谱的热情。随后，几乎所有整机厂家均将目标转向了能量 CT。

2017 年，飞利浦带来了业界唯一的"探测器驱动"光谱 CT——IQon，并首次提出"彩色 CT"的理念。

时至今日，能量 CT 凭借多参数、多维度、定量成像的优势，在肿瘤早发现、冠状动脉粥样硬化、大血管造影等疾病的精准诊断方面展现出独特价值，已被业界专家广泛认可，成为临床指南中的某些疾病推荐扫描方式。

目前，能量 CT 已有比较成熟的后处理应用，包括常规诊断图像、虚拟单能量图像 VMI、物质分离图像、有效原子序数图和电子云密度图。其中，有效原子序数图、电子云密度图目前临床应用经验有限；但虚拟单能量图像 VMI、物质分离图像已获得广泛应用，尤其是虚拟单能量图像 VMI 具有重要价值，可以减少混合能量带来的负面影响，提高图像质量（图 9-13）。例如，其可减少噪声和线束硬化伪影，以及增强组织对比度。其中，低能量段 VMI 图像能够有效增强细小血管的显示、增加组织的对比度，并大大提高对隐匿性病灶和微小病灶的检出率；高能量段 VMI 能够有效减少金属引起的线束硬化伪影，增强支架内管腔的可视化。

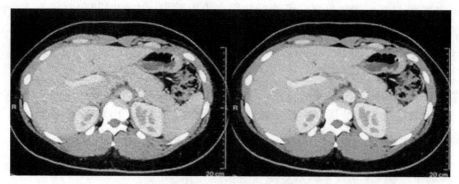

图 9-13　传统混合能量图像（左）与虚拟单能量图像（右）质量比较
与 120 kV 传统混合能量图像相比，70 kV 虚拟单能量图像质量更高

以目前极为优秀的能量 CT——飞利浦皓克 Spectral CT 的能量成像为例，其经过全新设计，具有 80 cm 大孔径、球面宽体双层探测器、精准快速扫描床和人工智能技术，再次拓宽能量 CT 应用范围。其搭载的一站式心脏、一体化肿瘤、零等待卒中精准光谱诊疗方案，大幅提高在心血管、肿瘤和脑卒中等领域首次扫描诊断的精准性。

不过能量 CT 在放疗领域的应用不详。近年来质子治疗在国内迅速发展，仅在论证阶段的项目就多达数十个。质子束是超高能的笔形束，对粒子的射程把控要求更加严格，要更好地保护可能危及的器官和正常组织。传统模拟定位技术难以满足其精度，CT 能量成像能使得粒子治疗射程计算更加准确。例如，英国伦敦大学学院医院质子中心（UCLH）采用 Spectral CT 用于质子治疗模拟定位。其碘图能有效代替 F-FDG 分子代谢成像，使工作流程加快；电子云密度和有效原子序数能提高使用者对质子束停止位置的信心，对质子的精准勾画和精准计划实现更高飞跃。

上述大量临床案例表明，常规 CT 存在一定的诊断短板，而临床对更高质量 CT 图像的渴望从未止步。如今，能量 CT 早已不再是被束之高阁的"摆件"，而是在临床诊断中发挥重要作用的利器。

（五）能量 CT 的未来发展

目前，能量 CT 技术的发展分为两类：基于能量源和基于探测器。两种技术各有千秋，几年前曾有人围绕其展开了技术论战。如今，随着光子计数 CT 的到来，这种讨论终于尘埃落定：能量 CT 的未来属于探测器。

不同于其他能量 CT 的"耗时协议"，光谱 CT 开创了"非耗时协议"的概念，即扫描前须事先预判是否需要进行能量扫描而选择特殊的能量 CT 扫描参数，探测器端能量 CT 的优势在于能从任何常规 CT 扫描中获得能量成像数据却不改变既往工作流程。

光子计数 CT 是基于光子计数探测器的技术，同光谱 CT 一样，其能量成像也使用"非耗时协议"的方式。这种一切皆采用能量扫描的技术，大大降低了 CT 能量成像的可及性难度，使能量成像能随时随地应用于全身。2021 年，西门子 NAEOTOM Alpha 获得 FDA 批准，宣告光子计数 CT 的正式到来。与此同时，GE、飞利浦、佳能、三星等 CT 厂商也早已步入赛道，并进行了多年的临床验证。

基于直接转换的光子计数 CT 具有更低剂量、更低噪声等优点。更重要的是，其引入了"能量箱"理念，能同时提供多个能量阈值的 CT 数据，用于多能量成像。

从成像理念角度看，光子计数 CT 一定是更好的技术。但从实际临床应用角度，目前大多认为初代光子计数 CT 的主要价值是低剂量成像。其成像基于光子计数迭代重建，天然具备低噪声，但目前仅能在 120 kV 和 140 kV 条件下进行多能量箱的光子捕获。此外，在能量成像方面，光子计数 CT 目前仅能提供单能级图、虚拟平扫、碘图、水基图、钙基图等在能量积分 CT 上早已成熟应用多年的技术。光子计数 CT 的新应用，才是我们接下来期待的。

二、光子计数探测器 CT

光子计数探测器 CT（以下简称 PCD-CT）是一种基于直接转换 X 线探测器的新型 CT 技术，其中入射的 X 线光子能量直接记录为电子信号。它代表着未来影像技术的发展趋势。

马丁·威利明克（Martin J. Willemink）教授和托马斯·格里斯特（Thomas M. Grist）均认为，自 1972 年第一台临床 CT 引入以来，传统的 CT 成像一直受到空间分辨率、辐射剂量，以及射线硬化伪影、对比度分辨率（如大脑灰、白质识别）等的限制。

（一）光子计数探测器 CT 与传统成像的区别

与传统能量积分探测器（EID）相比，PCD 的成像有很大区别。EID 由闪烁体先将吸收的 X 线转换为可见光，再由光电二极管转换成电流信号。探测器单元间通过反射隔膜（TiO_2）分离开来，以防止可见光的串扰。由于反射层为成像的"死区"且存在一定厚度，因此传统 CT 的几何剂量效率仅有 70%~80%。PCD-CT 的成像原理则完全不同：X 线在半导体 CdTe 中会产生电子空穴对，在探测器阴极和像素化阳极端施加高压（800~1 000 V）后，电子朝向阳极移动就可以获得电流，从而实现 X 线的直接转换（X 线→电信号）。半导体微电极技术突破了传统探测器的物理工艺极限，像素尺寸只有传统 CT 的 1/16，因此大幅度提升了空间分辨率。此外，由于探测器单元间没有额外的分隔层，因此使用 PCD 可以显著减小探测器像素尺寸，而不会影响几何检测效率（填充因子）。这使得 PCD 能够进行超高分辨率成像，并已被用于提高体内 CT 成像的空间分辨率。临床上较小像素尺寸的益处是能够以较低的辐射剂量获得常规成像（图 9-14）。

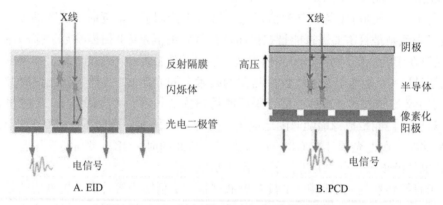

图 9-14 EID（A）与 PCD（B）成像对比图

A. 当入射 X 线光子击中 EID 时，EID 使用闪烁体产生可见光，然后由光电二极管记录光，探测器元件之间带有反射隔膜以减少串扰。B. PCD 使用半导体直接产生正电荷和负电荷，负电荷进入像素化阳极以记录每个单独的光子及其能量。

随着时间的推移，PCD 完全取代传统的 EID 或许会实现。

（二）光子计数探测器的优势及其对临床应用的影响

1. 更高/改进的空间分辨率 肺和肌肉骨骼成像中的许多诊断任务都依赖于 CT 扫描较大身体区域的能力，同时显示小结构。因此，PCD-CT 空间分辨率的提高可能有助于肺和肌肉骨骼成像中的许多诊断任务。例如，PCD-CT 由于其较高的空间分辨率而显示出与间质性肺疾病相关的详细而微妙的成像。井上（Inoue）等人证明，在已知或疑似常见间质性肺炎的患者中，PCD-CT 增加了临床对关键成像如毛玻璃不透明度、网状和马赛克图案等发现的信心。PCD-CT 还可以改善高阶支气管和支气管壁的可视化。对肺和肌肉、骨骼，PCD-CT 可通过使用更高分辨率的重建内核，并且通常使用更薄的切片来实现较小结构的改进可视化。

相对于 EID，PCD 固有的更高空间分辨率也有利于低剂量肌肉骨骼 CT 成像。例如，在多发性骨髓瘤检查期间经常进行低剂量 CT 扫描，以识别溶解性骨病变和骨髓瘤后遗症，如病理性骨折等。在相似的扫描剂量水平下，可以使用超高分辨率模式获取 PCD-CT 图像。超高分辨率需要使用具有常规 CT 成像的梳状滤光片，这会增加辐射剂量，因此常规 EID 无法进行低剂量、高分辨率的全身 CT 成像。在全身低剂量 PCD-CT 下，PCD-CT 图像上更清楚地看到小的溶骨性病变（这是骨髓瘤的特征）。PCD-CT 更小的探测器像素尺寸和更高的几何剂量效率有助于大幅减少小关节的超高分辨率成像的辐射剂量，这对创伤和退行性疾病有益。它还允许对肩部和髋部等大关节进行超高空间分辨率成像，这是大多数传统 CT 系统无法实现的。

2. 改善碘信号　与 EID-CT 相比，PCD-CT 可以在相同的管电位下改善碘对比度，并具有多能量显示和材料分解的额外优势。PCD-CT 可改善碘信号，是因为缺乏使用 EID X 线探测器发生的低能光子的下权重。例如，120 kV PCD-CT 图像产生的图像对比度特性类似于较低的管电压设置，对比度差异增加。这种增加的碘对比度扩展了低电压成像的好处，主要是减少年龄较大患者的腹部低对比度检测任务的剂量，其中传统的低电压成像受到可用管电流的限制。除了虚拟非对比度图像和碘图上的优势之外，放射科医生还可以通过重建虚拟单能图像（VMI）进一步扩展这些优势，放射科医生还可为诊断任务选择最合适的电子伏特能级。

3. 减少辐射剂量　一些 PCD-CT 应用对儿科患者特别有利。更高的空间分辨率和对比度噪声比提高了较小患者解剖结构的可见性，使剂量效率更高，有助于进一步减少剂量。使用 PCD-CT 的高分辨率模式，辐射剂量可以减少 20% ~ 30%，而不会牺牲图像质量。此外，与一些传统 EID-CT 系统中的情况类似，锡滤光片可用于塑造多色 X 线管能谱，去除低能光子，使更大比例的光子穿过患者，并促进非对比诊断任务的辐射剂量大幅减少。PCD-CT 的这些特征使其成为各种儿科方案的理想选择，但超低剂量胸部 CT 是需要从年轻时开始重复影像学检查的患者的理想应用，例如，患有慢性气道疾病（如囊性纤维化）的年轻患者。

4. 减少伪影　PCD-CT 的另一个临床益处是减少常见的图像伪影，包括但不限于条纹、光束硬化、金属伪影。对于体形较大的患者的高衰减身体部位，由于光子饥饿和电子噪声，通常会观察到条纹和阴影伪影。由于 PCD-CT 消除了电子噪声，因此可以显著减少这些伪影。

PCD 技术本身具有极大的灵活性，可以结合探测器设计带来的多种技术进步，在广泛的诊断任务中提高图像质量以及潜在的诊断性能，将最先进的 CT 的许多优点扩展到更多患者的诊治中，并减少患者的辐射剂量。不过，尽管 PCD 有着诸多优势，目前仍有些问题需要解决，如电荷共享、电荷堆积等。未来，随着制造工艺和电子工艺的进步，PCD 的性能将进一步完善，CT 设备的整体表现将会更上一个台阶。

三、低剂量 CT 技术

除了上述具有超高空间分辨率可以提高剂量效率、降低剂量的 PCD-CT 外，低剂量技术还有以下几种。

（一）低剂量 CT 重建技术

CT 的辐射剂量一直是人们比较关注的一个方面，随着 CT 在常规临床检查中的普及，CT 检查的辐射剂量问题已经引起了人们越来越多的关注。大量的临床研究表明，超过正常范围的 CT 辐射剂量易诱发人体新陈代谢异常乃至癌症等疾病。然而，在目前的 CT 设备中，单方面减少 CT 扫描中的剂量将增加重建图像的噪声和伪影，降低 CT 重建的图像质量（图 9-15），从而影响临床医生对病变组织的确诊率。低剂量 CT 重建技术旨在通过自适应的图像重建和图像处理算法来提高低剂量扫描条件下的 CT 图像质量，使得低剂量 CT 重建图像质量接近或达到正常剂量条件下的图像质量，从而实现在低辐射剂量情况下满足临床 CT 的诊断要求。

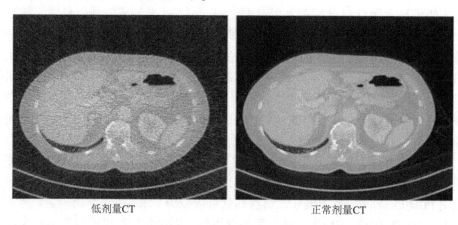

低剂量CT   正常剂量CT

图 9-15 低剂量 CT（左）和正常剂量 CT（右）对比图

（二）稀疏采样技术

为了进一步降低辐射剂量，近些年来学术领域开始探索稀疏采样技术在 CT 领域的应用。对 CT 来说，决定 X 线剂量的因素除了系统本身的硬件如球管、探测器、前滤过等外，比较灵活的调节剂量的方式是降低 X 线的电压和电流。然而，在电压和电流降到比较低的程度时，透过人体到达探测器的 X 线会非常少，这个现象叫作"射线饥饿"。如果进一步再降低电流，到达探测器的 X 线光子有可能接近"0"。这个时候探测器反馈的信号就几乎全部取决于探测器本身的电子噪声，而与扫描物体关联不大。不管是"射线饥饿"还是到达光子接近"0"的情况，图像质量都会大幅度降低。稀疏采样技术更好的应用就是针对抗这种情况，通过减少采样的个数，来换取每次采样尽量高一点的剂量，最终达到在剂量保持不变的情况下提高图像质量，或者图像质量不变或略提升的情况下降低患者剂量的效果（图 9-16）。

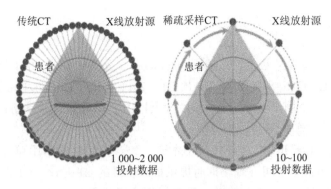

图 9-16　稀疏采样技术示意图

四、移动 CT

自从豪斯菲尔德在 1969 年发明了 CT 以来，CT 就被工程师根据临床的需求不断进行改进。1978 年沙利特（M. N. Shalit）医生第一次报道了术中应用 CT 的情况。他在切除了患者的肿瘤后立即用 CT 对患者进行扫描，检查有无肿瘤组织残留。在早期报道中还有伦斯福德（Lunsford）医生，1984 年他在手术室应用了 CT（GE 8800），伦斯福德医生是第一个把无菌床单铺在 CT 扫描床上的医生。随着神经外科的迅猛发展，固定的、封闭式的 CT 已不能满足临床需要。于是，可移动的、开放式的 CT 就应运而生。

（一）移动 CT 的基本概况

移动 CT 的基本结构与传统的螺旋 CT 大致相同，主要由扫描机架、检查床、控制台三部分构成。各个部分安装有万向轮，按照实际情况可通过推拉移动而分开。移动 CT 机架内安装了所有成像所需的重要部件，如 X 线球管、发射器、探测器等，并且内置驱动系统，推拉后一人也能进行移动。移动 CT 可以在不离开监护环境的条件下对患者进行及时检查，避免了转运患者过程中的风险。其最大的特点是使用无须电力改造的单相交流电源。不同于传统的螺旋 CT 需要特定的安装环境，移动 CT 通过任意的墙上电源都可以启动，断电后还能利用其自带的蓄电池继续扫描。

自问世起，移动 CT 就以其灵活性、实用性受到了临床医生的热烈欢迎，很快在神经外科、骨科、整形外科、耳鼻喉科、ICU 及急诊科等获得广泛应用。从术中应用 CT 到移动 CT 的问世不过短短十年，但有大量文献证实其实用价值。1987 年 K. Kyoshima 等人报道了移动 CT 在脊柱外科中的应用，W. E. Butler、C. M. Piaggio、Constaninou 等人于 1998 年报道了移动 CT 在 ICU 中的使用。随着计算机技术的发展，移动 CT 将变得更加小型化、便携化，堪称医学影像中的"轻骑兵"。

（二）国际移动 CT 的发展情况

1. 西门子医疗　德国老牌的影像公司西门子医疗在 2019 年的 RSNA 年会上推出了一款头部专用的移动 CT——SOMATOM On. site。SOMATOM On. site 主要用于 ICU 危重患者的扫描。其孔径为 35 cm，在检查过程中，机架的伸缩设计使设备和辐射源距离患者不会太近，以减少辐射，与此同时 CT 的基座保持不变。放射技师可以通过 SOMATOM On. site 的智能用户界面 myExam Companion 来进行检查，该界面可以根据患者的特定问题来优化扫描参数，无论技师是否有经验，获得的检查结果都是一样的。一且检查完成，技师可以将患者从床头板位置滑动回病床上，扫描图像在几分钟内自动发送到 PACS 系统。

2. NeuroLogica（三星电子） 美国 NeuroLogica 公司成立于 2004 年，于 2005 年推出了其首款产品 CereTom 8 层便携式头颈 CT，2011 年推出的 BodyTom 是世界上第一个 32 层便携式移动 CT 可用于全身扫描。2017 年其推出了 16 层便携式移动 CT——OmniTom，这是全球首款全方位车轮移动影像设备。

这三款产品已用于 ICU、神经外科手术室、急诊科和移动卒中单元（MSU）。便携式 16 层移动 CT OmniTom 可在现场即时提供最高质量的 CT 对比、CT 血管造影和 CT 灌注扫描，便携式 8 层移动 CT CereTom 可在任何位置提供最高质量的头部和颈部扫描。BodyTom 便携式 CT 作为全球首台便携式 32 层 CT 扫描仪，是一个兼容性强大的设备，能够将医院的任何房间转变为高级成像套间。该系统拥有 85 cm 龙门架和 60 cm 孔径。由电池供电的 BodyTom 具有创新的内部驱动系统，可以轻松地在一个房间之间运输，并且与 PACS、EMR、计划系统、外科手术和机器人导航系统兼容。BodyTom 的独特设计可容纳各种规模的患者，可在手术室、重症监护病房、放射肿瘤科和急诊室等需要高质量 CT 图像的地方提供即时 CT 成像。2015 年，NeuroLogica 被韩国三星电子收购。

3. Mobius Imaging（Styker） Mobius Imaging 成立于 2008 年，其 Airo 移动 CT 是 32 层、拥有 107 cm 孔径的 CT。2013 年，Airo 移动 CT 获得了美国 FDA 510（K）批准上市。2019 年，Mobius Imaging 被骨科巨头 Stryker 收购。

Airo 移动 CT 从弯曲的电池阵列和高压发生器到专有的手术柱，每个组件都经过重新思考和设计，所以比传统的 CT 具有更强的移动性和灵活性，以及更广泛的使用范围。Airo 移动 CT 还可用于介入放射学的移动式集成荧光镜和诊断成像以及心血管的移动双平面荧光透视。

Mobius 自主开发的 Intelligent Imaging 技术能满足临床需求并适应不同的工作环境，在手术室、急症室和其他临床环境中都能随时成像，并且适用于更多的扫描位姿，如 CT 扫描俯卧、仰卧和负重姿势等。

（三）国内移动 CT 发展情况

中国第一台拥有自主知识产权的国产多功能小型 16 排移动 CT 是由摩科特医疗研发的，其一举打破了国外对移动 CT 生产核心技术的垄断，于 2020 年 9 月 11 日获批上市。

这款 CT 为摩科特 MCT-I 型 16 排移动 CT，是陆军总医院徐如祥教授主持的全军"十二五"重点课题"稀土材料阴极 X 射线源小型 16 层移动 CT"项目的研究成果，自主创新发明了新型 X 射线球管、探测器集成单元、自屏蔽防护系统、直线精密导轨、多排螺旋减震器与车载门栓式固定器六大核心部件与技术。MCT-I 具有小型化、便捷化、低剂量、低能耗等特点，能够适应脑卒中急救、颅脑危重症急救、急性脑血管疾病和院前颅脑创伤快速诊断等多种应用场景，并能够广泛应用于医院急门诊、ICU、手术室和病床旁等多场景。MCT-I 采用 220 V 市电，内置蓄电池，可待机 1 h。

由摩科特自主研发的第二代小型移动 CT 已获批三类医疗器械注册证。相对于一代机，二代机更小、更轻、更便捷。其外形尺寸为 88 cm（长）×88 cm（宽）×118 cm（高），主机质量仅为 245 kg，是目前全球体积最小、质量最轻的移动 CT。

（四）实际应用

相较于传统 CT 需要应用于恒温恒湿环境，摩科特研发的移动 CT 可以在 -20 ~ -40 ℃ 的环境温度中正常工作。在 2022 年北京冬奥会上，摩科特的小型移动 CT 为冰球运动员的身体健康保驾护航，实现了移动 CT 在冬奥会的首次应用。据研发团队介绍，全球首台"小型智能机器人移动 CT"具有体积小、重量轻、自屏蔽、低辐射剂量、低能耗的特点，并可实现"人机对话、语音控制、路线规划、目标定位、自动避障、三维成像、5G 通信、智能诊断及自动归位"等高级功能。

不过，移动 CT 因为使用方便、检查场所不固定，其检查的辐射剂量格外受到重视。有文献表明，由于孔径较小，头颅专用移动 CT 的辐射剂量要高于常规固定 CT。据推测，这是由于照射距离近、检查上下有铅帘而使散射线有所重叠。全身移动 CT 由于要考虑到可移动性，在硬件配置方面如探测器类型等比常规 CT 低。全身移动 CT 的辐射剂量也要高于常规固定 CT。移动 CT 虽然具有更好的图像质量，适用于不可搬运的危重症患者以及术中患者的检查，但由于其较高的辐射剂量，普通患者最好避免使用。

随着 POC 浪潮的兴起，移动 CT 从术中应用走向了床旁。移动 CT 相对于普通的封闭式 CT 有无可比拟的优势，在神经外科、心胸外科、颅面整形科、脊柱外科、ICU 有着广泛的使用。移动 CT 避免了转运患者、处理检测仪器等烦琐工作，降低了护理人员的工作负荷，缩小了护理交互的差距。虽然现在移动 CT 还存在如辐射防护的问题，但相信随着技术的发展，未来移动 CT 将会更加小型化、便利化，成为适用于更多医疗场景的"轻骑兵"。

五、其他 CT 新发展

（一）基于人工智能的 CT（AI-CT）

目前，人工智能已经深入医学影像的方方面面，并愈发蓬勃。以后大概率所有 CT 都会搭载以下技术：① 在扫描方面，智能定位摆位和智能扫描协议不仅可以大幅提高扫描效率，还能提供标准化图像，为临床多中心科研合作提供标准影像保证。② 在重建方面，基于深度学习的人工智能重建算法，能在不增加辐射剂量的情况下获得更高质量图像。③ 在辅助诊断方面，集成在扫描协议中的人工智能技术还有比较大的进步空间，但在医学图像如肺结节、心血管、骨龄等领域的辅助诊断方面已取得非常不错的成绩。

需要说明的是，AI-CT 的未来一定落脚于 CT，这就是平台的价值。

（二）无须机械旋转的"静态"CT

X 线 CT 设备按照扫描实现方式可以分为四代技术架构。第一代 CT 采用单一线束与单一探测器进行步进旋转/平移的扫描方式。第二代 CT 增加了探测器的数量（约 30 个），但仍为平移加旋转的平行束扫描，应用范围为头部等容易固定的人体部位。第三代 CT 探测器数量大大增加（300 ~ 800 个），实现了 X 线管与探测器的连续旋转扫描，扫描时间大幅缩短，可在患者一次屏气时间内完成扫描，是目前主流的 CT 技术。由于机械旋转速度的限制，其对于运动较快的人体器官如心脏，依然无法实现实时扫描。进一步提高时间分辨率是 CT 重要的发展方向。第四代 CT 采用碳纳米管（CNT）场致发射技术，可以将扫描射线的开关时间控制在微秒级别，并在 CT 机架上安装多个 CNT 射线管，通过控制各射线管快速切换，实现无须机械旋转的"静态"CT，扫描时间小于 50 ms，从而实现对心脏器官的实时扫描。

美国北卡罗来纳大学 Otto Zhou 等采用 CNT 球管静态 CT 实现了对小鼠的心脏扫描。XinRay 公司基于 CNT 球管开发了多款 X 线产品，如乳腺机、牙科 CT、安检静态 CT 等。Carestream 在 2018 年 RSNA 年会上发布了基于 CNT 球管的 X 线系统 DRX-Revolution Nano Mobile。国内厂商纳米维景在 2018 年 RSNA 年会上公布了其"静态"CT 的研发计划。

（三）基于相位对比技术的 CT（phase-contrast CT）

目前的 CT 成像，是基于 X 线光子的衰减理论，通常使用静脉注射的碘造影剂来增强软组织之间衰减的微小差异，从而获得高对比分辨率。

其实，除了衰减理论外，还有一种对比机制。该机制主要利用折射、相移或超小角度散射的 X 线特性，这在软组织对比方面比基于衰减的 CT 有较大的理论优势。

基于相位对比技术的 CT 就是利用 X 线折射特性来提高空间和软组织对比度的，这在乳腺癌、肺癌以及肺实质疾病、心血管疾病中有较大的应用价值。

图 9-17 是传统 CT 与基于相位对比技术的 CT 乳腺断层成像对比图。我们可以清晰看到，与传统 CT 相比，相位对比 CT 可将空间分辨率提高约 3 倍。不过目前基于相位对比技术的 CT 基本处于原型机研究阶段，在此不做过多介绍。

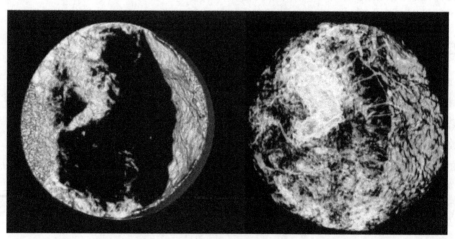

传统 CT   相位对比 CT

图 9-17　传统 CT（左）和相位对比 CT（右）的乳腺断层成像对比图

第十章　磁共振成像设备

第一节　磁共振成像概述

磁共振成像（magnetic resonance imaging，MRI），也称核磁共振成像（nuclear magnetic resonance imaging，NMRI），是一种核物理现象。磁共振成像的物理基础是核磁共振（nuclear magnetic resonance，NMR）理论。

所谓核磁共振，是指与物质磁性和磁场相关的共振现象。也可以说，它是低能量电磁波，即射频波与既有角动量又有磁矩的核系统在外磁场中相互作用所表现出的物理特性。利用这一现象，不仅能研究物质的成分，还可观察其微观结构。据此，人们以各种射频脉冲序列对生物体进行激励，并用检测线圈记录组织的弛豫、质子密度、流动、化学位移、扩散、灌注、血液氧合状态和组织温度等信息，就出现了磁共振技术。从核磁共振的发现到磁共振装置的诞生，这中间经历了几代物理学家及医学家长达数十年的辛勤努力。

一、磁共振成像的发展简史

早在 20 世纪 30 年代，物理学家伊西多·艾萨克·拉比（Isidor Isaac Rabi）就发现在磁场中的原子核会沿磁场方向呈正向或反向有序平行排列，而施加无线电波之后，原子核的自旋方向发生翻转。这是人类关于原子核与磁场以及外加射频磁场相互作用的最早认识。1946 年，美国物理学家费利克斯·布洛赫（Felix Bloch）和爱德华·珀塞尔（Edward Purcell）发现位于磁场中的原子核受到高频电磁场激发会发生倾斜。而当高频场关闭后，原子核将释放吸收的能量，并且回归到原始状态。由此核磁共振现象被发现，早先它仅被用在化学分析中。因在磁共振成像理论基础方面的杰出贡献，拉比获1944 年诺贝尔物理学奖，布洛赫（图 10-1）和珀塞尔（图 10-2）则分享了 1952 年诺贝尔物理学奖。

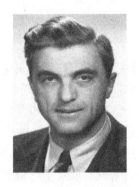

图 10-1　费利克斯·布洛赫

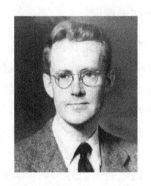

图 10-2　爱德华·珀塞尔

20世纪50年代，随着核磁共振波谱仪的发明和改进，研究者们得以更加准确地观测和分析核磁共振现象。核磁共振波谱仪的发展为广泛开展核磁共振的应用提供了坚实的基础。

1968年，理查德·恩斯特（Richard R. Ernst）团队改进激发脉冲序列和分析算法，大大提高了信号的灵敏度以及成像速度，这之后磁共振技术才逐步成熟。他在1975年使用相位和频率编码以及傅里叶变换引入了二维核磁共振法，他也因此荣获1991年的诺贝尔化学奖。

20世纪70年代以后，随着计算机技术的快速发展，磁共振成像应用得到了极大的推广。磁共振成像技术通过对水分子在强磁场中的共振信号进行测量和处理，能够获得人体或其他物体的内部结构图像，为医学诊断提供了重要的帮助。

至今，核磁共振技术已经成为物质结构分析、药物研发、物理化学研究以及医学影像学等领域中不可或缺的工具。科学家们持续改进核磁共振技术，利用其在分析和观测微观领域的性质方面的优势，推动了科学的不断发展。

随着科技的不断发展，核磁共振技术也在不断改进和创新。未来的发展方向主要集中在以下几个方面。

（1）高磁场技术：高磁场下核磁共振信号更强，提高了分辨率和灵敏度。目前已经有超导磁体能提供高达10 T的磁场，未来可能会出现更高感应强度的磁场。

（2）多维核磁共振技术：通过引入额外的射频通道和脉冲序列，可以获取样品的二维或多维信息，从而提高信号解析度，实现更准确的结构表征。

（3）新的标记技术：通过引入新的核磁共振活性标记剂，如氘化合物、碳-13同位素标记化合物等，可以扩大核磁共振的应用领域，从而在化学反应、物质转运等方面提供更多信息。

（4）功能性磁共振成像：结合核磁共振和功能性磁共振成像技术，可以实现对生物体内部结构和功能的同时观测，为疾病诊断和科学研究提供更全面的信息。

（5）快速成像技术：通过优化脉冲序列和图像重建算法，可以实现更快的图像采集速度，减少扫描时间，改善患者体验，并有助于提高临床应用的效率。

总的来说，随着技术的不断发展，未来磁共振成像将会在医学、科学研究和工业应用等领域发挥更大的作用，为人类健康和社会发展做出更大的贡献。

二、磁共振成像原理

（一）磁共振图像及对比度特点

任何影像图像都会反映被成像组织的某些特性，通过这些特性来达到影像诊断的目的。比如，CT成像的基础是不同密度的物质结构对X线的衰减有差异，CT图像主要反映成像组织的密度特征。磁共振图像当然也不例外。磁共振图像中灰度主要反映的是组织的信号强度，信号强度越大，在图像中表现为越亮（即越白），临床上称这种组织在图像中的表现为高信号；信号强度越小，在图像中表现为越暗（即越黑），临床上称这种组织在图像中的表现为低信号。不同的灰度及明暗度就反映了图像对比度，即：信号强度大，图像白，组织为高信号；信号强度小，图像黑，组织为低信号。影响磁共振信号强度的因素很多，主要有两类：① 成像组织本身固有的特性，这些特性包括 T_1 值、T_2 值、氢质子密度、扩散系数、流动效益、组织是否结合水等。这些因素都是人体组织固有及不能改变的，可以将其称为组织的固有参数。② 磁共振成像序列的各种参数，不同的扫描参数可以得到不同的扫描序列，使用不同序列扫描能够得到不同对比度的图像。这些扫描参数是可以改变的，在具体的临床扫描中，通过改变不同的扫描参数来控制图像的对比度，得到需要的诊断图像。我们以最常见的自旋回波（spin echo，SE）信号为例，它的信号强度公式为：

$$S_{SE} = \rho_{(H)} \times (1 - e^{-TR/T_1}) \times e^{-TE/T_2} \times f \tag{10-1}$$

公式中，S_{SE} 代表这个 SE 信号的强度；$\rho_{(H)}$ 代表氢质子密度，磁共振信号的来源是氢质子，该参数反映组织中氢含量；e 是自然底数，是一个常数；T_1 和 T_2 是成像组织的固有特征参数；TR 和 TE 分别是扫描序列的参数，代表重复时间（TR）和回波时间（TE）；f 代表与流体相关的因素，对于静态组织成像可以不考虑这个因素。从这个公式中，我们能够很直观地看出，影响磁共振图像信号的因素既有组织本身的特征性参数，也有扫描成像的条件参数。所以，磁共振图像的对比度不仅取决于成像组织本身，还和扫描的序列及参数有关。磁共振图像中的不同对比度表示不同的信号强度，而信号强度的大小反映的是各种参数的综合作用。由于不是反映单个参数的特征，所以磁共振成像是一种多参数成像，理论上一幅图像的对比度不可能仅仅由某一参数单独决定。这就是磁共振图像的特点，也是其区别于其他影像图像的首要特征。

MRI 是一种基于核磁共振现象的医学成像技术，对比其他影像学检查有以下特点。

（1）非侵入性：磁共振通过激发人体细胞内的核自旋，利用核自旋之间相互作用的原理来获取影像信息，不会对人体产生任何损伤。

（2）多参数成像：磁共振可以获取多个参数的信息，如组织的水含量、血流速度、灌注状态、代谢活性等，有助于全面评估疾病的发展和治疗效果。

（3）高对比度：磁共振图像具有良好的对比度，可清晰显示不同组织结构和器官之间的差异，有助于实现准确诊断。

（4）三维成像：磁共振可以实现体素（体积像素）数据的采集和重建，从而提供高质量的三维图像，可以在各个方向上进行观察和分析。

（5）灵敏度高：磁共振对软组织的分辨率较高，可以检测到微小的病变或异常状态，对早期诊断具有重要意义。

（6）无辐射：与 X 线或 CT 等影像技术不同，磁共振不使用任何辐射，更加安全可靠，适用于孕妇、儿童和对辐射敏感的人群。

当然 MRI 因其设备的特殊性也具有一定的局限性。

（1）设备昂贵：MRI 设备的购买、保养和维修的成本较高，工作环境苛刻，使得该技术在某些地区或医疗机构不易普及，并且造成了较高的检查费用。

（2）时间长：进行完整的 MRI 检查通常需要较长的时间，可能会给患者带来不适感，特别是对无法保持静止的患者、儿童或焦虑的患者来说，难以高质量配合。

（3）噪声和封闭性：MRI 工作过程中产生的噪声可能导致不适，设备的检查空间狭小可能让一些人感到焦虑或恐惧。

（4）限制条件：MRI 对于一些佩戴有金属或电子设备的患者存在限制。由于磁场的影响，若植入磁场不兼容的心脏起搏器、人工关节、耳蜗等，患者可能无法接受 MRI 检查。

（二）设备组成及工作原理

MRI 设备由主磁体系统、梯度系统、射频系统、计算机系统及其他辅助设施等构成。

1. **主磁体系统** 磁共振设备中主磁体是其核心部件及组成部分，它的主要作用是提供一个稳定的、均匀的空间磁场环境。主磁体按磁场产生方式可以分为永磁型磁体和电磁型磁体，电磁型磁体又由于构成材料不同分为常导磁体和超导磁体。永磁型磁体由多个永磁材料构成，目前低场强 MRI 常用永磁型磁体。永磁型磁体具有以下优势：① 结构相对简单；② 开放性结构使被检者更舒适；③ 造价相对低廉；④ 低耗能；⑤ 无须使用液氦来冷却磁体。但其也有许多不足：① 场强较低，采集信号弱；② 磁场均匀度低于超导磁体；③ 温度变化容易造成磁场漂移。电磁型磁体中的常导磁体由于耗能大、对电源稳定性要求高等缺点，目前几乎被永磁型磁体和超导磁体所取代。超导磁体的优势：① 容易产生高场强的磁场；② 高稳定性，磁场强度随时间的漂移非常小；③ 磁场均匀性很高；④ 低能耗，几乎不用消耗多少电能。但超导磁体也有一些不足：① 造价高；② 需要定期补给液氦，维护费用较高。但近年来随着磁共振技术的发展，MRI 设备生产厂家推出了具备真正零液氦挥发率的超导磁体，在正常工作条件下，无须定期填充液氦，节省了大量的后期费用。

2. **梯度系统** 梯度系统由梯度线圈、梯度放大器、模数转化器、梯度控制器组成，其中梯度线圈与医学影像相关专业人员息息相关。梯度系统可以产生线性变化的梯度磁场，而产生的梯度磁场又有以下作用：① 进行磁共振信号的空间定位编码；② 产生磁共振回波（梯度回波）；③ 施加对扩散敏感的梯度磁场，用于水分子弥散加权成像（diffusion weighted imaging，DWI）；④ 进行流动补偿；⑤ 进行流动液体的流速相位编码等。而梯度场的主要作用之一就是进行磁共振信号的空间定位，梯度磁场本身也具有方向性。具体如图 10-3 所示。

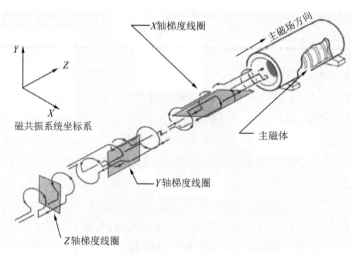

图 10-3　磁共振系统的坐标系及梯度线圈分布

以主磁场方向为磁共振系统的 Z 轴方向，当受检者头部先进入时，Z 轴平行于人体长轴，方向指向人体解剖学位置的头侧；X 轴及 Y 轴垂直于 Z 轴，Y 轴指向人体解剖学位置的前侧，X 轴指向人体解剖学位置的左侧。在 X、Y、Z 轴上各有一组线圈，通电后产生的梯度磁场沿着相应的轴向分布。

3. 射频系统　射频系统主要由射频发生器、射频放大器、射频线圈等组成。其中，医学影像相关专业人员需要特别关注的是射频线圈，几乎所有的射频线圈都是在主磁体外的（体线圈除外）。射频线圈分为发射线圈和接收线圈；发射线圈的作用是发射射频脉冲激发人体内质子发生共振，如同电台的发射天线；接收线圈的作用是接收人体组织质子发射过来的磁共振信号，就如同收音机的天线。由于绝大多数表面线圈的射频磁场很不均匀，所以不作发射线圈只作接收线圈，发射线圈由体线圈来承担。MRI 设备对射频线圈要求也很高，发射线圈应尽可能均匀地发射射频脉冲，激发感兴趣容积（volume of interest，VOI）内的质子，增强对磁共振信号的采集，而且可以加快磁共振信号的采集速度。接收线圈则有利于提高图像的信噪比，接收线圈越贴近被检查部位，所收到的信号越强，线圈内检查体积越小，图像噪声越低，因而产生了各种表面线圈，如膝关节线圈、肩关节线圈、心脏线圈、脊柱线圈等。

4. 计算机系统　计算机系统主要控制用户与 MRI 设备各系统之间的通信，负责对整个系统各部分的运行进行控制，使整个成像过程各部分的动作协调一致，产生所需的高质量图像，并通过运行扫描软件来满足用户的所有应用要求，如扫描控制（控制梯度磁场、射频脉冲）、患者数据管理、归档图像、控制图像的重建和显示、评价图像以及机器检测（包括自检）等。

（三）磁共振成像的物理学原理

1. 磁场对人体的磁化作用

（1）原子核的结构：任何物质都是由分子组成的，而分子是由原子组成的。人体内最多的分子是水，水约占人体重量的 65%；氢原子是人体中含量最多的原子。

原子由原子核和绕核运动的电子组成。原子核位于原子的中心，由带有正电荷的质子（proton）和不显电性的中子组成。质子数量通常与原子核外的电子数相等，以保持原子的电中性。原子核中的质子数和中子数可有不同，质子和中子决定原子的质量，质子和中子在原子核内部的运动决定了该原子核内部能级、衰变稳定性、自旋、宇称等物理性质。电子在原子核外快速运动，有轨道运动和自旋运动两种。因为电子有质量和电荷，所以其轨道运动产生轨道角动量和轨道磁矩，自旋运动产生自旋角动量和自旋磁矩。在许多情况下，轨道磁矩的贡献很小，分子的磁矩主要来自电子的自旋，这种电子的运动在电子显微镜下视如云状，称为电子云。

（2）原子核的自旋特性：原子核不是固定不变的，而是不停地绕自身的轴进行旋转。原子核中的质子类似地球一样绕着一个轴做自旋运动，正电荷附着于质子，并与质子一起以一定的频率旋转，称为"自旋"（spin）。由于质子带有正电荷，随之旋转的电荷则产生电流，即质子的转动就相当于一个环形电流。根据法拉第电磁原理，通电的环形线圈周围都有磁场存在。因此，质子自身具有磁性，在其周围产生微小磁场，并具有磁矩。质子磁矩是矢量，具有方向和大小。对于环形电流，其电流与环形电流形成的面积的乘积就称为环形电流的磁矩，用 μ 表示。总之，质子的自旋是产生核磁共振现象的基础。

因为具有磁矩的原子核有一定的质量和大小，所以原子核还具有自旋角动量，用 p 表示：

$$p=\sqrt{I\,(I+1)}\frac{h}{2\pi} \tag{10-2}$$

其中，h 为普朗克常数，I 为核自旋量子数。I 代表原子核的固有特性。当原子核内的质子数和中子数都是偶数时，核自旋量子数 $I=0$，即成对质子、中子的自旋相互抵消，原子核的总自旋为零；当原子核内的质子数和中子数都为奇数，而两者的和为偶数时，自旋量子数 I 取整数值；当原子核内的质子数和中子数的和为奇数时，自旋量子数 I 取半整数。因此，只有具备奇数质子和奇数中子的原子核以及质子数和中子数的和为奇数的原子核，其总自旋不为零，才能产生核磁共振现象，这样的原子包括 ^{1}H、^{13}C、^{19}F、^{23}Na、^{31}P 等百余种元素。在生物组织中，氢原子是含量最多的原子，氢原子占原子总数的 2/3，而且氢原子核为磁化最高的原子核，所以目前生物组织的磁共振成像主要是氢原子成像。氢原子核内只有一个质子，不含有中子，所以氢原子核也称为氢质子。

角动量是磁性强度的反应，角动量大，磁性就强。一个质子的角动量约为 1.41×10^{-26} T，磁共振就是要利用这个角动量的物理特性来进行激发、信号采集和成像。

2. 原子核在外加磁场中的自旋变化　我们已经讨论了原子核的一些固有特性，下面介绍自旋核在静磁场中的变化。在没有磁场的情况下，自旋中的磁矩的方向是杂乱无章的。因此，对一个原子核宏观聚集集体而言，就不可能看到任何宏观的磁性现象。如果将含有磁性原子核的物质放置于均匀磁场中，情况就不一样了。详细说明如下。

（1）质子自旋和角动量方向：根据电磁原理，质子自旋产生的角动量的空间方向总是与自旋的平面垂直。由于质子自旋的方向总是在变化，因此角动量的方向也跟着变，在自然状态下，角动量方向随机而变。当人体处于强大的外加磁场（B）中时，体内的质子将发生显著的磁特性改变，角动量方向将受到外加磁场（也称主磁场）的影响，趋向于与外加主磁场平行的方向。与外加磁场同方向时，质子处于低能级状态；而与外加磁场方向相反时，质子处于高能级状态，且极易改变方向。但经过一定的时间后，质子终将达到相对稳定的状态，约一半多一点的质子的角动量与主磁场方向一致，约一半少一点的质子的角动量与主磁场方向相反，方向一致与方向相反的质子的角动量总和之差就形成了角动量总的净值。这个净值是所有质子的一个总的概念，不是指单个质子的角动量方向。因此，我们把它称为磁矩，它的方向总是与外加磁场（B_0）的方向一致。

（2）磁矩和进动：磁矩有一些重要的特性。① 磁矩是一个总和的概念。磁矩方向与外加磁场方向一致，并不代表所有质子的角动量方向与 B_0 一致，实际上约一半质子的角动量方向与 B_0 的方向相反。② 磁矩是一个动态形成过程，人体置于磁场中后，需要一定的时间才能达到一个动态平衡状态。因此，当磁矩受到破坏后，其恢复也要考虑到时间的问题。③磁矩在磁场中是随质子进动的不同而变化的，而且进动具有特定频率，此称进动频率。

在磁矩的作用下，原子核自身旋转的同时又以 B_0 为轴做旋转运动，此称进动。它是一种围绕某一个轴心的圆周运动，这个轴心就是 B_0 的方向轴。由于磁矩是有空间方向性的，它绕着 B_0 轴而转。因此，磁矩方向与 B_0 轴的夹角决定了旋转的圆周大小。譬如，陀螺自身在旋转时，它会出现自身旋转轴与地面垂直线有夹角的情况，这时陀螺本身的位置将围绕某一点做圆周运动，它的轨迹将是一个圆。当人体置于强磁场中一定时间并达到相对平衡后，质子总的磁矩围绕 B_0 旋转的角度也相对恒定，B_0 方向上的分值可由三角原理来确定，这个 B_0 方向上的值随着磁矩与 B_0 夹角的变化而变化。

　　进动是在 B_0 存在时出现的，所以进动与 B_0 密切相关。外加磁场的大小决定着磁矩与 B_0 轴的角度，磁场越强，角度越小，B_0 方向上的磁矩值就会越大，因此可用来进行磁共振的信号就会越强，图像结果越好。此外，外加主磁场的大小也决定了进动的频率，B_0 越强大，进动频率越高。与 B_0 强度相对应的进动频率也叫拉莫尔（Larmor）频率，原子在 1.0 T 磁场中的进动频率称为该原子的旋磁比（γ），为一常数值。氢原子的旋磁比为 42.58 MHz。B_0 等于 0.5 T 时，质子进动频率为 21.29 MHz；B_0 等于 1.5 T 时，质子进动频率为 63.87 MHz。拉莫尔方程式为：

$$\omega_0 = \gamma \times B_0 \tag{10-3}$$

原子核的进动频率 ω_0 与主磁场 B_0 成正比，γ 为旋磁比。

（四）磁共振现象

　　共振是一种自然界普遍存在的物理现象。物质是永恒运动着的，在重力作用下物体的运动将会有自身的运动频率。当某一外力作用在物体上时，如果只是一次的作用，则没有共振的可能；当外力是反复作用的且有固定的频率时，如果这个频率恰好与物体自身的运动频率相同，物体将不断地吸收外力，并将其转变为自身运动的能量。随时间的积累，能量不断被吸收，最终导致物体以更大的振幅振动，这个过程就是共振。共振是一个吸收能量的过程。

　　质子在一定的磁场强度环境中，它的磁矩是以拉莫尔频率做旋进运动的，磁场强度决定了进动频率。进动是磁场中磁矩矢量的旋转运动，类似于重力场中的单摆运动。对于进动的磁矩，如果用透视法把三维的旋转改为二维运动，就可更清楚地看到它与单摆运动是极其相似的。当在 B_0 作用下以某一恒定频率进动的磁矩，受到另一个磁场（B_1）的重复作用，当 B_1 的频率与拉莫尔频率一致、方向与 B_0 垂直时，进动的磁矩将吸收能量，改变旋进角度（增大），旋进方向将偏离 B_0 方向。B_1 强度越大，进动角度改变越快，但频率不会改变。以上就是原子核（MRI 中是质子）的磁角动量在外加主磁场（B_0）的条件下，受到另一外加磁场（B_1）的作用而发生的共振现象。

（五）弛豫

　　原子核在外加射频磁场（B_1）的作用下产生共振后，吸收了能量，磁矩旋进的角度变大，即偏离 B_0 轴的角度加大，实际上处在较高的能态中，在 B_1 消失后将迅速恢复原状，就像被拉紧的弹簧"放松"了，原子核的磁矩的弛豫过程与之有许多相似之处。原子核发生磁共振而达到稳定的高能态后，从外加的 B_1 消失开始，到恢复至发生磁共振前的磁矩状态为止，整个变化过程就叫弛豫过程。弛豫过程是一个能量转变的过程，需要一定的时间，磁矩的能量状态随时间的延长而改变，磁矩的整个恢复过程是较复杂的。但却是磁共振成像的关键部分，磁共振成像时生物体受检脏器的每一个质子都要经过反复的射频激发和弛豫过程。弛豫有纵向弛豫和横向弛豫之分。

（1）纵向弛豫：是一个纵向净磁矩从零状态恢复到最大值的过程。磁矩是有空间方向性的，当人体进入 B_0 环境中以后，数秒或数十秒后将形成一个与 B_0 方向一致的净磁矩，称为 M_0。B_0 方向是一条空间上的中心轴线，定义为纵轴。在外加射频磁场（B_1）的作用下，净磁矩将发生偏离纵轴的改变，此时 B_0 方向上的磁矩将减少。当 B_1 终止后，纵轴（B_0 轴）上的分磁矩又将逐渐恢复，直至恢复到射频磁场作用前的状态，这个过程就叫纵向弛豫，所需要的时间就是纵向弛豫时间。由于要使纵向磁矩恢复到与激发前完全一样的时间很长，有时是一个无穷数，因此我们人为地把纵向磁矩恢复到原来的63%所需要的时间计为一个单位时间 T_1，也叫 T_1 值。"T"就是 Time，T_1 值一般以秒或毫秒为计量单位。T_1 值是反映组织纵向磁矩恢复快或慢的物理指标，人体各种组织因组成成分不同而具有不同的 T_1 值。

（2）横向弛豫：是一个从横向分磁矩由最大值恢复至零状态的过程。在射频磁场的作用下，纵向的磁矩发生了偏转，与中心轴有了夹角，横向上则出现了分磁矩（M_{XY}）。当 B_1 终止后，横向（XY 平面）上的分磁矩（M_X）又将逐渐减少，直至恢复到射频磁场作用前的零状态，这个过程就叫横向弛豫，所需要的时间为横向弛豫时间。与 T_1 值类似，我们将横向磁矩减少至最大值的37%所需要的时间计为 T_2 时间，也叫 T_2 值。横向弛豫与纵向弛豫是同时发生的。

（六）磁共振信号的形成

磁共振信号是 MRI 设备中使用的接收线圈探测到的电磁波，它具有一定的相位、频率和强度。根据这个信号的相位、频率和强度的特征，结合它出现的时间的先后次序，其可以用来进行计算机空间定位处理和信号强度数字化计算及表达，在磁共振图像上反映出不同组织的亮暗特征。各种形态特征组织具有不同的信号特点，将共同组成一幅亮度对比良好、信噪比较高、空间分辨率适中的磁共振图像。

磁共振成像过程中，每个组织都将经历磁共振物理现象的全过程。组织经过射频脉冲 B_1 激发后，吸收能量，磁矩发生偏离 B_0 轴的改变，横向（XY 平面）上出现了磁矩，且处于高能态中。B_1 终止后，横向上的磁矩将很快消失，恢复至激发前的零状态，其受 B_1 激发而吸收的能量将通过产生与射频频率相同的电磁波来实现能量释放，这个电磁波就是磁共振信号的来源，也叫回波，是磁共振成像的基础。磁共振中的回波信号，实质上是射频信号，具有特定的频率和强度。

MRI 设备中，接收信号用的线圈可以与发射射频脉冲是同一线圈，也可以是方向相同的两个线圈。线圈平面与主磁场 B_0 平行，其工作频率需要尽量接近拉莫尔频率，线圈发射射频脉冲对人体组织中的原子核进行激发。在停止射频脉冲的作用后，组织开始弛豫过程，磁化矢量只受到 B_0 作用，这部分质子的进动即自由进动，因与主磁场方向一致，所以无法测量。而磁共振过程中受到射频激励而产生的横向磁化矢量与主磁场方向垂直，并围绕主磁场 B_0 方向旋进，按照电磁感应定律（法拉第定律），横向磁化矢量 M_{XY} 的变化，能使位于被检体周围的接收线圈产生随时间变化的感应电流，其大小与横向磁化矢量成正比，这个感应电流经放大即为磁共振信号。弛豫过程中 M_{XY} 的幅度按指数方式不断衰减，这决定了感应电流为随时间周期性不断衰减的振荡电流，因为它是自由进动感应产生的，所以称为自由感应衰减（free induction decay，FID）。90°射频脉冲由于受纵向弛豫时间 T_1 和横向弛豫时间 T_2 的影响，磁共振信号以指数曲线形式衰减，因此它是一种自由衰减信号，其幅度随时间指数式衰减的速度就是横向弛像速率（$1/T_2$）。

自由感应衰减（FID）信号描述的是信号瞬间幅度与时间的对应关系。实际上各质子群的 FID 过程并不相同，所叠加在一起的总信号也不会是一个简单的指数衰减曲线。因此，有必要将振幅随时间变化的函数变成振幅随频率分布变化的函数。傅里叶变换就是将时间函数变换成频率函数的方法。FID 信号不只提供幅值和频率信息，它还提供幅值和频率相关的相位信息。

每一个 FID 信号的产生，都是一个特定组织（受检组织）在磁共振成像过程中产生且特有的。不同组织在受到同一个脉冲激发后产生的回波各不相同，相同的组织在受到不同的脉冲激发后的回波特点也不一样，这是由于组织结构的不同导致磁共振特性（主要指 T_1、T_2 值）不同，而不同的脉冲序列就是为充分发掘和显示组织内在特性的不同而设计的。总的来说，组织在 MRI 上的亮暗差别随回波信号不同而不同，FID 信号的表现特点要受到组织本身的质子密度、T_1 值、T_2 值、运动状态、磁敏感性等因素影响，成像时采用的不同脉冲组合序列及其相关的 TR 值、TE 值、翻转角等都是为了显示组织特性而设计的。

第二节　主磁体系统

根据磁场产生的方式，主磁体可分为永磁型和电磁型两种。电磁型磁体由线圈绕制而成，根据绕制线圈材料的不同，电磁型磁体又可分为常导磁体和超导磁体。常导磁体目前在临床 MRI 系统中已经很少采用。

一、主磁体种类

（一）永磁型磁体

永磁型磁体（permanent magnet）是最早应用于全身磁共振成像的磁体，用于构造磁体的永磁材料主要有铝镍钴、铁氧体和稀土钴三种类型。我国有丰富的稀土元素资源，也能大量生产高性能的稀土永磁材料，这些材料可作为生产永磁型磁体的原料资源。目前永磁型磁体使用的主流材料是稀土钕铁硼。

永磁型磁体一般由多块永磁材料组成。磁铁块的排列既要构成一定的成像空间，又要达到尽可能高的磁场均匀度。另外，磁体的两个极片须用导磁材料连接起来，以提供磁力线的返回通路，从而减小磁体周围的边缘场空间范围。

永磁型磁体两极面之间的距离就是磁体孔径，其值越小，磁场越强，而太小又不能容纳受检者。在磁体孔径一定的前提下，提高磁场强度的唯一办法就是增加磁铁用量，但这样会受到磁体重量的限制。因此，磁体设计者必须在场强、孔径和磁体重量三者之间权衡进行选择。目前，永磁型磁体的场强一般不超过 0.45 T。

永磁材料对温度变化非常敏感，因此永磁型磁体的热稳定性差，其磁场稳定性是所有磁体中最差的。通常磁体本身温度设置略高，要求在（30±0.1）℃（不同厂家磁体温度要求不同），通过温度控制单元维持磁体恒温。用来测量磁体温度的位置设置在上下极板及上下极靴上，当温度低时通过加热单元对磁体加温，该控制单元不间断地工作以确保磁场强度及均匀性，使磁体性能更加稳定，减少了用户为保持环境温度而配置高性能空调的费用。

永磁型磁体的缺点为：场强较低，图像的信噪比较低，高级临床应用软件及功能成像在该类 MRI 设备中无法实现；磁场的均匀性较差，原因是用于拼接磁体的每块材料的性能不可能完全一致，且受磁极平面加工精度及磁极本身的边缘效应（磁极轴线与边缘磁场的不均匀性）的影响；此外，该类磁体的重量均在数十吨以上，对安装地面的承重能力也有较高的要求。

永磁型磁体的优点为：结构简单并以开放式为主、设备造价低、运行成本低、边缘场空间范围小、对环境影响小及安装费用少。另外，永磁型 MRI 设备对运动、金属伪影相对不敏感，磁敏感效应及化学位移伪影少，高场 MRI 设备的部分软件功能向低场设备移植，尤其是磁共振介入治疗技术，为永磁型 MRI 设备开拓新的用武之地。

（二）常导磁体

常导磁体（conventional magnet）也称为阻抗型磁体（resistive magnet），其是根据电磁效应而设计的，即载流导线周围存在磁场，磁场强度与导体中的电流强度、导线形状和磁介质性质有关。从理论上讲，将载流导体沿圆柱表面绕成无限长螺线管，螺线管内形成高度均匀的磁场；另外，将载流导体紧密排列在一个球形表面上形成均匀分布的电流密度，球面内部的磁场也是高度均匀的。由于 MRI 磁体只能采用有限的几何尺寸且必须有受检者出入的空间，所以实际磁体线圈只能采用与理想结构近似的形式。

无限长螺线管的近似结构是有限长螺线管，它通过圆柱对称的几何形状建立螺线管内部的均匀磁场。均匀磁场只能建立在螺线管中一个长度有限的区域内，增加螺线管两端导线的匝数可以扩大这个均匀区域的范围，也可以在螺线管两端与它同轴各附设一个半径稍大的薄线圈，利用这两个辅助线圈电流的磁场抵消螺线管中心两侧磁场随轴向位置的变化。

球形磁体线圈最简单的近似形式是霍尔姆兹线圈（Helmholtz coil），它是一对半径相等的同轴线圈，轴向距离等于线圈的半径，两个线圈中通过大小相等且方向相同的恒定电流，则在线圈中心一个小体积范围建立均匀磁场，扩大均匀磁场范围的途径是增加线圈对数目。双线圈对结构是将四个线圈同轴排列在一个球形表面内，中间两个线圈的半径比两边两个线圈的半径大，依此类推。目前，常导磁体是根据球形表面均匀分布电流密度理论而设计的，图 10-4 为四线圈的常导磁体。

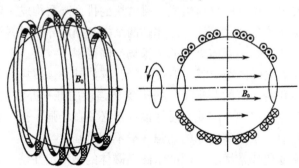

图 10-4　四线圈常导磁体

常导磁体磁场强度为：

$$B_0 = \mu_0 G \sqrt{\frac{W\lambda}{a\rho}}$$ （10-4）

公式中，W 为线圈的总功耗，λ 为空间系数（导体截面积在线圈截面积上占的比例），ρ 为线圈的电阻率，a 为常数，G 为取决于线圈的几何形状的常数，μ_0 为真空磁导率。由此可见，常导磁体的磁场强度与功耗及线圈的几何形状有关。磁体的功耗与磁场强度的平方成正比，可通过加大线圈电流来提高常导磁体的磁场强度。但增加电流，线圈将产生大量的热量，如果不释放这些热量，线圈将因温度过高而烧坏。0.2 T 左右的横向磁场的四线圈常导磁体通过 300 A 电流、220 V 工作电压时的功耗达 60 kW 以上。因此，常导磁体必须配备专门的电源供电系统及磁体水冷装置。另外，线圈的电阻率 ρ 将随温度的增加而增加，影响主磁场的稳定性。

常导磁体的线圈由高导电性的金属导线或薄片绕制而成，如铜或铝，通常采用铝或铜薄片作线圈，每个线圈绕几千层。常导磁体磁场的均匀度受到线圈大小和定位精度的影响，线圈越大，磁场均匀性越高。但常导磁体为了减小功耗，线圈均做得不大，限制了磁场的均匀度。多个线圈的位置、平行度、同轴度也会有误差，当线圈通电后，彼此的磁场相互作用，可能使线圈位置发生变化，也会影响磁场均匀性。影响常导磁体磁场稳定性的主要因素是线圈电流，如果电源供应的电流波动，即会引起磁场的波动，通常要求磁体电源输出稳定电流；其次是环境因素的变化，如温度变化或线圈之间的作用力引起线圈绕组或位置的变化，对磁场稳定性也有影响。

常导磁体的优点是：结构简单、造价低廉，磁场强度最大可达 0.4 T，均匀度可满足 MRI 的基本要求，属于低场磁体；该磁体性价比较高，其成像功能已能满足临床基本需求，维修相对简便。其缺点是：工作磁场偏低，磁场均匀性及稳定性较差，高级临床应用软件及功能成像在该磁体上无法实现，且励磁后要经过一段时间等待磁场稳定；需要专用电源及冷却系统，使其运行和维护费用增高，限制了常导磁体的推广应用。该类磁体目前在市场上逐渐消失。

（三）超导磁体

超导磁体（superconduct magnet）线圈的设计原理与常导磁体基本相同，但超导磁体的线圈是采用超导材料的导线绕制而成的，故称为超导磁体。这种磁体具有场强高，磁场稳定性及均匀性均较高，不消耗电能且容易达到系统所要求的磁体孔径等优势。MRI 设备中 0.5 T 以上的场强都采用超导磁体。

1. 超导性及超导体　超导性（superconductivity）是指在超低温下某些导体电阻急剧下降为零，导电性超过常温的优良导电现象。具有超导性的物质为超导体（superconductor）。超导体中的电子在临界温度下组成电子对而不再是自由电子，电子和晶格之间没有能量传递，且在晶格中的运动不受任何阻力，因此导体的电阻完全消失。超导体出现超导性的最高温度叫临界温度，通常超导材料的临界温度非常低，如水银的临界温度为 4 K，锡的临界温度为 3.7 K，铌钛合金的临界温度为 9.2 K 左右。目前研究出一些临界温度高于液氮温区（77 K）的高温超导体，但这些材料还不能作为超导磁体的线圈材料。超导体在外加磁场达到一定数值时超导性被破坏，通常将导致超导性破坏的磁场值称为超导体的临界磁场。超导体在一定温度和磁场下通过的电流超出某一数值时超导性被破坏，这个电流称为超导体的临界电流。超导材料最成功的应用是绕制各种强磁场磁体，超导技术用得最广泛的领域是 MRI 设备，所有高磁场 MRI 设备均采用超导磁体。

2. 超导磁体的构成　超导磁体的内部结构非常复杂，整个磁体由超导线圈、低温恒温器、绝热层、磁体的冷却系统、底座、输液管口、气体出口、紧急制动开关及电流引线等部分组成。

目前超导线圈材料采用机械强度较高、韧性较好的银钛合金（Nb-Ti），其中银占 44%~50%，其临界场强为 10 T，临界温度为 9.2 K，临界电流密度为 $3×10^3$ A/mm²。银钛合金具有优良的超导电性和加工性能。超导线圈的银钛合金多芯复合超导线被埋在铜基内，铜基一方面起支撑作用，另一方面在发生失超时，电流从铜基上流过，使电能迅速释放，保护超导线圈，并使磁场变化率减小到安全范围以内。

超导磁体同常导磁体一样是在超导线圈中通过电流产生磁场。其有两种设计形式：一种是以四个或六个线圈为基础，另一种是采用螺线管线圈为基础。四线圈结构是将线圈缠绕在一个经过精加工的圆柱体上（常用铝），在圆柱体的外表面开槽用来绕制聚集成束状的银钛合金导线，由于线圈之间存在较大的相互作用力，需要增加固定装置，这将给增加散热及真空瓶的设计带来困难。

目前，大多数超导磁体采用螺线管线圈，在磁介质一定的前提下，其磁场强度与线圈的匝数和线圈中的电流强度有关，改变超导磁体螺线管线圈的匝数或电流均可改变磁场强度。主磁场强度 B_0 与 $\mu_0 KI$ 成正比。其中，I 为线圈中的电流，K 为线圈匝数，μ_0 为真空磁导率。螺线管线圈绕组两端磁场强度减小为线圈中心的一半，因此在线圈绕组两端需要增加匝数或增加补偿线圈进行场强校正，以确保螺线管内部在一定范围内达到均匀场强。超导线圈整体密封在高真空、超低温的液氦杜瓦容器中，并浸没在液氦中才能工作。为了固定超导线圈绕组的线匝，防止其滑动，通常用低温特性良好的环氧树脂浇灌、固定、封装绕制好的超导线圈绕组。环氧树脂封装超导线圈绕组的强度要确保其能够抵抗并承受励磁过程或失超中线圈整体受到的径向和轴向的挤压力，而不发生位移。

超导线圈的低温环境由低温恒温器保障。低温恒温器是超真空、超低温环境下工作的环状容器，内部结构依次为液氦杜瓦和冷屏，其内外分别用高效能绝热材料包裹，为减少漏热，容器内部各部件间的连接和紧固均采用绝热性能高的玻璃钢和环氧树脂材料。外界热量是通过传导、对流或辐射传输进磁体的，其中辐射途径传输的热量最大。通常为减少液氦的蒸发，装配有磁体的冷却系统，它由冷头、气管、压缩机及水冷机构成。冷头在磁体顶部，通过绝热膨胀原理带走磁体内的热量，气管内的纯氦气（纯度在 99.999%以上）在膨胀过程中吸收磁体内部的热量，再利用外部压缩机对氦气进行制冷，压缩机中的热量由水冷机带走，新型磁体均采用 4 K 冷头，且在磁体内配有液氦液化装置。通常冷头正常工作时，液氦挥发率基本为零；如果冷却系统工作异常，液氦挥发率成倍增长（1.5~2 L/h）。低温恒温器上有液氦的加注口、排气孔及超导线圈励磁退磁，还有液面显示和失超开关等引线，这些引线用高绝热材料支持和封固起来再进入恒温器，它们向恒温器的热传导被降到最低限度。

3. 超导环境的建立　超导线圈的工作温度为 4.2 K（-269.8 ℃），即一个大气压下液氦的温度。MRI 磁体超导环境的建立通常需要以下步骤。① 抽真空：超导磁体的真空绝热层是其重要的保冷屏障，其性能主要决定于它的真空度。磁体安装完毕后，首先需要高精度、高效能的真空泵（通常用等离子真空泵）抽真空，还需准备真空表、检漏仪、连接管道等装置。超导磁体内的真空度要求达到 $10^{-7} \sim 10^{-6}$ mbar（1 bar = 100 kPa），才得以保证超导磁体的真空绝热性能。② 磁体预冷：磁体预冷是指用制冷剂将杜瓦容器内的温度降至其工作温度的过程。通常磁体预冷过程分为两步：首先用温度略高的液氮导入杜瓦容器，使液氮能在磁体内存留，此时磁体内温度达到 77 K（-196 ℃），然后用有一定压力的高纯度氦气将磁体内的液氮排出；其次再将液氦输入杜瓦容器内，直到液氦能在磁体内存留，此时磁体内部温度达到 4.2 K（-269 ℃）。③ 灌装液氦：磁体经过预冷，杜瓦容器内的温度已降至 4.2 K，而超导线圈稳定工作的条件是必须浸泡在液氦中，因此还要在杜瓦容器中灌满液氦，一般充罐到整个容量的 95% ~ 98%。以上步骤都在工厂内完成，到达用户现场的磁体一般均为冷磁体。

4. 励磁　励磁（energizing the magnet）又叫充磁，是指超导磁体系统在磁体电源的控制下向超导线圈逐渐施加电流，从而建立预定磁场的过程。励磁一旦成功，超导线圈将在不消耗能量的情况下提供强大的、高稳定性的均匀磁场。

对于超导磁体，成功励磁的条件是建立稳定的超导环境及有一套完善的励磁控制系统，该系统一般由电流导线、励磁电流控制电路、励磁电流检测器、紧急失超开关和超导开关等单元组成。另外，一个高精度的专用励磁电源是不可缺少的，这种电源是低压大电流的稳流电源，应具有高精度、大功率、高稳定性、电源的波纹较小等特点。电源还须附加保护磁体的自动切断装置，在励磁、退磁过程中及突然停电时，保护超导线圈和电源本身。不同厂家的磁体对励磁要求不同，励磁时间也不尽相同，但电流的输入遵循从小到大、分段控制的原则，因而磁场也是逐步建立的。

5. 超导磁体的其他组件　① 失超管（quench tube）：是超导磁体不可缺少的部分之一，其作用是将磁体内产生的氦气排到室外。日常情况下，失超管只将磁体内产生的少量氦气排出，一旦失超，磁体容器中近千升的液氦变为氦气（通常 1 L 液氦气化为 1.25 m^3 氦气）后从失超管喷出。如果失超管设计尺寸不足、铺设路径不合理、不通畅，甚至堵塞，磁体因内部压力快速增高而被损坏的可能性将增大。② 紧急失超开关：又称为磁体急停开关（magnet stop），是人为强制主动失超的控制开关，装于磁体间或控制室内靠近门口的墙上，其作用是在紧急状态下迅速使主磁场削减为零。该开关仅在地震、火灾和危及受检者生命等突发事件发生时使用。出于安全考虑，可在失超按钮上加装隔离罩。需要严格控制进出磁体间的人员对该开关的非正常操作。

超导磁体的场强可以超过任意一种磁体，其场强在 0.5 ~ 12 T，目前应用于临床的最高场强为 3.0 T，其他高场强 MRI 设备均用于科学实验。超导磁体优点为高场强、高稳定性、高均匀性、不消耗电能以及容易达到系统所要求的孔径，所得图像的信噪比高、质量好。特殊功能成像及超快速成像只能在超导高场强的 MRI 设备中完成。但是超导线圈须浸泡在密封的液氦杜瓦中方能工作，增加了磁体制造的复杂性，其运行、安装及维护的费用也相对较高。随着磁场强度的升高，其边缘场范围变大。近年来，随着超导技术的发展，高性能、低成本的 MRI 超导磁体也被生产出来。

二、磁体的性能指标

磁体（magnet）的性能指标包括磁场强度、磁场均匀性、磁场稳定性、磁体有效孔径及边缘场空间范围等。

（一）磁场强度

MRI 设备在磁体内产生的均匀、稳定的磁场称为主磁场或静磁场（static magnetic field），MRI 设备的磁场强度即为该磁场的大小，单位为特斯拉（Tesla，T），1 特斯拉等于 10 000 高斯（Gauss，G）。磁场强度越高，图像的信噪比越高；图像的信噪比越高，图像质量越好，但人体对射频能量的吸收也会增加，同时增加主磁场强度使设备成本增加。目前大多数 MRI 设备的磁场强度在 0.2~3.0 T 之间，美国 FDA 允许用于临床的最高场强为 3.0 T、4.7 T、7 T、9 T 等，超高场强 MRI 设备目前只能用于科学研究。

（二）磁场均匀性

磁场均匀性（magnetic field homogeneity）是指在特定容积内磁场的同一性，即穿过单位面积的磁力线是否相同，特定容积通常采用与磁体中心相同、具有一定直径的球形空间（diameter of spherical volume，DSV），DSV 常用半径为 10 cm、20 cm、30 cm、40 cm、45 cm 和 50 cm 的球体。在 MRI 设备中，磁场均匀性是以主磁场的百万分之一（parts per million，ppm）为单位定量表示的，如对于 1.0 T 的磁场在 40 cm DSV 范围内测量的磁场偏差为 0.02 G，则其磁场均匀性为 2 ppm。所取 DSV 大小相同时，ppm 值越小表明磁场均匀性越好。通常 DSV 越大，磁场均匀性越差；磁场均匀性越差，图像质量也会越低。磁场均匀性是衡量 MRI 设备性能高低的关键指标之一。

磁场均匀性的测量方法通常有点对点法（peak to peak，P-P）、平方根法（root mean square，RMS）及容积平方根法（volume root-mean-square，VMS）。点对点法是指成像范围内两点之间磁场强度的最大偏差 ΔB 与标称磁场强度 B_0 之比，即 $(B_{max} - B_{min})/B_0$。平方根法是指成像范围内测量波峰的半高宽度；容积平方根法是指在每个测量容积上选择 24 个平面，每个平面上选 20 个点采样进行测量。

磁场均匀性由磁体本身的设计和具体外部环境决定。磁场均匀性并非固定不变，一个磁体在安装调试后，由于外部环境及磁体稳定性的影响，其均匀性会改变。因此，必须定期进行磁场校正（匀场）。

（三）磁场稳定性

MRI 设备受磁体周围铁磁性物质环境温度匀场电流及主磁场线圈电流漂移等影响，磁场均匀性或主磁场强度会发生变化，这种变化即为磁场漂移。磁场稳定性（magnetic field stability）是衡量磁场漂移程度的指标，即单位时间内主磁场的变化率，磁场稳定性下降，在一定程度上影响图像质量。

（四）磁体有效孔径

磁体有效孔径指梯度线圈、匀场线圈、射频体线圈和内护板等均安装完毕后柱形空间的有效内径。对于全身 MRI 设备，磁体有效孔径以足够容纳受检者身体为宜，通常内径必须大于 60 cm。MRI 设备孔径过小容易使受检者产生压抑感，孔径大可使受检者感到舒适。然而，增加磁体的孔径会使磁场均匀性下降。近年来随着磁体技术的发展，大孔径 MRI 设备（有效孔径达到 70 cm）已经进入市场，有利于特殊体形患者、儿童及幽闭恐惧症患者接受检查。

（五）边缘场空间范围

磁体边缘场（fringe field）指主磁场延伸到磁体外部向各个方向散布的杂散磁场，也称杂散磁场、逸散磁场。边缘场延伸的空间范围与磁场强度和磁体结构有关。随着空间位置与磁体距离的增大，边缘场的场强逐渐降低（与距离的立方成反比）。边缘场是以磁体原点为中心向周围空间发散的，具有一定的对称性。常用等高斯线的三视图（俯视图、前视图、侧视图）形象地表示边缘场的分布，即由一簇接近于椭圆的同心闭环曲线表示的杂散磁场分布，图中每一椭圆上的点都有相同的场强（单位用高斯表示），故称为等高斯线。由于不同场强磁体的杂散磁场强弱不同，对应的等高斯线也就不同，一般用 5 高斯线作为标准。在 MRI 设备的场所设计阶段，等高斯线是经常使用的指标之一。边缘场可能对在它范围内的电子仪器产生干扰，这些电子仪器也通过边缘场对内部磁场的均匀性产生破坏作用。因此，要求边缘场越小越好，通常采用磁屏蔽的方法减小边缘场。

三、匀场技术

受磁体设计、制造工艺及磁体周围环境（如磁体的屏蔽物、磁体附近固定或可移动的铁磁性物体等）影响，任何磁体出厂后到达安装场地时磁场都不可能与整个成像范围内的磁场完全一致。因此，磁体安装就位后还要在现场对磁场进行调整，以消除磁场非均匀性，这个过程称为匀场（shim）。匀场是指通过机械或电流调节建立与磁场的非均匀分量相反的磁场，从而将其抵消。常用的匀场方法有被动匀场和主动匀场两种。

（一）被动匀场

被动匀场（passive shimming）是指在磁体孔洞内壁上贴补专用的小铁片（也称为匀场片），以提高磁场均匀性的方法。由于该匀场过程不使用有源元件，故又称为无源匀场。匀场所用的小铁片一般是磁化率很高的软磁材料，根据磁场测量的结果确定被动匀场小铁片的几何尺寸、数量及贴补位置，其几何形状及尺寸各厂家不同，不同磁体型号也均有所不同。超导磁体的被动匀场过程是：磁体励磁→测量场强数据→计算匀场参数→去磁→在相关位置贴补不同尺寸的小铁片。这一过程要反复进行多次。匀场用的小铁片本身没有磁性，一旦将它贴补到磁体内壁，其立刻被主磁场磁化而成为条型磁铁，从而具有了与条形磁铁类似的磁场，如图 10-5 所示。图 10-6 表明匀场小铁片对磁场的作用，小铁片外部靠近磁体中心一侧的磁力线正好与主磁场反向，从而削弱了小区域内的磁场强度。匀场时，何处磁场均匀性差，就在何处贴补这种小铁片，铁片的尺寸要根据需要调整的场强差来决定。用小铁片匀场的优点是可校正高次谐波磁场的不均匀，材料价格便宜，不需要昂贵的高精度电流。大多数铁片装在磁体孔径内，有些被动匀场中的铁片装在磁体杜瓦容器外侧，用以补偿磁体上面或下面钢梁（或其他大场金属）引起的高次谐波。

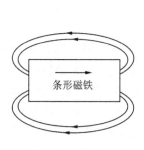

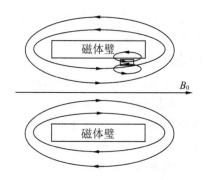

图 10-5　条形磁铁的磁场　　　　　图 10-6　小铁片对磁场的影响

（二）主动匀场

所谓主动匀场（active shimming），就是通过适当调整匀场线圈阵列中各线圈的电流强度，使局部磁场发生变化来调节主磁场强度，以提高整体均匀性的过程，又称为有源匀场。匀场线圈由若干个大小不等的小线圈组成，这些小线圈分布在圆柱形匀场线圈骨架的表面，构成线圈阵列，称为匀场线圈（shimming coils），它安装于主磁体线圈和梯度线圈之间。主动匀场是对磁场均匀性进行精细调节的方法，匀场线圈产生的磁场可以抵消谐波磁场，改善磁场的均匀性（既可修正轴向非均匀性，也可修正横向非均匀性）。

匀场线圈也有超导型及阻抗型之分。超导型匀场线圈与主磁场线圈置于同一低温容器中，其电流强度稳定，且不消耗电能。阻抗型匀场线圈使用最多，但它要消耗能量，匀场电源的质量对于匀场效果起着至关重要的作用，匀场电源波动时，不仅匀场的目的达不到，而且主磁场的稳定性会变差。因此，在 MRI 设备中匀场线圈的电流均由高精度、高稳定度的专用电源提供。

第三节　梯度磁场系统

人们引入了梯度磁场系统对磁共振信号进行空间定位，其主要作用是产生成像所需要的梯度磁场，利用梯度磁场的切换可以形成梯度回波信号。

一、梯度磁场的基本情况

（一）梯度磁场的产生

要得到临床可以使用的影像信息图像，我们需要把磁共振信号重建为一层一层的断层图像，并且每一层图像中各个像素中的空间位置要和实际的人体解剖结构一一对应。这就需要对磁共振信号进行三维的空间编码，分别是 x、y、z。梯度磁场能将这种空间位置信号和磁场大小一一对应起来。通过梯度线圈中不同大小及方向的电流，可以控制梯度磁场的大小和方向。磁共振系统中主要有 3 对梯度线圈，分别可以在 3 个方向产生梯度磁场，另外不同梯度线圈可以组合使用，产生任意方向的梯度磁场，这也是磁共振可以进行任意方向扫描的基础。

磁共振系统中的 3 对梯度线圈 X、Y、Z 在 3 个方向形成的梯度磁场分别是 x、y、z。

Z 轴梯度磁场方向和主磁场方向平行，也就是磁体的长轴方向或是人体仰卧位躺在检查床的头足方向；X 轴梯度磁场方向和主磁场方向垂直，代表左右方向；Y 轴梯度磁场方向也和主磁场方向垂直，代表前后方向。

如果只有均匀的静磁场 B_0，样品各处的磁化强度都以同一频率绕静磁场方向旋进，在射频脉冲磁场作用下产生的共振信号的频率都一样，就无法区分各处产生的信号，无法对体素进行空间定位，也就无法得到磁共振图像。如果在静磁场 B_0 上叠加一个线性梯度磁场，如 X 方向的磁场梯度 $G_X = \Delta B / \Delta x$，则磁场强度在梯度方向随着距离 x 呈线性变化，如式（10-5）：

$$B(x) = B_0 + G_X x \tag{10-5}$$

线性梯度磁场的磁场强度方向与静磁场 B_0 相同，只是其大小随空间位置线性变化。根据拉莫尔公式，样品磁化强度的旋进频率 ω 亦随着方向的距离线性变化，即

$$\omega(x) = \gamma B_0 + y G_X x \tag{10-6}$$

在磁共振成像时必须获得三维空间中各点的信号，需要 X、Y、Z 三个方向的磁场梯度 G_X、G_Y、G_Z。G_X 使样品 X 方向各点信号的频率与 x 有关，称为频率编码梯度磁场；G_Y 使样品 Y 方向信号的相位与 y 有关，称为相位编码梯度磁场；G_Z 使样品 Z 方向信号的频率与 z 有关，称为选层梯度磁场。在 G_Z 和一定带宽的射频磁场的共同作用下，样品中只有与 Z 轴垂直的、一定厚度体层上的磁化强度才能产生磁共振信号。

梯度磁场的引入，形成了几何空间位置上磁场的不均匀性。磁场越不均匀，质子在水平方向散相速度越快，则磁共振信号衰减得越迅速。并且磁共振信号的下降和梯度磁场的大小成正相关。同样的条件下，不施加梯度磁场时得到的磁共振信号最高；随着梯度磁场的增加，磁共振信号下降明显。

（二）梯度磁场系统的组成

梯度磁场系统由梯度线圈、梯度控制器、数模转换器、梯度放大器和梯度冷却系统等部分组成的。梯度磁场是电流通过一定形状的线圈时产生的。其是脉冲式的，需较大的电流和功率。梯度磁场系统由控制、预驱动、功率驱动、反馈、高压控制、高压开关等电路组成。

因磁共振成像方法不同，故对梯度脉冲的开关有不同的要求，几种梯度之间的组合情况也不同。梯度脉冲的开关和梯度组合的控制，由计算机的 CPU 及控制电路完成。计算机发出的控制信号通过控制电路送到前置放大器，前置放大器输入电压同反馈电路的电压进行比较后送至功率驱动器，同时送出信号，进而控制高压脉冲的接通和断开。

在磁共振成像中，为了得到满意的图像空间分辨率，磁场梯度必须有一定的强度，要求梯度驱动电流比较大。如当磁场梯度为 100 G 时，驱动电流约为 60 A。要提供这样大的驱动电流，需要有前置放大器和功率驱动器。

前置放大器采用线性好、零点容易调节的集成运算放大器。从前置放大器输出的电流较小，而驱动梯度磁场线圈需相当大的电流，完成这样大的电流驱动，通常用多组单元电路并联，每个单元都用复合互补功率管电路。

高压控制电路依据从前置放大输入的信号电平，控制高压开关电路。当输入电平高于设定值时，输出 5 V 的脉冲电压控制高压开关电路的闭合与断开。脉冲电压使高压开

关闭合，经一定时间延迟后再使高压开关断开。

（三）涡流对梯度磁场的影响

由于梯度线圈周围存在导体，当梯度电流导通或切断时，变化的磁场在周围导体中感应出感生电流，此感生电流在金属体内环形流动，称为涡流。涡流的强度与磁场的变化率成正比。涡流所产生的热量，称为涡流损耗。由于涡流也会产生变化的磁场，方向与梯度线圈所产生的磁场相反，因此涡流会削弱梯度磁场。如果梯度磁场电流不加任何补偿，涡流的存在会大大影响梯度磁场的变化，严重时类似于加了一级低通滤波器，梯度脉冲波形将产生畸变，这样梯度磁场的线性将受到严重破坏，导致图像模糊并产生伪影。涡流补偿可以通过电阻-电容（RC）电路使梯度脉冲电流产生畸变，从而产生所期望的梯度脉冲波形。

由于涡流的分布不仅在径向上有，在轴向上也有，因此梯度电流的畸变不能完全补偿涡流磁场。可以利用有源梯度磁场进行屏蔽，即在梯度线圈和周围导体（如真空瓶壁）之间安放第二组梯度线圈，与原梯度线圈同轴，但电流方向相反，电流同时通断（也称双梯度线圈系统）。这样，第二组梯度线圈抵消和削弱原梯度线圈在周围导体处的涡流，在原梯度线圈和周围导体之间起到屏蔽层的作用。有源梯度磁场屏蔽的缺点是技术复杂、费用高。

梯度磁场系统是大功率系统。为了得到理想的磁场梯度，梯度线圈电流往往要超过100 A。如此大的电流将使线圈产生大量的热量，如不采取有效的冷却措施，梯度线圈就有可能烧毁。常用的冷却方法有水冷和风冷两种。

二、梯度磁场线圈

梯度磁场线圈的作用是在一定电流的驱动下，产生线性度好的梯度磁场。不同梯度磁场采用不同的线圈。MRI 设备的梯度磁场线圈应满足下列 4 个要求。① 良好的线性特性：当梯度磁场线圈所产生的梯度磁场的线性范围小于成像视野时，图像将会出现畸变。所以在设计时要求线性范围至少不小于成像范围。梯度的线性范围大小也直接决定了图像的最大成像视野。② 响应时间短：梯度磁场从零上升到所需稳定值的时间称为梯度磁场的响应时间。响应时间应尽量短，因为响应时间决定或限制着成像系统最小可用的回波时间。最小回波时间的长短在梯度回波成像、平面回波成像、弥散成像、超薄层面成像、MRA 成像和 MR 频谱分析中有重要意义。③ 功耗小：因梯度磁场线圈建立梯度磁场需要很大的驱动电流，故驱动电源电路中一般有大功率器件。大功率器件需要采取有效的散热措施。为降低散热要求，要求驱动电源在能建立需要的梯度强度的前提下，尽量减小电源自身的功耗。④ 最低限度的涡流效应：MRI 设备设计中必须尽量避免梯度磁场的涡流效应，尽量将涡流效应减小到最低限度。

那么，X、Y、Z 三个方向的梯度磁场是如何产生的呢？Z 轴相对容易些，根据麦克斯韦线圈（Maxwell Coil）原理，采用两个半径一样的圆形线圈相对放置，这时两个线圈间电流方向是相反的，因此产生 Z 轴的梯度场。另外两个梯度磁场 G_X 和 G_Y 不是轴对称的，需用另外的线圈才能得到，它们是直线系统或鞍形线圈。但是 G_X 和 G_Y 可用相同的线圈，只要将线圈旋转 90° 就可分别得到 G_X 和 G_Y。

（一）直线系统

直线系统中，导线分别通过坐标系中 B（x、y）、C（$-x$、y）、D（$-x$、$-y$）及 E（x、$-y$）四个点，经过的电流为 i，那么

$$G_Y = \frac{zu_0 i \cos 2\phi}{\pi r^2} \tag{10-7}$$

公式中，$u_0 = 4 \times 10^{-7}$ 是真空磁导率，r 为圆的半径，ϕ 为 FOB 的角度。

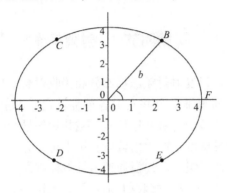

图 10-7 直角系统

如图 10-7 所示，有电流则必须形成回路，那么导线不能无限地长，不同的设计方案会有不同的效果。如果回路和导线与 Z 轴的夹角相同，则这样结构上相当紧凑，但是所得到的梯度却有所减少；当与 X 轴夹角分别为 67.5°或者 22.5°时，梯度会增大，结构上会不那么紧凑；如果回路是半圆形或者矩形，那么在磁体内所占的空间则是最小的。

（二）鞍形线圈

目前常见的鞍形线圈是按照高莱线圈（Golay Coil）的方式排列的，即 X、Y 轴分别有四对鞍形线圈，相对的弧形就产生了相应方向的梯度磁场。那么，X、Y 轴的梯度线圈构造相同，不同的是两个方向的线圈夹角为 90°，如图 10-8 所示。

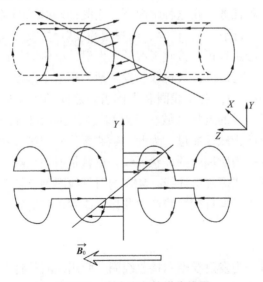

图 10-8 两个方向的梯度线圈

三组线圈集成到一起就形成了梯度线圈系统，其中每一组线圈都会有一个正负极接头，由梯度放大器控制电流的输出来控制梯度磁场的大小。根据矢量叠加的原理，改变三个方向的电流大小，可以生成任意方向的梯度磁场。

其中，麦克斯韦线圈对组成了 Z 轴方向的梯度线圈，高莱线圈对则形成了 X 和 Y 轴的梯度线圈。梯度线圈除了产生梯度磁场外，还有一个重要的作用就是参与主动匀场。

✚ 第四节　射频系统

MRI 设备的射频系统包括发射射频磁场部分和接收射频信号部分两部分。射频系统不仅要根据不同的扫描序列编排组合并发射各种翻转角度的射频脉冲（即射频磁场），还要接收成像区域内的奇数核子的磁共振信号。磁共振信号微弱，只能达到微伏的数量级，因而射频接收系统对灵敏度、放大倍数以及抗干扰能力要求都非常高。发射射频磁场部分由发射线圈和发射通道组成。发射通道由发射控制器、混频器、衰减器、功率放大器、发射/接收转换开关等组成。接收射频信号部分由接收线圈和接收通道组成。接收通道由低噪声放大器、衰减器、混频器、滤波器、相位检测器、低通滤波器、A/D 转换器等构成。射频线圈发出的射频磁场，激发样品的磁化强度共振发出磁共振信号，经接收线圈接收将磁共振信号转变为电信号。此电信号经过放大、混频、A/D 转换等一系列处理，最后得到数字化原始数据，送给计算机进行图像重建。

一、射频线圈的种类

MRI 设备通过射频线圈发射电磁波对人体组织进行激发，人体组织中发出的磁共振信号再通过接收线圈检测。用于建立射频磁场的射频线圈叫发射线圈，用于检测磁共振信号的射频线圈叫接收线圈。在 MRI 中，同一射频线圈可以在序列周期内不同的时间分别执行发射和接收两种任务，在这种情况下，它既是发射线圈又是接收线圈。

MRI 用的发射/接收线圈相当于广播、电视用的发射/接收天线。区别是广播、电视的发射地点和接收地点相距很远，接收天线处在发射的电磁波的远场中，发射天线和接收天线之间是行波耦合；行波的波长比收、发两地的距离小得多，行波的电场和磁场特性可以认为一致。在 MRI 中，射频线圈和人体组织之间的距离远远小于波长，接收线圈处在被接收的磁共振信号的近场区域，发射和接收之间不是行波耦合而是驻波耦合，驻波的电磁能量几乎全部为磁场能量。为此，磁共振信号的接收和射频激发不采用电耦合的线状天线，而必须采用磁耦合的环状天线，也就是射频线圈。线圈的传统定义是一系列连接起来的同心圆环或螺旋形导线。MRI 的射频线圈种类较多，但任何一种线圈的功能不外乎建立射频磁场激发自旋系统产生共振，或者接收自旋系统在弛豫过程中产生的磁共振信号。

（一）按功能分类

射频线圈按功能可分为发射线圈和接收线圈。两用线圈是将发射线圈和接收线圈制作成一体，体线圈和头线圈常采用两用线圈，在工作时通过电子线路在发射和接收之间进行切换。大部分表面柔软的线圈都是接收线圈；四肢线圈有用接收线圈的，也有用两用线圈的。线圈与受检组织的距离越近，信号越强，但观察范围越小。接收线圈的形状和结构差异也很大。

（二）按主磁场方向分类

射频磁场的方向应该与主磁场垂直。由于主磁场有纵向磁场（如超导磁体和常导磁体的磁场）和横向磁场（如永磁型磁体的磁场）之分，射频磁场的方向也要随之改变。体现在设计上就需要不同的线圈结构。螺线管线圈和鞍形线圈是体线圈的主要形式。螺线管线圈主要用于横向静磁场的磁体，它产生的射频磁场方向与人体轴线一致；鞍形线圈用于纵向静磁场的磁体，它产生的射频磁场则垂直于受检者轴线。

（三）按适用范围分类

根据适用范围的大小，射频线圈可分为全容积线圈、部分容积线圈、表面线圈、体腔内线圈和相控阵线圈五大类。

（1）全容积线圈：是指能够整个地包容或包裹一定成像部位的柱状线圈。这种线圈在一定的容积内能比较均匀地发射及接收射频磁场，因而主要用于大体积组织或器官的大范围成像，也用于躯干某些中央部位的成像。常见的全容积线圈有体线圈和头线圈两种。

（2）部分容积线圈：是由全容积线圈和表面线圈两种技术相结合而构成的线圈。这类线圈通常有两个以上的成像平面（或线圈），其射频野的均匀性介于全容积线圈和表面线圈之间。

（3）表面线圈：是一种可紧贴成像部位放置的接收线圈，其常见结构为扁平型或微曲型。这种线圈形成的射频发射场和接收场极不均匀，表现为越靠近线圈轴线射频磁场越强，偏离其轴线后射频磁场急剧下降。

（4）体腔内线圈：是近年来出现的一种新型小线圈。这种线圈使用时需要置于人体有关体腔内，以便对体内的某些结构实施高分辨率成像。例如，直肠内线圈是最常见的腔内线圈，但由于实际应用中容易引起患者不适，所以应用较少。

（5）相控阵线圈：是由两个以上的小线圈或线圈单元组成的线圈阵列。这些线圈可以彼此连接，组成一个大的成像区间，使其有效空间增大。各线圈单元也可相互分离。但无论哪一种连接方法，其中的每个小线圈均可同时接收对应小区域的磁共振信号，且在测量结束后，使小区域的信号有机地联系在一起。近年来出现的TIM技术，全称为全景成像矩阵（total imaging matrix，TIM），支持多个独立的矩阵线圈同时进行扫描，各线圈之间可以通过自由组合、无缝连接，构成一个拥有超大视场角的全景成像矩阵，可覆盖人体全身所有部位。

（四）按极化方式分类

常用的线圈按其极化方式的不同，可分为线性极化线圈和圆形极化线圈两种。线性极化线圈只有一对线圈，相应射频磁场也只有一个方向。而圆形极化线圈一般被称为正交线圈，它的两个线圈工作时接收同一磁共振信号，但得到的噪声却是独立的。这样，如果对输出信号进行适当的组合，就可以使线圈的信噪比提高，故其应用广泛。例如，磁体内置的发射/接收体线圈就是正交线圈，此外还有正交头线圈等。

（五）按使用部位分类

射频线圈按照磁共振检查的部位来分，主要可分为头部、颈部、头颈部、乳腺、肩关节、膝关节、四肢小关节、全脊柱、腔内（直肠）线圈，以及包绕线圈（用于胸腹盆腔检查）、体线圈等。

二、发射线圈

发射线圈产生射频磁场，必须让射频功率放大器的输出电压加到线圈的两端，使发射线圈共振于射频频率，这样线圈流过的电流最大，产生的射频磁场也最大。基本工作原理是对于一个特定场强的设备，为了满足共振需求，射频发射线圈的发射频率必须满足拉莫尔方程所计算出的频率。如何实现发射线圈发射的电磁波频率刚好满足拉莫尔频率？这里采用的是电感、电容、电阻所组成的谐振电路。谐振电路指的是对一个电感、电容和电阻所组成的交流电路，当感抗和容抗相等时该电路表现为纯电阻性质，而该电路的振荡频率则由相应的电感和电容所决定。在交流电路中电感具有通直流、阻交流的特性，交流电的频率越高，所产生的感抗就越大；相反，在交流电路中电容则具有通交流、阻直流的特性，交流电的频率越高，电容的容抗就越小。当交流电的振荡频率为 ω 时，感抗为 ωL，而容抗为 $\dfrac{1}{\omega C}$。当二者相等时，则

$$\omega = \frac{1}{\sqrt{LC}} \tag{10.8}$$

ω 为角频率，转换为线频率时则有

$$f = \frac{1}{2\pi\sqrt{LC}} \tag{10.9}$$

可见在交流电路里通过调整电感、电容的参数就可以获得所需要的发射频率。

发射线圈通常被设计成鸟笼状，具有很多线圈挡杆，在工作时每个线圈挡杆通过的电流幅值相同，但在不同挡杆内所通过的电流间具有一定的相位差。如果要产生一个均匀的横向射频磁场，要求这个相位差在这一圈分布的挡杆中完成一圈旋转刚好满足 2π 分布。对于正交发射线圈，通过两个电流伺服点产生一组具有 0° 和 90° 相位差的电流，这两个电流通过线圈中的电容电感作用逐渐旋转，刚好在完成一圈旋转后满足 2π 分布，这种发射线圈就称为正交发射线圈。正交发射线圈能够产生一个圆极化脉冲，该脉冲能够形成一个均匀的横向射频磁场。在高场强或超高场强下，如果采用同样的设计理念，也就是通过 0° 和 90° 的这种正交发射，则超高场强的各种影响使得线圈内不同挡杆中的电流在一圈分布的挡杆中无法满足 2π 相位差，因此也无法获得均匀的横向射频磁场。为了获得均匀的横向射频磁场，一些高场强 MRI 设备通过采用更多的射频放大器针对鸟笼状线圈的不同挡杆给予不同的伺服电流，这样就可以独立控制每个挡杆中电流的相位。这种采用多个射频放大器的技术就是多源发射技术。

鸟笼式线圈因其形状像鸟笼得此名，其实是一种射频磁场高度均匀的发射线圈。在圆筒的两端是两个导体圆环，在圆筒的侧面是 N 条均匀分布的直导体，导体两头与圆环相接，导体中间还接有一个电容 C。

鸟笼式线圈广泛应用于临床实践中。用于开放磁体时，其可变形为平面鸟笼式线圈，分上、下两个部分，紧贴磁体安置，如图 10-9 所示。

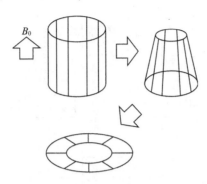

图 10-9 变形后的平面鸟笼式线圈

三、发射通道

发射通道主要包括频率合成器、发射混频器、发射调制器、功率放大级、发射控制器，具有形成射频脉冲形状、对脉冲进行衰减控制、脉冲功率放大和监视等功能。

（一）频率合成器

MRI 设备需要用到多种频率的射频信号。发射部分需要一路中频信号和一路与中频进行混频的信号；接收部分需要用到两路具有 90° 相位差的中频信号和一路用以混频的射频信号；同时整个射频部分的控制还要有一个共用的时钟信号。

频率合成器通过混频器完成频率的相加和相减，通过倍频器完成频率的乘法，通过分频器完成频率的除法，通过鉴相器和锁相环路稳定频率。它具有输出信号频率精确、稳定、易控制等特点。由于 MRI 设备的工作频率在石英晶体振荡器的频率范围内，因此可用石英晶体振荡器作为频率信号源。

（二）发射混频器

它通过两种信号混频产生射频信号，同时通过门控电路形成射频脉冲波形。采用不同的非线性器件，以及选取不同的工作状态，可以得到多种混频器，如三极管混频器、二极管平衡混频器、二极管开关混频器、二极管平衡式开关混频器以及环形混频器等，其中以环形混频器性能最佳。

（三）发射调制器

因所有 MRI 方法都采用脉冲形式的射频磁场，故对射频信号的输出必须采用开关控制，同时为了激发一定频带的原子核或者一个小空间区域的原子核，还需要对射频信号进行幅度调制。

（四）功率放大级

发射调制器输出的射频脉冲信号幅度仅为 0.5 V 左右，功率也只有 1 mW 左右，必须经功率放大后才能馈送到发射线圈以产生射频磁场。由于射频脉冲的频率高达数十兆赫，因此采用高频功率放大器。射频脉冲频宽较窄，可采用调谐回路放大器。为提高效率，多采用乙类、丙类甚至丁类工作状态。例如，一种 MRI 设备的射频发射功率为

10 kW（电压峰值约为 2 000 V），为获得如此大的功率放大，采用多级功放及功率合成技术，如图 10-10 所示。

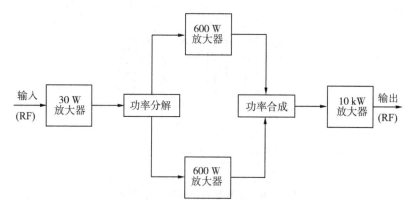

图 10-10　射频发射功率放大级框图

（1）30 W 放大器：将调制器输出的 0.5 V、1 mA 的射频脉冲信号放大到 30 W。

（2）600 W 放大器：它采用效率高的乙类推挽功率放大器，将 30 W 放大电路输出的几十伏信号进一步放大。

（3）功率分解与功率合成：在高频功率放大器中，当需要输出的功率超出单个电子器件所能输出的功率时，可以将输入功率分解，同时输入到几个电子器件中，再将几个电子器件的输出功率叠加起来，以获得足够大的输出功率，即功率分解与功率合成。

（4）10 kW 功率放大器：由于末级功率放大器的功率大，因此大多采用"AB"类真空四极管放大器。

（五）发射控制器

在射频发射和接收部分需要用到中频信号，并且对接收中使用的中频信号相位也有特别要求。发射混频中还需要一个门控方波信号，用以控制射频脉冲的持续时间。

发射控制器是协调射频系统各部分工作的重要单元，其主要功能有：① 脉冲信号的产生。计算机通过数据总线送来发射调制的控制信号。在发射控制器中通过 DAC 芯片将这些信号变换成模拟信号，送至发射调制器，供射频脉冲成形用。② 门控及中频相位的组合输出。计算机送给发射控制器控制信号，发射控制器将其转变成门控信号送至发射混频器。发射控制器还接收相移控制信号，经过组合后输出相位分别为 0°、90°、180°或 270°的中频信号。

四、接收线圈

接收线圈用于接收受检部位所产生的磁共振信号，因此直接决定成像质量。它与发射线圈的结构非常相似，有些线圈甚至具有发射和接收双重功能，且其性能比发射线圈高。接收线圈有多种分类方法：按是否具有发射功能，可以分为射频发射-接收一体线圈；按覆盖成像视野的方式，可以分为容积线圈、表面线圈；按线圈单元信号通道数，可分为单通道线圈、多通道线圈。

对于接收线圈，最重要的是信噪比，其次是信号响应均匀性。信号响应均匀性由线圈产生的射频磁场的均匀性来决定。但对于发射线圈，射频磁场的均匀性是最重要的。如果同一个线圈分别用于发射和接收，可用一个开关。但应考虑在发射脉冲期间对接收器的隔离，如图 10-11 所示，在发射脉冲期间，两组二极管导通，在 1/4 波长导线末端使接收器的输入端短路。但是从 M 点看，1/4 波长导线在该处等于开路，因此所有发射功率都传送到谐振电路去。在接收信号期间，由于线圈接收到的信号电压太小，不能使两组二极管导通，因此隔离了发射器，并消除了接收器输入端的短路，接收信号全部被输入到接收器。

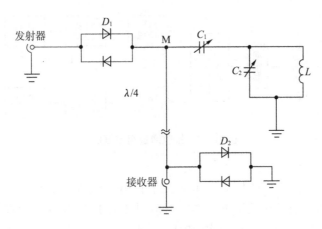

图 10-11 射频接收器保护电路

可见，最好用双线圈系统，这样发射线圈和接收线圈可以分别进行优化，并容易进行隔离，但要注意双线圈之间的耦合问题。这两个线圈产生的磁场除了必须与静磁场正交外，彼此之间也必须互相垂直，才能使耦合最小。

接收线圈的性能很大程度上取决于线圈的几何形状和导线材料。螺线管状的接收线圈信噪比高，仅适用于主磁场方向与受检者床垂直的场合。多数情况是主磁场方向与受检者床平行，螺线管状接收线圈不能使用。接收线圈多选用鞍形线圈，其磁场很容易满足与主磁场垂直的要求，但信噪比较相应的螺线管状线圈小。用两个正交鞍形线圈组合成一个接收线圈，它们接收的信号相加，可使信噪比提高。

由于接收线圈距组织越近接收的信号越强，而且线圈越小接收的噪声越小，因此为提高接收线圈的信噪比，人们设计出一些线圈，其形状跟受检部位的外形相吻合，正好可覆盖在受检部位的表面，此类线圈称为表面线圈，如脊柱线圈、心脏线圈、腹部线圈、肩关节线圈、膝关节线圈等。表面线圈只是在一定的 FOV 和体表下一定深度范围内有较高的信噪比，如把几个表面线圈排列组合成一个相控阵线圈，则可以在足够大的视野和深度范围内达到高信噪比。

四单元线性脊柱相控阵线圈由四个矩形线圈并排、相邻线圈部分重叠组成，可进行线圈与线圈间的任意组合。由于线圈之间互感会使接收灵敏度降低，故相邻线圈之间部分重叠以使互感为零。每个线圈与低输入阻抗的前置放大器、A/D 转换器和存储器相连。由于每个线圈接收的信号其振幅和相位都不同，信号必须经过相移和变压器之后才能合成。可以用不同的方法合成图像，如数值相加图像、平方和图像、均匀灵敏图像和均匀噪声图像。临床实践证明，用 12 cm 方形线圈做成的四单元相控阵线圈，FOV 为 45.6 cm，在椎体（皮肤下 7 cm 深）处信噪比为 15 cm×30 cm 矩形表面线圈的 2 倍。

五、接收通道

在 MRI 设备中，接收线圈接收到 MR 信号所产生的感生电流微弱，必须经过接收通道放大、混频、滤波、检波、低频放大、A/D 转换等一系列处理后才能送到计算机，接收通道组成的框图如图 10-12 所示。

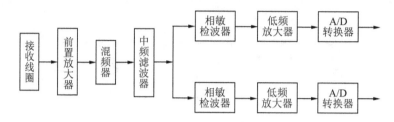

图 10-12　接收通道组成框图

（一）前置放大器

它是接收通道中最重要的环节，其质量的好坏将严重影响图像质量。一般选用低噪声的场效应管，如选用可在低温下工作的噪声因数为 1.3 dB 的砷化镓场效应管。因为场效应管的击穿电压一般非常低（约 12 V），所以必须在发射脉冲期间提供适当的保护，至少需要有一对对接二极管。前置放大器的总增益可调，以满足 A/D 转换器的需要。

（二）混频器与滤波器

信号经过低噪声前置放大后进行变频，将信号频谱搬移到中频上，这一功能由接收混频器完成。同发射混频器一样，接收混频器是利用混频元件的非线性特性，让信号频率同本地振荡频率进行组合，获得需要的中频信号，再经中频放大器进一步放大后送往相敏检波器。

这个过程中会产生许多不需要的频率组合，应尽量减少其影响，常用的措施有：① 选择适当的混频器电路。常选用二极管平衡混频器，它具有较好的抑制不需要组合频率的能力。② 设计滤波电路，滤除组合频率。这里还包括对输入信号进行去除噪声的滤波，可采用多级滤波器。

（三）相敏检波器

相敏检波又叫正交检波，对于频率和相位均不同的信号，该电路具有良好的选择性。由二维傅里叶成像的原理可知，磁共振信号中的频率和相位特性代表了体素的空间位置信息。系统对信噪比的要求也很高，所以不采用简单的二极管幅值检波器，而采用相敏检波器（phase sensitive detector，PSD）。PSD 实际上是一个混频器或模拟乘法器，使输入信号与参考信号相乘，输出信号为二者的乘积，输出信号的频率与输入信号和参考信号的频率有关，幅度则与二者的相位差和幅度有关。

检波时，输入信号的所有频率同中心频率相减，左边的谱线与差值为负，右边的差值为正。但在记录磁共振信号时不可能区分正频率和负频率。在傅里叶变换后的频谱中处在两边的谱线将发生折叠，出现频谱折叠现象，表现在成像上就是场中心两边的图像折叠。在 MRI 设备中使用成对相敏检波器，两个相敏检波器的参考中频信号具有频率和振幅相同而相位相差 90°的特性，故称为正交检波，避免了频谱折叠现象。

（四）低频放大与低通滤波器

由于检波器的要求，进入检波器的中频信号及检波输出的低频信号均为零点几伏，而磁共振信号最终经过 A/D 转换时需要 10 V 左右的电压，因此必须用低频放大器将检波后的磁共振信号进行放大。同时，检波输出的信号中除了所需的磁共振信号，还有一些高频的干扰和噪声，这都影响成像质量，必须加低通滤波器予以滤除。为保证不失真地进行放大，对低频放大器的要求是要有良好的线性和较宽的频率响应特性。

（五）A/D 转换器

A/D 转换器的作用是将所接收的模拟磁共振信号变换成数字信号，供图像重建系统重建图像。使磁共振信号数字化的过程，就是对磁共振信号的采样和量化的过程。奈奎斯特（Nyquist）采样定理表明，为使被数字化的信号不致失真，采样频率必须等于或大于被采样信号的最高频率的两倍，为此选用 A/D 芯片时应首先考虑芯片的变换速度是否合乎要求。

若 MRI 设备使用的梯度磁场在 1~10 mT/m 之间，相应的信号频率应为 12 120 kHz。采样频率应在 24 240 kHz 及以上，且一般将磁共振信号量化为 15 位数字信号。

✚ 第五节 计算机系统

在 MRI 设备中，计算机（包括微处理器）的应用非常广泛，各种规模的计算机、单片机、微处理器构成了 MRI 设备的控制网络。计算机系统作为 MRI 设备的指令和控制中心，不仅具有数据采集、处理、存储、恢复及多幅显示等功能，而且具有选择观察野、建立射频脉冲波形和时序图、打开和关闭梯度磁场、控制接收和收集数据、提供 MRI 设备各单元的状态诊断数据等功能。除主计算机外，还须配备用于高速计算的阵列处理机和用于数据存储的磁盘。主计算机系统由主机、磁盘存储器、光盘存储器、控制台、主图像显示器（主诊断台）、辅图像显示器（辅诊断台）网络适配器以及测量系统的接口部件等组成。主图像显示器通常又是控制台的一部分，用于监视扫描和机器运行状况。主计算机一般采用性能较好的小型机，也有以高档微机作为主计算机的。近年来，有些 MRI 设备中还装备了双机并行的主计算机，使整个系统的可靠性大大提高。常用的操作系统有 DOS、UNIX、VMS 和 Windows。其中，后三者均为多用户的操作系统，在 MRI 设备的主计算机中广泛使用。具备 DICOM 标准接口的 MRI 设备，可顺利接入 PACS，从而具有了图像数据的数字化、资源共享、大容量存储、远程会诊等重要功能。以下主要介绍计算机的梯度磁场、射频脉冲的控制及图像的重建。

一、梯度磁场的控制

在大多数成像方法中，每个梯度磁场都有特定的形状，并且 X、Y、Z 三个方向的梯度之间有很严格的时序关系，因此必须采用计算机进行控制。一种比较简单的办法是由计算机直接进行控制。采用这种方法对于梯度电流有很强的控制能力，但有一个缺陷，就是在扫描过程中，CPU 的工作时间被占用，无法同时进行别的工作。

随着数字逻辑电路技术的发展，研究人员提出了一种新方案，用电子计算机对梯度电流波形进行间接控制。首先，计算机在选定所需要的成像方法以后，将对应的梯度电流的波形按时间采样，将所得的序列以文件形式存于计算机内。初始化时，将这些序列值送入梯度存储器中，开始扫描时启动地址计数器，顺序选通梯度数据各存储单元，将梯度数据送入缓冲器，提供给 D/A 转换器进行转换，获得所需形状的梯度信号。用这种方法，计算机只在初始化时将数据送入梯度数据存储器，在扫描开始时启动地址计数器。在扫描过程中，梯度波形由地址计数器控制产生，因此计算机就可以进行别的工作。

二、射频脉冲的控制

根据成像方法的需要，MRI 系统以一定的时间间隔，产生一定形状的射频脉冲波，其中包括射频脉冲波成形、相位控制、脉冲开关等电路，此外还包括射频接收的衰减及滤波控制。

与梯度磁场形成部分相似，最初成像系统用计算机直接控制数据采集、计算和显示。随着要求提高，设备越来越复杂，在磁共振成像中有时需要任意改变事件的次序，或者用 CPU 完成多项任务，因此现在都采用间接控制的办法。

计算机根据所选定的成像方法和成像参数，生成一个特殊形状的波形。在初始化时将射频波形的数值在时间上序列化，再按空间顺序存储于射频存储器中，存储器的地址受地址计数器的控制。地址计数器起始地址由计算机设置，当它启动以后随时钟信号递增，计数器顺序输出选通射频存储器的各个单元，取出所存储的数据形成所需的脉冲波形，与梯度磁场成形部分大致相同。实际上各部分（如计数器、存储器）的结构是完全相同的。射频脉冲的波幅由发射成形部分的衰减因子控制，而宽度则由偏转 90° 和偏转 180° 等信号来控制。

三、图像重建

MRI 系统在恒定磁场的基础上，通过施加一定的线性梯度磁场，由发射射频脉冲激发成像物体产生共振信号，再通过接收电路将这些信号变成数字信号。这时的信号还只是大量的原始数据，为了获得成像物体的高质量图像，还必须经历一系列的信号处理，如累加平均去噪声、相位校正、傅里叶变换等。这些处理过程由计算机图像重建部分完成。

图像重建的本质是对数据进行高速数学运算。由于获取的数据量相当大，因此需要大容量的缓冲存储器；同时，因为图像数据量大，若要成像时间短，运算速度就必须快。仅靠计算机来进行全部运算需要大量的时间，不能满足实际成像的需要，目前多用图像阵列处理器来进行影像重建。图像阵列处理器一般由数据接收单元、高速缓冲存储器、数据预处理单元、算术和逻辑运算部件、控制部件、直接存储器存取通道以及傅里叶变换器组成。图像重建的运算主要是快速傅里叶变换。每幅图像应该对应两个原始数据矩阵，一个表示信号的实部 M_x，另一个则为信号的虚部 M_y。实部和虚部矩阵均被送入傅里叶变换器，分别进行行和列两个方向的快速傅里叶变换，以便还原出带有定位信息的实部和虚部图像矩阵。此后，图像处理器再对这两个矩阵的对应点取模，就得出一个新的矩阵，两个方向的模矩阵中每个元素值的大小正比于每个体素磁共振信号的强度，以其作为灰度值显示出来时，就得到所需的磁共振图像。在高速图像阵列处理器中，所有的数学运算均由固化的硬件和微码完成，目前重建一幅磁共振图像的最短时间仅仅需要 600 μs。

四、图像的显示

经图像重建后，磁共振图像立刻传送至主控计算机的硬盘中，并以影像的形式显示，用于观察、分析和诊断。目前，阴极射线管（CRT）显示器已经淘汰。因此，MRI 设备选配专业级彩色液晶显示器，液晶显示器一般选择 19 inch（1 inch = 2.54 cm）或更大的尺寸，显示矩阵至少为 1 280×1 024，场频（刷新速率）应达到 75 Hz 或以上，以达到无闪烁的要求。为达到观察高空间分辨率和高对比度分辨率磁共振图像的目的，显示器像素点距应该为 0.29 mm 或更小的数值，对比度至少应达到 600∶1，亮度应高于 270 cd/m^2。为观察磁共振动态成像图像，液晶显示器响应时间应低于 25 ms。为方便观察者从不同角度观察液晶显示器上的影像，其上下和左右的视角应该在 ±85° 以上。目前，16∶9 宽屏幕显示器已逐渐取代传统 4∶3 显示器，以便将生理信号显示器所显示的信息在宽屏幕图像显示器中同屏显示，并取消生理信号显示器。

五、图像重建后处理技术

（一）脑灌注成像后处理技术

脑灌注成像后处理技术反映微循环改变的 MR 灌注成像有多种方法，目前临床最常用的是动态磁敏感增强（dynamic susceptibility contrast，DSC）灌注成像（perfusion weighted imaging，PWI）。

1. 主要检查技术　DSC PWI 最先应用于脑部，多采用 EPI 序列，扫描 20~40 层，每层 30~40 幅图像，成像时间为 70~90 s。对比剂为 Gd-DTPA 0.1~0.2 mmol/kg，采用高压注射器以 4~5 mL/s 流速注射。利用顺磁性对比剂首过的 T_2 或 T_2^* 磁敏感效应取得像素源性时间-信号强度曲线，转换为时间-浓度曲线，进一步分析曲线，对每个像素进行积分运算得到相对脑血容量（relative cerebral blood volume，rCBV）、相对脑血流量（relative cerebral blood flow，rCBF）、平均通过时间（mean transit time，MTT）和峰值时间（time to peak，TTP）图。常用灌注参数定义如下：BV 指单位组织的血液容积总量，单位为 mL/100 g；BF 指单位时间内流经单位组织的血液容量，代表组织的毛细血管流量，单位为 mL/（100 g·min）；MTT 指血液经不同路径自动脉端流至静脉端的平均循环时间，以 s 为单位；TTP 指对比剂注射至强化达到峰值所需时间，单位为 s。

2. 临床应用

（1）脑血管病：PWI 可早期发现急性脑缺血灶，区分缺血半暗带和梗死组织，帮助临床决定是否进行溶栓治疗。半暗带组织 rCBF 下降，而 rCBV 正常或略增高，MTT

升高；梗死组织则 rCBF、rCBV 均下降，MTT 升高。扩散异常区明显小于灌注异常区也提示半暗带存在，而扩散异常区等于甚至大于灌注异常区提示无半暗带存在。

测量 rCBF 有助于发现蛛网膜下腔出血后发生血管痉挛、具有缺血危险的患者，可指导治疗方案的制订及监测疗效。

（2）颅内肿瘤：血管形态和血管化程度是评价颅内肿瘤不同类型，决定其生物学侵袭性的重要因素。rCBV 测量可描绘出肿瘤的总体血管化程度，间接反映肿瘤的血管生成。rCBV 图可反映肿瘤总体血管化程度及其异质性，对星形细胞肿瘤分级的敏感性与传统 MRI 相似，但具有更高的特异性和阳性预测值。星形细胞肿瘤常有无强化的肿瘤浸润区，强化边缘并不能准确反映肿瘤范围。PWI 可通过 rCBV 的增高，显示未强化肿瘤的边界，从而协助手术方案的制订或放疗靶区的确定。

转移瘤周围水肿为单纯性血管源性水肿，而胶质瘤（恶性）则为血管源性水肿及血管周围间隙肿瘤浸润的综合表现。转移瘤周围 rCBV 明显低于胶质瘤。脑原发性淋巴瘤病理上具有围绕血管生长的特点，常使血管腔变窄、血管周围间隙扩大，但新生血管化不明显，因此其 rCBV 明显低于胶质母细胞瘤。

（3）感染：依病原体和阶段不同表现各异，单纯疱疹病毒和弓形体病脑炎 rCBV 均降低，而脓肿 rCBV 升高。

（4）心肌：PWI 可早期发现心肌缺血，结合腺苷或双嘧达莫（潘生丁）负荷试验可推测血管病变程度，结合延迟灌注成像可预测心肌存活性。

（5）肝：可用于肝硬化早期诊断、肝癌与肝转移瘤鉴别及肝移植后血管并发症的监测。

（6）肺：与肺通气成像结合用于评价肺功能和诊断肺栓塞、肺气肿等疾病。

（7）肾：主要用于评价肾功能和药物疗效。

（8）其他：在前列腺、乳腺、胰腺及软组织肿瘤方面也有应用。

总之，PWI 有优点，也有不足。优点：时间分辨力较高，可快速获得全脑灌注图，可同时获得脑灌注图、组织状况（扩散）、血管情况（MRA）等。DWI 与 PWI 结合具有鉴别缺血组织是否可恢复的潜能。缺点：检查时间较长，不利于急症、躁动患者检查，定量准确性较低而且为相对性，无法进行绝对数据的比较。

（二）波谱成像后处理技术

磁共振波谱（magnetic resonance spectroscopy，MRS）成像是利用质子在化合物中共振频率的化学位移现象测定化合物成分及其含量的检测技术。随着高场强 MRI 设备的应用及相关技术的快速发展，MRS 在活体上的应用日渐广泛，成为目前唯一能无创性检测活体器官和组织代谢、生化参数和进行化合物定量分析的技术。

1. 成像原理　MRS 与常规 MRI 的基本原理大致相同，都遵循拉莫尔定律，即不同的具有奇数核子的原子核具有不同的磁旋比。在外加静磁场中，其进动频率是不同的，化学位移是 MRS 的基础。自旋耦合现象是原子核之间存在共价键的自旋磁矩相互作用形成的耦合，化学位移和自旋耦合两种现象形成了波谱的精细结构。

MRS 需要良好的磁场均匀性，要求以短的射频脉冲激励原子核，并需要一段时间采集信号再将收集到的自由感应衰减信号（FID）通过傅里叶变换转换成波谱。由于化学位移，不同化合物中相同原子的进动频率不同，在 MRS 频率编码不同位置形成不同的峰。又由于原子核的共振频率与外加磁场有关，同一原子核在不同的外加磁场下其共振频率不同，故化学位移一般不以频率为单位。然而，原子核的共振频率与外加磁场强度有关联，化学位移如果以外加磁场运行频率的百万分之一（parts per million，ppm）来作单位，同一原子核在不同的外加磁场下其化学位移的 ppm 值相同。因而，化学位移一般以磁场强度运行频率（MHz）除以化合物共振频率（Hz）的 $\times 10^{-6}$ 为单位。不同的化合物可以根据在 MRS 频率编码上共振峰的不同加以区别。

2. **成像方法** 目前临床研究多采用 1.5~3 T 的 MRI/MRS 一体化装置。医学领域波谱分析的原子核有 ^1H、^{31}P、^{23}Na、^{13}C、^7Li、^{19}F 等，其中磷谱是最早应用于人体的波谱技术。但目前最常应用于临床的是 ^1H-MRS 而非 ^{31}P-MRS。在 ^1H-MRS 技术中，影响氢质子在不同化合物中磁共振频率的因素包括以下几种。

（1）化学位移（chemical shift）：质子在不同分子中或在相同分子中的不同空间位置上受外电子的影响，其共振频率略有差异。因此，在外磁场不变的情况下，相同的原子核在不同分子中具有不同的共振频率，这就是"化学位移"。一般质子的化学位移为数十至数百赫兹。利用化学位移原理获取成像容积中单一化学成分的图像称为化学位移成像。

（2）自旋耦合（spin coupling）或 J-耦合（J coupling）：由于氢质子存在高能级与低能级的自旋方式，加之多个氢质子不同能级的组合方式不同，自旋耦合可在原共振频率上产生分裂，造成双峰、三峰甚至更多的锯齿峰。自旋耦合与化学位移不同，它的大小与外磁场强度无关，而与参与自旋耦合的共价键数目成正比。在大多数情况下，自旋耦合产生的频率变化要远小于化学位移产生的频率变化。尽管如此，自旋耦合的作用可使波形中的波峰发生融合，常需要采用去耦合技术得到较好的谱线。去耦合技术可利用自旋方式的快速变化消除自旋方式不同造成的影响。

3. **MRS 定位技术** 定位技术是将产生磁共振信号的组织控制在一定容积的兴趣体（volume of interest，VOI）内，将 MRS 信号限定在一个理想的体积内被称为定位（location）。目前临床应用比较广泛的在体 MRS 定位技术有深部分辨表面线圈波谱分析法、在体成像选择波谱分析法、激励回波探测法、点分辨波谱法、化学位移成像定位法等。按体素分类，MRS 主要有单体素和多体素两种。

（1）单体素 MRS：通过三个互相垂直的平面采集某单一立方体积内组织的波谱。通常在病变位置已知的情况下使用。

（2）多体素 MRS：可测量所选择兴趣区内多个邻近体素的磁共振信息，可进行二维和三维定位，一次采集多个体素，使正常与病变波谱容易比较。

4. **磁共振波谱主要代谢产物** 许多疾病导致的人体代谢改变先于病理形态改变，而 MRS 对这种代谢改变的潜在敏感性很高，故能提供早期病变检测信息。虽然 MRI 和 MRS 都基于相同的原理，但两者之间还存在许多差异。对于临床来说，最大的差别就是 MRI 得到的是解剖图像，MRS 提供的是定量的化学信息，一般以数值或图谱来表达；磁共振波谱成像（magnetic resonance spectroscopic imaging，MRSI）则以图像形式提供代谢信息。

^1H-MRS 是敏感性最高的检测方法。它可检测与脂肪代谢、氨基酸代谢以及神经递

质有关的化合物，如肌酸（creatine，Cr）、胆碱（choline，Cho）、肌醇（myoinositol，MI）、γ-氨基丁酸（Gamma-aminobutyric acid，GABA）、谷氨酸（glutamate，Glu）和谷氨酰胺（glutamine，Gln）、乳酸（lactate，Lac）和 N-乙酰天门冬氨酸（N-acetyl aspartate，NAA）等。与 ^{31}P-MRS 比较，其空间分辨力高。临床 ^{1}H-MRS 不需要增加磁共振硬件设备，且 MRI 和 MRS 在一次检查中完成，不需要重新定位和更换线圈。

脑的 MRS 检测方法中有下列化合物改变：

（1）NAA：在质子波谱化学位移 2.02 ppm 处形成波峰。目前研究显示，NAA 与蛋白质和脂肪合成，与维持细胞内阳离子浓度及 K^+、Na^+、Ca^{2+} 等通过细胞膜及神经膜的兴奋性有密切关系，是正常神经元的标志物。其含量多少反映神经元功能状况，NAA 在脑组织发育成熟过程中逐渐升高，在 3 岁前较明显，持续到青春期，老年人的 NAA 随年龄增长逐渐下降。中枢神经系统海绵状退行性变性（Canavan 病）是目前唯一 NAA 升高的疾病；脑瘤、脑缺血缺氧、变性疾病中 NAA 均呈现下降趋势。

（2）Cr 和磷酸肌酸（PCr）：化学位移为 $3.03×10^{-6}$ 和 $3.94×10^{-6}$ 的共振信号代表 PCr 和 Cr。Cr 和 PCr 都有 $3.03×10^{-6}$（甲基化）和 $3.94×10^{-6}$（亚甲基化）的信号，因此两者常合并考虑。Cr 和 PCr 存在于神经元及胶质细胞中，是胶质细胞的标志物，参与磷酸转运及能量储备。多数情况下 Cr/PCr 含量相对稳定。

（3）Cho：位于 $3.2×10^{-6}$ 的共振信号来源于脑内含 Cho 的化合物，如磷酸胆碱、磷脂酰胆碱等，主要在细胞膜上，是细胞膜翻转（turnover）的标志物。信号改变反映细胞膜构成和连接的变化，膜合成旺盛和降解活跃时均呈上升趋势。随着脑发育成熟，Cho 逐渐下降至稳定。脑瘤中，由于 Cho 升高和 NAA 下降，故 NAA/Cho 下降，恶性较良性肿瘤该比值下降明显；多发性硬化症、肾上腺性脑白质营养不良、感染疾病如艾滋病中 Cho 升高提示活动性脱髓鞘。

（4）MI：主要位于 $3.56×10^{-6}$ 的共振信号处（仅在短 TE 序列可见），参与肌醇–三磷酸–细胞内第二信使循环，是胶质细胞的标志物。肌醇升高，见于婴幼儿、阿尔茨海默病、糖尿病、脑病恢复期、低分级胶质瘤等；其降低时，可见于恶性肿瘤、慢性肝性脑病、卒中等。

（5）Glu 和 Gln：主要位于 $(2.1 \sim 2.4)×10^{-6}$ 和 $(3.65 \sim 3.8)×10^{-6}$ 的共振信号处（仅在短 TE 序列可见）。Glu 为兴奋性神经递质，Gln 为抑制性神经递质；升高见于肝性脑病、严重缺氧等。

（6）Lac：为糖酵解终产物，化学位移在 $1.32×10^{-6}$，可形成双峰，正常脑组织中不可见；在糖酵解过程加强时 Lac 增高，如肿瘤中，Lac 增高反映肿瘤组织无氧代谢增加和出现坏死。

（7）移动脂肪（lipids，Lip）：位于 $(0.9 \sim 1.3)×10^{-6}$ 的共振信号处（见于短 TE 序列，显著升高时可见于长 TE 序列），正常脑组织中不可见。细胞膜崩解时脂滴形成，其出现可能早于组织学所能观察到的坏死；升高见于高分化级的肿瘤、脓肿、急性炎症、急性卒中等。

波谱测量后处理：脑波谱测量后处理方法因 MR 机型及后处理软件的不同而异。步骤为：放射师把 MRS 原始数据载入工作站，进行后处理，包括水参照后处理、过滤、零充填插值、傅里叶转换、频率漂移矫正、基线矫正、相位矫正、曲线适配等。在横断位图像上取病灶或者感兴趣区的最大层面，测定各感兴趣区的代谢物 NAA、Cr、Lac、Cho、Lip 等的浓度及相互比值。

5. MRS 的影响因素与不足　　MRS 的影响因素主要有：① 磁场均匀性，在行 MRS 前需要对兴趣区做匀场；② 压水压脂性能，可避免水信号掩盖及扭曲代谢物的微弱信号；③ 体素位置和大小，位置应尽量避免脂肪、脑脊液、骨组织、大血管及颅内含气的窦道等，大小依据病灶范围而定；④ TE 与 TR，长 TR 允许更多纵向弛豫，使更多磁化分量恢复到平衡位置，长 TE 侧重 T_2 较长的物质，短 TE 侧重 T_2 较短的物质；⑤ 异物，会对磁场的均匀性造成很大的影响，从而造成假像谱线；⑥ 受检者移动，极易造成波谱的不真实性；⑦ 组织代谢物浓度，必须达到一定的浓度，才有足够的信号强度加以分析；⑧ 波谱采集链，直接决定着整体采集时间的长短和体素的大小。

（三）脑白质纤维束成像后处理技术

1. 弥散张量成像的相关概述及参数设置　　弥散张量成像（diffusion tensor imaging，DTI）是弥散的一种特殊模型，是根据组织扩散的各向异性、纤维束方向等特点，生成纤维束图的一种技术。DTI 采用运动探测梯度（motion probe gradient，MPG）进行多方向（至少应该包括 6 个方向）的采集，获得弥散信息生成 DTI 图像。方向数越多，扫描时间越长，但是生成的各向异性分数（fraction anisotropy，FA）图及纤维束追踪的分辨率越高。

2. DTI 后处理及纤维束追踪　　纤维束追踪是 DTI 的主要后处理，做 DTI 的目的就是为了显示白质纤维束情况。根据不同目的，可以做两种纤维束追踪。一种是单个感兴趣区的纤维束追踪，即在 FA 和解剖参考图融合的图像上勾画一个兴趣区后，立即追踪通过该区域的白质纤维束。这种方法简单、快捷，但是选择性差。另一种是多个感兴趣区联合追踪纤维束，即通过勾画多个兴趣区，追踪同时满足条件（同时通过多个感兴趣区）的纤维束。这种方法操作要复杂，但是追踪的纤维束选择性高、更准确。

第六节　　磁共振成像的质量保证

由于 MRI 技术涉及 MRI 系统及其软件、技师的业务水平和素质等多种因素，因此要想获得高质量的磁共振图像，就必须重视图像的质量保证工作。

控制和评价磁共振图像质量主要有三种因素：空间分辨力（spatial resolution）、信噪比（signal-to-noise ratio，SNR）、对比度噪声比（contrast-to-noise ratio，CNR）。这三种因素不相同又互相联系，把握好这三种因素之间的关系才能有效地提高图像质量。要把握好这三种因素之间的关系，在实际工作中还涉及 MRI 技术参数，这些扫描参数对图像质量的优劣有着直接的影响。

一、磁共振成像质量的主要参数

（一）空间分辨力

空间分辨力是控制和评价磁共振图像质量的因素之一。空间分辨力是指影像设备系统对组织细微解剖结构的显示能力，它用可辨的线对数（LP/cm）或最小圆孔直径（mm）表示，是控制磁共振图像质量的主要参数之一。空间分辨力越高，图像质量越好。空间分辨力的高低除了与 MRI 系统的磁场强度、梯度磁场等有关外，人为的因素主要是由所选择的体素大小决定的。

像素的物理意义是磁共振图像的最小单位平面。在图像平面内像素的大小是由 FOV 和矩阵的比值决定的。像素的面积取决于 FOV 和矩阵的大小，像素面积＝FOV/矩阵。像素是构成矩阵相位和频率方向上数目的最小单位。矩阵是频率编码次数和相位编码步级数的乘积，即矩阵＝频率编码次数×相位编码步级数。当 FOV 一定时，改变矩阵的行数（相位方向）或列数（频率方向），像素大小都会发生变化。

体素是像素与层面厚度的乘积，它的物理意义是磁共振成像的最小体积单位（立方体）。层面厚度实际上就是像素的厚度。所以体素的大小取决于 FOV、矩阵和层面厚度三个基本成像参数，其大小等于 FOV×层面厚度/矩阵。在这三个成像参数中，只要改变其中任何一个参数（另两个不变），都会使体素容积发生变化。体素容积小时，能分辨出组织的细微结构，空间分辨力高；相反，体素容积大时，不能分辨组织的细微结构，空间分辨力低。

层面厚度越厚，体素越大，空间分辨力越低。当 FOV 确定后，矩阵越大，体素越小，空间分辨力越高；当矩阵确定后，FOV 越小，空间分辨力越高。因此，体素的大小与层面厚度和 FOV 成正比，与矩阵成反比。

增大体素会增加信号强度，使信噪比增大。矩阵选择在相位编码方向上，降低相位编码步级数就会减少扫描时间，同时降低空间分辨力；其在频率编码方向上只是依靠梯度磁场，所以增加频率编码方向次数不会增加扫描时间。

体素大小受所选择的层面厚度的影响。在工作中要根据检查部位的大小及解剖特点选择层厚，既要考虑改善图像的空间分辨力，也要注意图像的信噪比。

（二）信噪比

信噪比（SNR）是指兴趣区内组织信号强度与噪声强度的比值。信号是指某一兴趣区内像素的平均值。噪声是指患者、环境和 MRI 系统电子设备所产生的不需要的信号。信噪比是衡量图像质量的主要参数之一。在一定范围内，SNR 越高，图像质量越好。因此，努力提高组织信号强度和最大限度地降低噪声强度，是提高 SNR、改善图像质量的关键。SNR 高的图像表现为图像清晰、轮廓鲜明。提高 SNR 是图像质量控制的主要内容之一。

信噪比受诸多因素影响，当运动伪影被抑制后，MRI 系统的场强越高，产生的 SNR 越高。影响信噪比的因素，除了 MRI 系统设备性能和工作环境外，主要有被检组织特性、体素大小、扫描参数（TR、TE、翻转角、平均采集次数等）和射频线圈。

1. 被检组织特性对 SNR 的影响　感兴趣区内组织的质子密度影响信号强度，质子密度高的组织，如脑灰质和脑白质能产生较高信号，因此 SNR 高；质子密度低的组织，如肺组织产生低信号，因此 SNR 低。具有短 T_1 值和长 T_2 值的组织分别在 T_1 加权像和 T_2 加权像上信号强度较高，从而可获得高 SNR。

2. 体素大小对 SNR 的影响　在前文中已经提到，体素的大小取决于 FOV、矩阵和层面厚度三个基本成像参数。体素越大，体素内所含质子数量越多，所产生的信号强度就越大，图像的 SNR 越高。层厚越厚，体素越大，SNR 越高；FOV 越大，体素越大，SNR 越高；相反，矩阵越大，体素越小，SNR 越低。

3. 扫描参数对 SNR 的影响　影响 SNR 的扫描参数主要是重复时间（TR）、回波时间（TE）、翻转角，以及信号采集次数、层间距和接收带宽等。

（1）TR：TR 是决定信号强度的一个因素。TR 越长，各种组织中的质子可以充分弛豫，纵向磁化矢量增加，信号强度也增加。当 TR 变短时，仅有部分纵向磁化得到恢复，信号强度减小。因此，TR 长时，SNR 高；TR 短时，SNR 低。但是，SNR 的增加是有限的。

（2）TE：TE 是横向磁化矢量衰减的时间，它决定进动质子失相位的程度。TE 越长，采集信号前横向磁化的衰减量越大，回波幅度越小，产生的信号量也越少，SNR 就会下降。

（3）翻转角度：翻转角度决定了有多少纵向磁化转变成横向磁化。翻转角度越小，产生的信号越弱，SNR 就越低。

（4）信号采集次数：增加采集信号的平均次数即反复采样，可消除图像中的毛刺状阴影，降低噪声，提高 SNR。实际上，SNR 与采集信号平均次数的平方根成正比，但增加采集信号的平均次数会大大增加扫描时间。

（5）层间距：扫描时所选择的层间距越大，SNR 就越高。

（6）接收带宽：减少接收带宽，就减少了信号采集范围，也就减少了噪声接收量，从而提高了 SNR。

4. 射频线圈对 SNR 的影响　射频线圈的类型影响着 SNR，线圈的形状、大小、敏感性、检查部位与线圈间的距离均可以影响 SNR。因为信号受噪声干扰的程度取决于线圈的大小、形状与检查部位的容积。

射频线圈可分为体线圈、头线圈及各种表面线圈等。体线圈 SNR 最低，因为它包含的组织体积大，产生的噪声大，同时成像组织与线圈之间的距离也大，减弱了信号强度。各种表面线圈比较小，距离检查部位近，能最大限度地接收磁共振信号。所以，表面线圈的 SNR 最高。在操作时，应尽量选择合适的表面线圈以提高 SNR。

（三）对比度噪声比

在保证一定 SNR 的前提下，磁共振图像的另一个重要的质量参数是对比度。对比度是指两种组织信号强度的相对差别，差别越大则图像对比越好。在临床上，对比度常用对比度噪声比（CNR）表示。CNR 是指两种组织信号强度差值与背景噪声的标准差之比。

具有足够信噪比的磁共振图像，其中 CNR 受三个方面的影响。

（1）组织间的固有差别：即两种组织的 T_1 值、T_2 值、质子密度、运动等差别。差别大者，CNR 较大，对比越好。如果组织间的固有差别很小，即便检查技术再好，CNR 也很小。

（2）成像技术：包括场强、所用序列、成像参数等，合理的成像技术可提高 CNR。

（3）人工对比：有的组织间的固有差别很小，可以利用对比剂的方法增加两者间的 CNR，提高病变检出率。

对比度噪声比用于评估产生临床有用影像对比度的能力。影像对比度本身不能精确地衡量影像的质量，在一幅噪声程度较大的影像中即使对比度较高，影像也不会清晰。人们区分两个物体的能力正比于对比度，且随噪声的增加呈线性降低。CNR 包含了这两个因素，给出了有用对比度的客观测量。比如，某种采集技术产生的影像对比度是另一种技术产生对比度的两倍，要想获得较好的临床影像，噪声的增加必须小于两倍。

（四）均匀度

图像的均匀度非常重要，均匀度是指图像上均匀物质信号强度的偏差。偏差越大说明均匀度越低。均匀度包括信号强度的均匀度、SNR 均匀度、CNR 均匀度。在实际测量中，可用水模来进行，可在视野内取 5 个以上不同位置的兴趣区进行测量。

（五）图像对比度

1. 概述　对比度是人们感知图像的基础，它使得人眼能够观察到影像中不同区域的差异。图像对比度是一个视觉测定的概念，它使用光强度来定义：对比度 = （I_A – I_B）/I_B，I_A 和 I_B 分别表示区域 A 和 B 进入人眼的光子流量。信号强度的差异越大，图像对比度越高。在磁共振成像中影响对比度的 3 个组织特征值是：有效质子密度、T_1、T_2。磁共振图像对比度是由成像过程中使用的各种脉冲序列控制的，它通过选择适当的扫描参数使图像产生理想的对比度。组织的对比度是通过选择 TR、TE 等突出某种组织的加权项来产生的。

2. TR 对图像对比度的影响　TR 是射频脉冲结束后纵向磁化恢复所需要的时间。TR 对图像对比度的影响分为两个方面。

（1）TR 对 T_1 对比度的影响：TR 越长，纵向磁化恢复就越充分，但当所有组织都充分弛豫时，组织间的对比度就无法建立。因此，对于 T_1 对比度，TR 的选择应短于 T_1。TR 短时，只有短 T_1 组织得到弛豫，而长 T_1 组织尚未恢复，在下次激发时短 T_1 组织比长 T_1 组织产生更强的信号，从而获得 T_1 的图像对比。

（2）TR 对 T_2 对比度的影响：TR 较长时可得到 T_2 加权像。T_2 对比度不仅与组织的 T_2 值有关，而且还受质子密度的影响。

（3）TE 对图像对比度的影响：TE 主要影响图像的 T_2 对比度，也就是说，TE 是 T_2 加权像的控制因素。改变序列的 TE，将主要影响图像的 T_2 对比度。TE 越长，即在回波出现之前已有质子失相位，信号衰减越严重。虽然组织的信号幅度都有所降低，但各种组织的 T_2 是不同的。因此，组织间的对比度随 TE 的延长而增加。

T_1 对比度主要是在短 TR 的条件下取得的。此时，TE 值越短，图像的对比度越高。因为 TE 变短减少了图像中 T_2 弛豫的影响，得到突出组织 T_1 的 T_1 加权像。因此，在 T_1 加权、质子密度加权及 MRA 中采用尽可能短的 TE。但是，这样可能导致信噪比降低。

（4）T_1 对图像对比度的影响：在 IR 序列中，图像的对比度主要受 T_1 的影响，在 180°反转脉冲后质子处于基本饱和状态，然后再以不同的弛豫时间恢复纵向磁化，这时 T_1 决定了 90°脉冲后纵向磁化矢量恢复的多少，从而决定了信号强度的对比度。比如，想要抑制脂肪，T_1 值就要短；要抑制水，T_1 值就要长。

（5）翻转角度对图像对比度的影响：在梯度回波脉冲序列中，翻转角度的大小决定了射频脉冲激励后横向磁化矢量的大小。小翻转角的横向磁化矢量相对很大，而纵向磁化矢量变动很小，从而产生 T_2^*（包括磁场不均匀性和磁化率效应引起的退相）图像对比，大翻转角使短 T_1 组织弛豫，产生的图像 T_1 加权明显。

（6）增加使用对比剂对图像对比度的影响：为了提高正常组织与病变组织的对比，MRI 通常使用对比剂。常用的 Gd-DTPA 可使组织的 T_1 缩短，特别是病变组织的 T_1 缩短，提高了显示病变组织的能力。

在考虑对比度时，也要注意噪声对图像质量的影响，对比噪声比同样是影响图像质量的重要因素。另外，磁共振图像质量除了用空间分辨力、SNR、CNR 来评价外，磁场的均匀度也是一个质量控制的评价因素。

二、设备检修

（一）概述

MRI 设备是一种基于磁共振成像原理为影像学检查提供图像资料的医疗器械，属于医院大型的医学影像设备，对于诊断临床疾病具有非常大的作用。相比于其他设备，MRI 设备内部结构精密，且技术较为先进。因此，为了减少 MRI 的故障率，提高使用的效率，保证设备的正常运行，在平时进行积极有效的维护和保养工作有着十分重要的意义。

（二）MRI 设备常见的故障与排除

1. 网络故障　MRI 设备在使用时经常出现死机现象，若提示网络冲突，要检查网络主机的 IP 地址和医院里的网络是否存在冲突，通常在变换主机的地址以后，就会排除掉该类故障的问题。

2. 检查床进出故障　如果床进出时有较大噪声，则要观察床高是否属于正常值，可以运用手动或者机械来调整床高度，通常调整到上止位以后可恢复正常。如果床无法进出，则可能床水平运动皮带损坏或者脱落，通常更换以后可恢复正常。如果头颅无法扫描，且图像信噪比差，但患者的腰椎和膝关节等部位扫描结果正常，应当更换头线圈。如果在扫描时无法显示出图像，在重新启动以后仍无法恢复，则需要重新安装成像系统。

3. 水冷机组的故障　首先是水冷机组中压缩机氟利昂的添加。在春夏季节交替时，气温会逐渐升高，当水温高于 20 ℃时，可以检查出压缩机中的氟利昂压力，如果加上氟利昂以后发现水温偏高，一般是因为水循环的水量不足，此时要再检查水循环部分，并由此判别是否因为水循环的过滤器受到阻塞。通常将过滤器拆下清洗以后，就可以正常使用了。再就是压缩机里高压保护开关的故障，若遇上机组报修故障，应当重新开启工作，此时压缩机的高压部分会一直向上冲，当遇上压力，保护开关就会断开。通常压缩机的高压部分的风机无法工作，才会导致这种状况。由于风机里的电路受到压缩机高压的控制器控制，此时可把控制器的两端短接，机器便可以正常使用。在更换控制器以后，该类故障都可以解决。

4. 无法正常启动或停机报警　MRI 设备属于大型医疗设备，因运行能耗较大并产生大量热量，在连续运转状态下易造成局部温度过高的问题，传感器将采集到的温度信息传递至温度保险装置处，触发开关、控制仪器停止运行。若开机后发现设备未能正常启动，或在设备运行过程中突然出现停机问题，同时发出温度过高的报警提示，此时检查设备可观察到机架存在过热问题，开关状态显示器提示错误信息。针对故障原因进行分析，常见原因多为冷却系统中的仪器或电路出现故障，MRI 设备设有室外、室内两套降温系统，可利用水冷机进行液体循环降温，或借助流风机进行散热、循环抽冷，因此在故障原因排查环节须重点查看散热设备能否正常运转，包括检查水冷机、流风机能否正常运转，防冻液是否充足、有无渗漏问题，开展电路板测试、查看表面有无烧焦痕迹，检查电源插头是否老化等，并采取故障设备检修、加入新防冻液、更换电路板及插头等措施，恢复设备正常启动与运行。

针对仪器设备无法正常扫描、扫描成像无法完全显示等故障问题，常见原因包括运行环境恶劣、内部连接不良、人为操作失误、软件故障、元件损坏或电压不稳等。在故障诊断环节，可首先重启系统、重新连接插件和接线，当发现仪器设备恢复正常后，即可判断故障原因为人为操作失误；若设备重启、完成校正后扫描系统仍未恢复正常使用功能，可初步推断软件系统出现故障，对此需要安装备份系统软件，实现对丢失或受损文件的恢复；当现场检查环节闻到焦煳味时，可初步判断为元件过载烧毁，此时需要通过电压测试观察示波器中的波形变化情况，当观察到某一元件波形偏低时，即可判断该元件遭到毁坏，需要重新更换元件、修复线路故障；当扫描过程中发现部分图像消失、无法重建图像时，需要检查设备磁盘是否受损，利用示波器进行电源的电压波纹检测，根据检查测试结果采取更换磁盘、维修电源等措施，恢复设备扫描功能。

5. 磁共振线圈故障　医用超导 MRI 设备表面设有相控阵线圈，各子线圈单元分别对应人体不同部位，因此在实际检查中常涉及线圈的频繁更换、搬动和拔插，易导致线圈出现故障。其常见故障有以下 3 种类型。

（1）图像信噪比低，多由信号低或噪声大造成，对此可检查 PORT 判断信号线是否连接正常，检查通道周围电容是否受损、有无铜片断裂或焊接断裂问题，保证线圈内部实现可靠连接。

（2）头颈联合线圈预扫描失败、报错显示信号小，常见原因包括中心频率异常、线圈接收故障等，对此可采用手动扫描的方式查看各通道是否存在波峰，针对故障线圈的二极管进行测量，查看线圈上下片是否接触良好、TNC 插头有无损坏，并通过拧紧触点进行线圈接触部位的固定，使其恢复扫描功能。

（3）在线圈扫描正常的情况下发现图像噪声大，可利用 MCQA 工具进行信噪比测试、确定噪声大的线圈，并检查二极管是否存在击穿短路问题，待完成烧损二极管的更换后重新进行测试，即可使图像恢复正常。

（三）MRI 设备的日常维护与检测

1. 定期清洁与部件维护　在日常设备使用环节，应提醒医务工作人员做好设备的清洁管理，定期进行设备运行环境的清扫，避免灰尘、杂质进入设备内部引发散热口或管道堵塞，并利用纱布或脱脂棉蘸取乙醇进行磁体外壳、病床、床垫与控制台的擦拭及消毒处理，保护 MRI 设备的使用性能。同时，还应重点进行散热口处的清洁处理，定期地清洗空气过滤网，保持散热口的通畅、促进热量顺利排出，借此优化系统散热效果、防范由过热引发的设备故障，维护 MRI 设备的安全高效运行。

2. 制冷系统与电源线路维护

（1）制冷系统维护：制冷系统是控制设备温度、调节散热机能的关键设备。首先，应针对水量进行严格把控，在启动内部循环系统时保证充足的蒸馏水、冷却水供应，使制冷系统与散热系统联合发挥温度调节作用，避免产生系统过热风险，保证 MRI 设备的安全稳定运行。其次，应定期进行系统状态检查，及时清理系统内部灰尘和杂质，避免引发管道堵塞问题，针对系统中的金属部件进行防腐处理，并且及时更换氦制冷机油吸附器等重要装置，保证其使用性能的有效发挥。最后，应针对制冷系统维修细则进行精细化编制。例如，在系统维护过程中实时监测冷头工作状态，注意观察是否存在鸣音或氦液面上升现象，针对诸如压缩机冻结、水质较差等情况，需要严格结合设备现场检测结果进行故障问题的具体分析，必要情况下还应联系设备供货厂商进行故障排除方案的编制，保证制冷系统的正常运行。

（2）电源线路维护：在电源线路维护上，应严格遵循设备供应商提供的产品信息，参考其中涉及的电源、线路等问题进行维护制度的建立。通常 MRI 设备采用不间断式电源供电，在电源和线路维护环节注意针对连接正确性、连接是否紧密、电源线是否存在漏电现象、零部件有无磨损等问题进行重点排查，防止因线路连接不当、电源接头老化等情况产生短路问题。同时，在 MRI 设备购置环节，应聘请供应商专业技术人员针对医务工作者、维修人员进行设备操作技巧培训，保证维修人员掌握关于 MRI 设备的电源配置情况与线路连接需求，完善前期维修计划的编制，为电源线路的安全稳定运行与诊断功能的发挥提供良好保障。

3. **定期检查与性能检测**　建立设备定期检查机制，针对常用设备与长时间未使用设备均进行精细化维护管理，做好设备内部电源线、零部件使用状态的检查，避免因线路故障引发设备烧损问题。要求医务人员在设备日常使用过程中进行密切观察，当发现设备电源供电不稳定或运行状态异常时，应及时关闭设备、通知维修人员进行现场检查，查看设备内部线路连接是否正确、接地装置衔接是否有效、装置有无磨损问题，并且做好受损部位的维修或更换新装置；同时，针对设备电压、电阻数值进行密切监测，当观察到数值出现不稳定或异常现象时，需要合理调节设备运转速度等参数，以保证电压、电流的稳定性；此外，还应及时更换老化线路、磨损零件，严格依照标准流程进行线路和零部件的拆装处理，保证设备恢复正常运转状态，借助常态化检查机制的建设提升设备维修处理效率，为临床诊断和检查提供辅助工具。

由于 MRI 设备具有造价高、精密度高的特点，一旦设备发生故障将耗费大量维修处理时间，并且增加维修成本，对医院造成一定经济损失。因此，应建立设备定期检测机制，将设备内部线路和零部件均纳入检测范围内，做好检测指标细分，以正常运行状态下的标准参数作为参考与检测结果进行比较，实现对设备性能的量化评价。例如，将磁体水平误差控制在 2 mm 以内，并结合检测结果查明故障原因、定位具体的故障点，安排维修人员通过重新连接线路、替换合格零部件等方式进行故障修复，待重启后观察设备是否出现异常停机或噪声，借此及时消除安全隐患，保证设备正常运行。此外，还应建立设备故障的风险管理机制，将诸如无法开机、突然停机、扫描故障、线圈故障、零部件磨损等常见故障均纳入风险管理机制中，逐一完成故障定位、诊断与处理措施的编制，定期进行设备磁场、射频、涡流校准与场地振动测试等，生成应急预案，保证实现设备故障的有效预防与快速排除。

三、图像常见伪影

所谓伪影是指在 MRI 扫描或信息处理过程中，由于一种或几种原因出现了一些人体本身不存在的图像信息，可以表现为图像变形、重叠、缺失、模糊等，是致使图像质量下降的影像，也称假影或鬼影（ghost）。MRI 检查中伪影主要造成三个方面的问题：使图像质量下降，甚至无法分析；掩盖病灶，造成漏诊；出现假病灶，造成误诊。正确认识伪影并采取相应的对策对于提高 MRI 临床诊断水平非常重要。

根据产生的原因，伪影可分为装备伪影、运动伪影和金属异物伪影。

（一）装备伪影

装备伪影是指机器设备系统本身产生的伪影。它包括机器主磁场强度、磁场均匀度、软件质量、电子元件、电子线路以及机器的附属设备等所产生的伪影。装备伪影主要取决于生产厂家设计生产的产品质量以及某些人为因素，如机器设备的安装、调试以及扫描参数的选择、相互匹配不当等。与机器设备有关但主要由操作者掌握的各种参数，如 TR、TE、矩阵、观察野等出现偏差也可出现伪影。

1. 化学位移伪影　　化学位移伪影是化学位移所产生的伪影。磁共振成像是通过施加梯度磁场造成不同部位共振频率的差异，来反映人体组织的不同位置和解剖结构的。脂肪中质子和分子内氢质子的共振频率不同，脂肪质子比水质子的共振频率约低 3.5 ppm，相当于 150 Hz/T，在 1.5 T 的设备中其进动频率差别约为 225 Hz。

在磁共振图像的频率编码方向上，磁共振信号是通过施加频率编码总质子进动频率差别来完成空间定位编码的。化学位移伪影在沿含水组织和脂肪组织界面处，表现为无信号的黑色和高信号的白色条状或月牙状影像。

化学位移伪影的特点：在一般的序列上该伪影出现在频率编码方向上，在 EPI 序列上可出现在相位编码方向上；化学位移伪影出现在脂肪组织和其他组织的界面上；脂肪组织和其他组织的界面与频率编码方向垂直时，化学位移伪影比较明显；脂肪组织的信号向频率编码梯度场强较低的一侧移位；其他条件相同时，主磁场强度越高，化学位移伪影也越明显。

消除化学位移伪影的对策很多，主要包括以下四个方面。

（1）增加频率编码带宽：频率编码带宽也就是采样带宽，在参数调整界面可以进行设置。

（2）选用主磁场较低的 MRI 设备进行扫描：场强越高，水质子与脂肪质子的进动频率差别越大，化学位移伪影越明显，因此选用场强较低的设备进行扫描可以减轻化学位移伪影。

（3）改变频率编码方向：化学位移伪影主要发生于与频率编码方向垂直的水脂界面上，如果改变频率编码方向使脂肪组织和其他组织的界面与频率编码方向平行，可消除或减轻肉眼观察到的伪影。

（4）施加脂肪抑制技术：化学位移伪影形成的基础是脂肪组织相对于其他组织的位置错误移动，如果在成像脉冲前先把脂肪组织的信号抑制掉，那么化学位移伪影将同时被抑制。

2. 卷褶伪影　卷褶伪影的产生是由于被检查的解剖部位的大小超出了 FOV 范围，即选择 FOV 过小，而使 FOV 范围以外部分的解剖部位的影像移位或卷褶到图像的另一端（图 10-13）。卷褶伪影主要发生在相位编码方向上。图像出现卷褶伪影不仅影响图像质量，进而影响对病变的观察，而且也不美观，因此应避免卷褶伪影的发生。

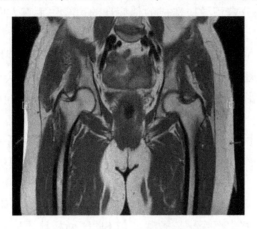

图 10-13　髋关节冠状面卷褶伪影

髋关节冠状面 T_2WI，左右方向为相位编码方向。由于 FOV 较小，右侧 FOV 外的软组织被卷褶到 FOV 内的左侧。

消除卷褶伪影的方法有：增大 FOV，使之大于受检部位；切换频率编码与相位编码的方向，把层面中径线较短的方向设置为相位编码方向，如进行腹部横断面成像时，把前后方向设置为相位编码方向；相位编码方向过采样，是指对相位编码方向上超出 FOV 范围的组织也进行相位编码，但在重建图像时，并不把这些过采样的区域包含到图像中，FOV 外的组织因为有正确的相位信息而不发生卷褶；施加空间预饱和带，给 FOV 外相位编码方向上组织区域放置一个空间预饱和带，其宽度应该覆盖 FOV 外的所有组织（相位编码方向），对该区域内的组织信号进行抑制，这样尽管卷褶伪影并没有消除，但由于被卷褶组织的信号明显减弱，卷褶伪影的强度也随之明显减弱。

3. 截断伪影　截断伪影是由于数据采集不足所致，在空间分辨力较低的图像上比较明显。在图像中高、低信号差别大的两个组织的界面，如颅骨与脑表面、脂肪与肌肉界面等会产生信号振荡，出现环形黑白条纹，此即截断伪影。因此，像素尺寸越大，包括的组织结构就越多，相邻像素间所产生的截断差别越大，就越可能出现肉眼可见的明暗相间的条带。截断伪影的特点：常出现在空间分辨力较低的图像上；在相位编码方向上往往更为明显，因为为了缩短采集时间，相位编码方向的空间分辨力往往更低；表现为多条明暗相间的弧线或条带。

消除截断伪影的方法有：减小带宽，采集更多的图像信号；增加采集矩阵及重建矩阵；改变相位编码方向（不能消除，只是改变了伪影位置）。

4. 部分容积效应　当选择的扫描层面较厚或病变较小且又骑跨于扫描切层之间时，周围高信号组织掩盖小的病变或出现假影，这种现象称为部分容积效应。如果低信号的病变位于高信号的组织中，由于周围组织的影响，病变信号比原有的信号强度高；反之，高信号的病变如果位于低信号的组织中，其病变的信号比病变原有的信号强度低。由此可见，部分容积效应的存在，导致可能漏掉小的病变或产生假象。这种假象在超声或 CT 扫描时也常见到。

消除部分容积效应的方法有：选用薄层扫描或改变选层位量，这对微小病变的检出更为重要；在可疑是部分容积效应造成的伪病灶的边缘作垂直方向定位，也可消除部分容积效应造成的假象。

5. 层间干扰伪影　MRI 需要采用射频脉冲激发，由于受梯度场线性、射频脉冲的频率特性等影响，实际上磁共振二维采集时扫描层面附近的质子也会受到激励，这样就会造成层面之间的信号相互影响，即层间干扰或层间污染。层间干扰的结果往往使偶数层面的图像整体信号强度降低，因而出现同一序列的磁共振图像一层亮、一层暗相间隔的现象。

消除层间干扰伪影的方法有：设置一定的层间距；采用间隔采集方式激发层面，如共有 10 层图像，先激发采集第 1、3、5、7、9 层，再激发采集第 2、4、6、8、10 层；采用三维采集技术。

6. 磁敏感性伪影　不同组织成分的磁敏感性不同，它们的质子进动频率和相位也不同。梯度回波序列对磁化率变化较敏感，与 SE 序列相比更容易出现磁化率伪影。回波平面成像（EPI）由于使用强梯度磁场，对磁场的不均匀性更加敏感，在空气和骨组织即磁敏感性差异较大的交界处（如颅底与鼻窦处），会因失相位出现信号丢失或几何变形的磁敏感性伪影（图 10-14）。

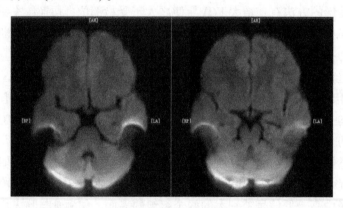

图 10-14　颅底颅骨与空气交界处的磁敏感性伪影

消除磁敏感性伪影的方法有：做好匀场，场强越均匀，磁敏感性伪影越轻；改变扫描参数，如缩短 TE；用 SE 类序列取代梯度回波类序列或 EPI 序列；增加频率编码梯度磁场强度；增加矩阵；改善后处理技术。

（二）运动伪影

运动伪影包括人体生理性运动和自主性运动所产生的伪影。

1. 生理性运动伪影　生理性运动伪影是因 MRI 时间较长，在 MRI 过程中由心脏收缩、大血管搏动、呼吸运动、血流以及脑脊液流动等引起的伪影，这种伪影是引起磁共振图像质量下降的最常见的原因。生理性运动伪影是生理性周期性运动的频率和相位编码频率一致、叠加的信号在傅里叶变换时数据发生空间错位，导致在相位编码方向上产生的间断的条形或半弧形阴影。这种伪影与运动方向无关，而影像的模糊程度取决于运动频率、运动幅度、重复时间和激励次数。下面介绍几种常见的伪影情况。

（1）心脏收缩、大血管搏动伪影：可采用心电门控或脉搏门控加以控制。心电门控的机制主要是通过心电图的 R 波控制扫描系统，获得心动周期不同阶段的心脏影像，从而使心脏收缩、大血管搏动所产生的伪影得以控制。脉搏门控通过传感器控制射频脉冲触发可有效地控制伪影产生。

（2）呼吸运动伪影：在高磁场设备中显得更加明显。使用呼吸门控或快速成像技术屏气扫描，能够有效地控制伪影产生。低场强设备应尽可能缩短检查时间，以便减少产生伪影的概率，如减小矩阵、增加激励次数以及通过呼吸补偿技术去除呼吸时腹壁运动产生的伪影。

（3）流动血液伪影：流动血液产生的伪影信号强度取决于血流方向与切层平面之间的相互关系、血流速度以及使用的 TR、TE 等参数。动脉血流伪影多因血管搏动引起，类似运动产生的伪影。预饱和技术可消除来自扫描层上下方的血流搏动产生的伪影。

（4）脑脊液流动伪影：脑脊液流动伪影与血流形成的伪影原因相同。因为脑脊液同血流均受心脏同步搏动影响，此影像表现为在脑脊液处出现模糊条形伪影，最常见于胸段脊髓后方类似占位性病变样改变。甚至在脊髓中央出现空洞样改变，或侧脑室内 T_2 加权图像出现低信号影，而 T_1 加权图像无任何改变，这使得识别脑脊液流动伪影显得更加重要，以免误诊。血流补偿（flow compensation，FC）技术是减少和抑制脑脊液流动伪影的最有效方法，必要时与心电门控同时使用会取得抑制伪影的更好效果。变换梯度或改变脉冲序列也可消除脑脊液流动伪影。

2. 自主性运动伪影　在 MRI 扫描过程中，由于患者运动，如颈部检查时吞咽运动、咀嚼运动，头部检查时患者躁动，眼眶检查时眼球运动等均可在图像上造成各种不同形状的伪影，致使图像模糊、质量下降。图像模糊的原因与生理性运动伪影相似。克服自主性运动伪影的最有效办法是改变扫描参数，尽量缩短检查时间，如采用快速成像技术、减少信号激励次数、改变矩阵等。另外，固定患者及检查部位，如在做眼眶扫描时为了避免眼球运动，固定头部并嘱患者在扫描时闭目，颈部检查时固定下颌部等，都是减少自主性运动伪影的有效方法。

（三）金属异物伪影

金属异物包括抗磁性物质及铁磁性物质。金属异物只要使磁场均匀性改变百万分之一以上，就足以造成图像变形。抗磁性物质的磁化率为负值，其组成原子的外电子是成对的。人体内大多数物质和有机化合物都属于这类物质。金属异物主要是指铁磁性物质，如发夹、金属纽扣针、内衣挂钩，各种含铁物质的睫毛膏、口红，外科用金属夹、固定用钢板及含有金属物质的各种标记物以及避孕环等。在实际工作中要强调不让患者把体内或体表的金属异物带入磁场，一方面是因为金属异物会使图像产生金属异物伪影而影响诊断，另一方面是对患者有潜在的危险。例如，外科手术夹可能会受磁性吸引脱落造成再出血，刀片等锐利物在磁场中飞动会刺伤患者或损坏机器。

如不慎将金属异物带入磁场，在 MRI 过程中易产生涡流，使金属异物的局部形成强磁场，从而干扰主磁场的均匀性，局部强磁场可使周围旋进的质子很快丧失相位，而在金属物体周围出现一圈低信号"盲区"，其边缘可见周围组织呈现的高信号环带，以及图像出现空间错位而严重失真变形。

金属异物伪影是很容易避免的。首先要做好必要的宣传解释工作；其次在受检者进入磁场前要认真检查，杜绝将金属异物带入机器房。

目前，骨科手术所用高科技镍钛合金固定板、假关节等材料不受磁性吸引，在其周围不产生伪影，可以进行 MRI 检查，但必须达到标准要求。要特别注意检查时间不能过长，以免造成灼伤。

✚ 第七节　磁共振成像技术临床应用现状

相对于其他影像学方法，MRI 对疾病的诊断具有独特的优势，但也有其适应证和禁忌证。

一、颅脑 MRI 检查

（一）常规扫描

常规扫描方式包括横断位、矢状位及冠状位三种，应首先用快速三维定位成像序列。

1. 横断位（轴位）　扫描以矢状位和冠状位定位像作参考，设定横断位的具体扫描平面。在冠状位定位像上，使横断位层面平行于两侧颞叶底部连线，以保证图像左右侧的对称性；在矢状位定位像上，标准横断面的扫描平面应该平行于前联合和后联合的连线，但一般矢状位定位像图像质量不足以清楚显示前联合和后联合。可以采用两种方法处理：① 使扫描平面平行于胼胝体膝部下缘和压部下缘的连线；② 使扫描平面平行于前颅凹底。这两种方法设置的平面几乎与前联合和后联合的连线平行。设定扫描范围从脑顶部至颅底，以左右方向作为相位编码方向。FOV 一般为 22~24 cm，层厚为 5~6 mm，层间距为 1~2 mm。

2. 矢状位　扫描以冠状位和横断位定位像作参考，设定矢状位成像位置。在冠状位定位像上使成像层面与大脑纵裂及脑干平行，在横断位定位像上使其与大脑纵裂平行。扫描范围根据头颅左右径和病变的大小设定，以前后方向作为相位编码方向。FOV 一般为 24 cm，层厚为 4~5 mm，层间距为 0~2 mm。

3. 冠状位　扫描以矢状位和横断位定位像作参考，设定冠状位成像位置。在横断位定位像上使成像层面与大脑纵裂垂直，在矢状位定位像上使其与脑干平行。扫描范围根据头颅前后径和病变大小设定，以左右方向作为相位编码方向。FOV 一般为 22~24 cm，层厚为 4~6 mm，层间距为 0~2 mm。某些部位的冠状位扫描平面有特殊要求，如观察小脑幕的冠状位扫描平面应该垂直于小脑幕，而海马的冠状位扫描平面应该垂直于海马前后长轴。

其他要求：任何扫描方向上的 T_1WI 与 T_2WI 层面及间隔必须是相同的；任何扫描方位上只要出现 T_1WI 高信号病变，就必须在相同位置做 T_1WI 脂肪抑制扫描，以鉴别病变是否含脂肪或是出血，并且该方位在增强扫描时也要加脂肪抑制。

（二）颅脑常见病的特殊检查

1. **磁共振血管成像（MRA）** MRA 是利用 MRI 特殊的血液流动效应进行的血管成像方法，是一种完全非损伤性血管成像技术，不需要经动脉或静脉内注射对比剂。MRA 常用方法主要包括时间飞跃法（time of flight，TOF）和相位对比法（phase contrast，PC）。三维 TOF MRA 的特点是对快速和中速流动的血液敏感，显示血管范围大（图 10-15），但背景抑制不佳。三维 PC MRA 对层面内流动敏感，与三维 TOF MRA 相比，其减少了大容积的饱和效果，有着更好的背景抑制，但对湍流更加敏感，且扫描时间长。

2. **磁敏感加权成像（SWI）** SWI 由幅度（magnitude）和相位（phase）两套图像信息组成，是一种三维薄层重建的梯度回波序列，它能反映内源性磁敏感效应的差别。含铁血黄素、脱氧血红蛋白以及铁蛋白等物质在 SWI 上呈低信号（图 10-16）。

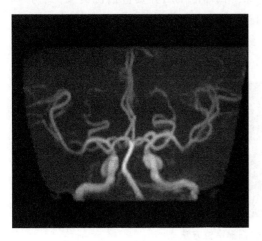

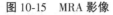

图 10-15 MRA 影像

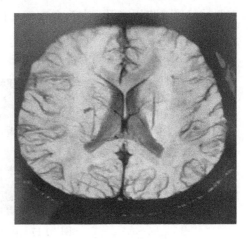

图 10-16 SWI 影像

3. **脑肿瘤病变** DTI 是一种用于描述水分子扩散运动方向特征的 MRI 技术，应用 DTI 数据选择专用的软件可以建立扩散示踪图，来描述白质纤维素的走行形态。而脑肿瘤特别是白质侵犯和（或）大肿瘤病变患者，在 MRI 常规扫描后可以加扫 DTI 序列。肿瘤组织本身排列紊乱和其产生的占位效应导致瘤体周围组织水肿及受压移位，DTI 重建像可以清晰显示受侵传导束的缺失、中断，并且能精确反映肿瘤与白质纤维素之间的位置关系，在指导术前方案制订、术中入路、避免手术移位纤维的损伤以及观察术后纤维素的变化评价等方面提供有力依据。

4. **多发性硬化** 多发性硬化是中枢神经系统最常见的原发性脱髓鞘病变，多侵犯脑室周围、视神经、脑干、小脑及脊髓等结构。除扫横断位 T_1WI、T_2WI 外，还应加扫矢状位及冠状位 T_2WI 像，而矢状位及冠状位 T_2WI 显示斑块分布及"垂直征"较为显著。T_2 液体抑制反转恢复（fluid attenuated inversion recovery，FLAIR）序列对病灶的显示具有更高的敏感性。增强扫描可鉴别病变是否处于活动期。活动期病灶 DWI 显示为高信号。有视力下降症状时要加扫双侧视神经，行增强横断位、斜矢状位及冠状位扫描并加入脂肪抑制，层厚为 3~4 mm，层间距为 0.3 mm。

5. **急性脑梗死** 疑有急性脑梗死时在常规扫描的基础上，还需要加做 DWI。超急性脑梗死属于细胞毒性水肿阶段，MRI 常规扫描诊断较困难，而在 DWI 上表现为明显的高信号。DWI 结合 ADC 图可更加准确地诊断急性脑梗死。判断是否存在半暗影带对脑梗死治疗方案的制订有重要意义，有条件应同时做 PWI。

二、颌面部及颈部 MRI 检查

（一）眼部 MRI 检查

1. 常规扫描　眼眶 MRI 扫描多采用横断位、冠状位及斜矢状位。

（1）横断位（T_2WI、T_1WI）：选用旁矢状位视神经显示清楚的平面做定位像，使定位线与视神经平行，范围包括眼眶上下缘，再在冠状位图像上调正左右中心，相位编码方向为左右向（图 10-17）。

（2）冠状位（T_2WI）：选用横断位做定位像，扫描范围后界要包括视交叉，前界到双眼球后缘，相位编码方向为左右向（图 10-18）。

（3）斜矢状位（T_2WI）：选用横断位视神经显示清楚的平面做定位像，扫描线平行于视神经。相位编码方向为前后向（图 10-19）。

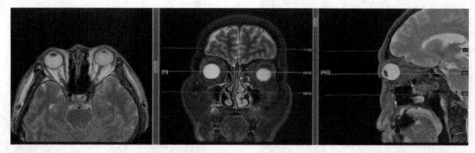

图 10-17　眼眶横断位扫描定位方法

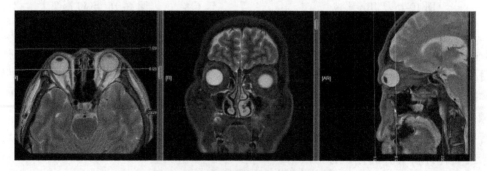

图 10-18　眼眶冠状位扫描定位方法

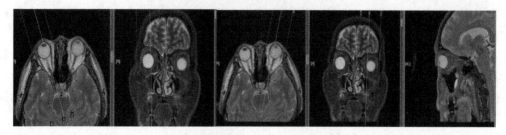

图 10-19　眼眶斜矢状位扫描定位方法

2. MRI 特殊技术在眼部的应用

（1）加压检查：眼眶静脉曲张临床表现为体位性眼球突出。因眼眶静脉无静脉瓣，当眼眶静脉回流受阻时，海绵窦的血液可逆流至眼眶静脉，使其扩张，眼眶压力增高，眼球前突。平卧或立位时，眼眶压力不高，眼球位置正常或轻度内陷。行 MRI 检查时，可利用压迫颈内静脉的方法使眼压增高，从而对疾病进行诊断及鉴别诊断。

（2）MRA 检查：颈动脉海绵窦瘘多数由外伤所致，表现为搏动性眼球突出，临床又称红眼短路综合征。眼眶 MRI 及颅脑 MRA 检查在显示眼眶局部改变的同时，还能观察颈内动脉与海绵窦的关系、眼上静脉血流方向、其他属支及其他支开放情况，以帮助临床选择治疗方法。

（3）MRI DWI 和 DTI：MRI DWI 是基于水分子微观运动的扩散敏感加权序列成像，它提供了与常规 MRI 技术不同的图像对比，在 DWI 基础上获得的组织 ADC 值的变化可反映不同病变的扩散特征。DTI 是从多个方向获得扩散加权成像的过程，是唯一能够进行活体测量神经纤维的成像技术。利用 DTI 显示全视路的神经纤维束，因其对视交叉及视辐射的纤维束显示较好，故而对提高视路病变的显示效果和诊断能力具有重要意义。

（二）内耳 MRI 检查

1. 常规扫描

（1）横断位：以矢状位及冠状位做定位像，在矢状位定位像上使横断位定位线平行于前后联合连线，在冠状位定位像上使横断位定位线平行于两侧颞叶底部连线，以保证图像左右对称；在横断面像上设置 FOV 大小及调整 FOV 端正。层数的选择应当包括后颅窝从枕骨大孔到颞骨岩部上缘的部分。如果后颅窝有较大肿瘤，则扫描范围应当加大以覆盖整个肿瘤区域（图 10-20）。

（2）冠状位：以横断位及矢状位做定位像，在横断位定位像上使定位线与大脑纵裂垂直，在矢状位定位像上使定位线与脑干平行；在冠状面定位像上设置 FOV 大小及调整 FOV 端正（图 10-21）。

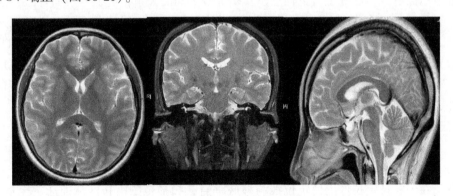

图 10-20　内耳横断位扫描定位方法

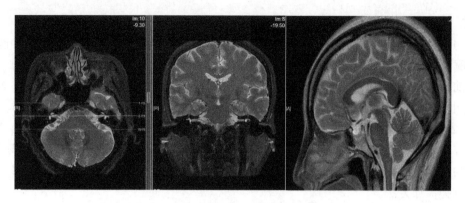

图 10-21　内耳冠状位扫描定位方法

2. 三维快速自旋回波（FSE）序列　以往采用 SE 序列重 T_2WI 进行内耳水成像，图像质量较差，信噪比较低，层厚多大于或等于 1.0 mm，因此在进行 MPR 重建时，较难观察面听神经之间的关系。而目前三维 FSE T_2WI 得到的内耳水成像质量有了很大的提高。

3. 三维平衡式稳态自由进动（balance-SSFP）序列　该序列在 GE 设备上称为 FI-ESTA，在西门子设备上被称为 True FISP，在菲利浦设备上称为 B-FFE。在该序列图像上，内耳的淋巴液呈高信号，其他组织呈现相对低信号。常规采用横断位扫描。该序列可以显示内听道、桥小脑角血管襻与神经的关系，对判断桥小脑角与面听神经之间的关系有一定的帮助。

4. 内听道成像的后处理重建方法

（1）最大信号强度投影（MIP）：原始数据经 MIP 重建，多角度观察，能够立体显示迷路、内听道等结构及相互关系，对发现解剖畸形和迷路的形态改变非常有利。

（2）多平面重组（MPR）：MPR 对显示内听道的面听神经之间的关系尤为重要。一般常常采用斜矢状位重建，即垂直于内听道的斜矢状位重建，位于内听道底层面可以清晰地显示面神经，前庭上、下神经以及蜗神经之间的关系：前上方为面神经，前下方为蜗神经，后上方为前庭上神经，后下方为前庭下神经。一般情况下可以清晰地显示上述神经之间的关系，当内耳道狭窄（一般直径小于 3 mm）时，由于缺乏脑脊液的对比，神经边界可能显示不清晰，从而给判断神经是否发育异常带来困难。矢状位重建是对横断位、冠状位图像的一个重要补充，特别是在判断神经是否发育异常时，除了结合临床表现外，更重要的是结合原始图像进一步明确诊断。

（三）鞍区 MRI 检查

1. 常规扫描

（1）冠状位：以横断位及矢状位做定位像，在横断位定位像上使定位线与大脑纵裂垂直，在矢状位定位像上使定位线与鞍底垂直，扫描范围沿鞍区从前床突至后床突。在冠状位定位像上设置 FOV 大小及调整 FOV 端正。

（2）矢状位：以横断位及冠状位做定位像，在横断位定位像上使定位线与大脑纵裂平行，在冠状位定位像上使定位线与大脑纵裂及脑干平行，扫描范围从一侧海绵窦到另一侧海绵窦。在矢状位定位像上设置 FOV 大小及调整 FOV 端正。

2. 垂体微腺瘤的特殊检查要求　怀疑有垂体微腺瘤，即临床有泌乳、停经史，实验室检查有催乳素增高、生长激素增高等，即使磁共振常规扫描未见病变者，需要行垂体动态增强扫描。

选用冠状位 T_1WI 增强序列。由于受病灶范围、层数、层厚等因素牵制，以及动态时间分辨率的要求，必须设计扫描参数使其单期扫描时间控制在 12~20 s。增强前先行预扫描 1 次，判断一下定位效果并及时做出相应调整。注射对比剂与扫描同时进行，前几期连续扫描，然后加大间隔时间，最后一次可延迟至 5 min。这种扫描的优势是不受固定扫描期限限制，自由观察微腺瘤对比剂填充情况。垂体微腺瘤早期增强幅度低，正常垂体组织增强明显（图 10-22）。而时间–信号强度曲线更利于观察正常垂体与微腺瘤的增强性状。

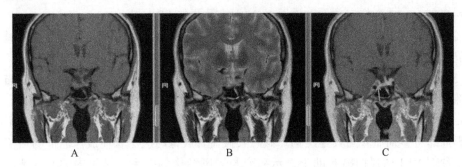

图 10-22　**垂体微腺瘤磁共振平扫及动态增强图像**

A. T_1WI 示垂体中线偏左下凸出稍低信号影；B. T_2WI 示垂体中线偏左下凸出稍高信号影；C. 病灶动态早期增强幅度较正常垂体低（箭头所示）。

（四）鼻咽及鼻窦 MRI 检查

1. 常规扫描

（1）横断位：以矢状位和冠状位做定位像。在矢状位定位像上，以硬腭的平行线作为扫描基线；在冠状位定位像上，以硬腭的平行线作为扫描基线。扫描范围上至垂体，下至软腭下缘。在横断位定位像上设置 FOV 大小及调整 FOV 端正。

（2）冠状位：以横断位及矢状位做定位像。在横断位定位像上，使定位线与大脑中线结构连线垂直；在矢状位定位像上，以硬腭的垂直线作为扫描基线。扫描范围从鼻尖到枕骨大孔前缘。在冠状位定位像上设置 FOV 大小及调整 FOV 端正。

（3）矢状位：以横断位及冠状位做定位像。在横断位定位像上，以中线结构的平行线作为扫描基线；在冠状位定位像上，以硬腭的垂直线作为扫描基线。扫描范围从一侧颞骨到另一侧颞骨。在矢状位定位像上设置 FOV 大小及调整 FOV 端正。

2. 磁共振水成像　利用水的长 T_2 特性，选择长 TE 而使采集图像的信号主要来自水样结构。在脑脊液鼻漏患者中运用磁共振水成像技术，有助于疾病的诊断及显示漏口，尤其选用三维采集，可获得薄层原始图像，没有层间距，从而降低漏诊率，同时图像可以进行各种后处理。

（五）喉部及颈部 MRI 检查

1. 喉部常规扫描

（1）横断位：以矢状位和冠状位做定位像。定位线垂直于气管，扫描范围从第 3 颈椎到第 7 颈椎。在横断位定位像上设置 FOV 大小及调整 FOV 端正。

（2）冠状位：以横断位及正中矢状位做定位像。定位线平行于气管、甲状软骨，扫描范围从喉结前缘至颈髓。在冠状位定位像上设置 FOV 大小及调整 FOV 端正。

（3）矢状位：以横断位及冠状位做定位像。定位线平行于正中矢状位，扫描范围包括两侧颈部淋巴结。在矢状位定位像上设置 FOV 大小及调整 FOV 端正。

2. 颈部常规扫描

（1）横断位：以矢状位和冠状位做定位像。定位线垂直于气管，扫描范围从枕骨大孔到锁骨。在横断位定位像上设置 FOV 大小及调整 FOV 端正。

（2）冠状位：以横断位及正中矢状位做定位像。定位线平行于气管、甲状软骨，扫描范围从颈前缘到颈后缘。在冠状位定位像上设置 FOV 大小及调整 FOV 端正。

（3）矢状位：以横断位及冠状位做定位像。定位线平行于正中矢状位，扫描范围从颈部一侧到另一侧。在矢状位定位像上设置 FOV 大小及调整 FOV 端正。

3. 磁共振血管成像 MRI 梯度回波和血管成像技术可使血流呈高信号，故不必注射造影剂即可鉴别血管与其他结构。做磁共振血管成像时应尽量使成像断面与血流方向垂直。颈部 MRI 增强扫描有助于显示病变与周围结构的关系、肿物内的血供情况，鉴别肿瘤治疗后复发情况或瘢痕，以及实现有特殊要求的磁共振血管成像。

三、脊柱及外周神经 MRI 检查

（一）脊柱常规扫描

1. 扫描方位 扫描方位包括矢状位和横断位，当病变位于椎管一侧或需要观察两侧对称性时，应增加冠状面扫描。观察两侧脊神经根及臂丛时应该加扫冠状位。

2. 扫描序列 T_1WI 常用 SE 序列或 FSE/TSE 序列，T_2WI 则多用 FSE/TSE 或快速恢复 SE（FRFSE）序列，增强扫描多采用 SE T_1WI 或扰相 GRE T_1WI。为显示神经根，可采用三维 FSE/TSE 序列。

当椎骨或其周围软组织有病变时，原则上 T_2WI 应进行脂肪抑制；平扫 T_1WI 不施加脂肪抑制；增强 T_1WI 则应该施加脂肪抑制，但在注药前应该先扫描一个脂肪抑制 T_1WI，以便增强前后对照。为减轻脑脊液流动伪影或流空效应，可施加流动补偿技术。

（二）外周神经 MRI 检查

1. 常规序列及其作用 SE 序列、FSE 序列是常规的 MRI 序列，SE 序列成像时间相对短且不影响图像质量，可以显示外周神经及其相邻组织结构，是显示外周神经病变最基本的成像序列。FSE 序列或 TSE 序列可以获得稳定的重 T_2WI 像，采用重复采集方式可以去除运动伪影，如脑脊液搏动伪影。与 SE 序列比较，梯度回波（GRE）序列的主要优点是在非常短的 TR 情况下仍能获得较好的图像质量，且能明显缩短扫描时间，进行三维成像。

2. 磁共振脊髓造影（magnetic resonance myelogram，MRM） 该技术是磁共振水成

像技术的一种。它利用重 T_2WI 及脂肪抑制技术，以获得含水丰富而流动缓慢的蛛网膜下隙的影像。

3. 稳态进动快速三维成像序列（FIESTA）　该序列采用超短 TR 和 TE，扫描速度快，图像对比度好，信噪比高，可减少运动伪影。该序列主要用于腰骶丛神经，尤其对神经根显示效果较好。

4. 磁共振神经成像术（magnetic resonance neurography，MRN）　该技术可以使外周神经显示高信号，并能清晰显示神经纤维束的细微结构。

5. 增强扫描　周围神经的外膜血管丰富，并形成广泛的吻合血管网。增强扫描能提高外周神经与其周围组织的信号差别，改善外周神经磁共振的显示效果。

四、心血管系统及胸部 MRI 检查

（一）心脏 MRI 检查

1. 常规扫描　采用快速成像序列及冠状、矢状、横断三个方向定位图。用交互扫描的方式进行定位线的定位，横轴—两腔心—四腔心—短轴。扫描完以上基本位置后，根据各疾病的不同需求，选择适当的体位进行结构或电影的成像，范围包括需要显示的结构。

（1）快速定位成像序列：获得心脏标准功能解剖定位的步骤比较复杂，需要成像速度快、结构对比清晰的成像序列实现迅速准确定位。快速成像的脉冲序列很多，如单次激发 FSE（SSFSE）、快速梯度回波（FGRE）、快速扰相梯度回波（FSPGR）以及 TOF 序列等，选择的基本要求是成像速度快（大于 1 帧/s）、心肌-血池对比明确、运动伪影少。

（2）SE/FSE 序列：其检查目的在于获得横断位的心脏图像，有利于显示心脏病变与纵隔和肺的关系。

（3）IR-FSE 序列：是显示心脏尤其是心肌形态和信号特征的主要序列，对心肌和心包病变的显示需要灵活使用脂肪抑制技术。一些特定疾病如致心律不齐的右室发育不全，由于需要显示细微的心肌脂肪浸润改变，需要在同一成像平面重复 DIR-FSE 和 TIR-FSE序列进行对比观察。

（4）功能成像脉冲序列：包括梯度回波电影成像序列、梯度回波心肌标记电影成像序列及平衡稳态进动序列。

2. 心脏病变的磁共振功能分析　该分析包括左心功能和右心功能分析，由于左心更容易受缺血性心脏病的影响，所以对于左心功能的研究比较全面。左室功能的分析包括全心功能和心肌局部功能，在多数心脏疾病中均需要分析病变对全心功能的影响，对缺血性心肌病则更多地需要进行心肌的局部功能分析。

（1）左室全心功能分析：左室全心功能分析指左室的泵功能，由心肌的收缩能力和负荷状态决定，MRI 能够直接测量的功能参数包括射血分数（EF）、每搏排血量（SV）、收缩末容积、舒张末容积、左室充盈率和排空率、心肌质量。

（2）左室心肌局部功能分析：分析方式分定性分析和定量分析两种。定性分析以视觉判断为基础，操作简单，实用性强，但容易受心脏形态变化的影响。定量分析的操

作与全心功能分析的方式相同。3.0 T 可以采用很少的对比剂剂量得到较 1.5 T 更好的灌注及延迟增强图像。

（二）胸部及纵隔 MRI 检查

（1）横断位（T_2WI、T_1WI、GRE 屏气序列）：取冠状位做定位像，相位编码方向为前后向（选择"无相位卷褶"技术）。

（2）斜冠状位（T_2WI、T_1WI）：取正中矢状位做定位像，使扫描线与气管长轴平行。相位编码方向为左右向（选择"无相位卷褶"技术）。

（3）矢状位（T_1WI）：取横断位做定位像，相位编码方向为前后向。

（三）应用价值

MRI 的软组织对比度高，不需要注入造影剂即可较 CT 更好地显示各类病变的范围，而且 MRI 参数多，可取任意平面成像，无造影剂过敏危险、无辐射，因此对胸部及纵隔疾病的诊断有着重要的价值。

1. **脂肪瘤** 在 T_1WI SE 和 PDWI SE 序列上呈高信号，T_2WI SE 序列上呈中等信号，STIR 序列和应用脂肪饱和技术的序列上呈低信号，由脂肪瘤与周围含水软组织交界区形成的化学位移也可以提示肿块内含有脂肪成分。

2. **神经纤维瘤** 同其他神经源性肿瘤一样，在 T_2WI SE 序列上呈高信号，并常于高信号区中心见低信号区，称为靶征。

3. **血管瘤** 一般在 T_1WI SE 序列上表现为中等信号，在 T_2WI SE 序列上表现为明显的高信号。依肿瘤成分的不同，如脂肪、纤维连接组织、血栓、含铁血黄素等，信号强度可不均匀。

4. **淋巴管瘤** MRI 表现为典型的水样信号，在 T_1WI SE 序列上呈低信号，低于肌肉；在 T_2WI 序列上呈明显高信号，类似于脑脊液。CT 和 MRI 都可以显示淋巴管瘤内的分隔，但在显示病灶浸润范围方面，MRI 明显优于 CT。

5. **胸壁肿块伴肋骨、胸骨破坏的病变** 成年人最常见的原因为转移和多发性骨髓瘤，儿童最常见的原因为尤文氏肉瘤和转移性神经母细胞瘤。显示肿块的浸润范围及骨髓的破坏方面，MRI 优于 CT。

6. **周围性肺癌对胸壁的浸润** MRI 在显示周围性肺癌对胸壁的浸润方面优于 CT，可以更好地显示胸膜外脂肪线的消失，胸壁软组织的破坏。在 T_2WI SE 序列上，受浸润的胸壁肌肉表现为异常的高信号，与周围正常肌肉的中等信号形成明显的对比。

7. **胸膜肿瘤** 结合形态学改变和信号特点，MRI 能区分良恶性肿瘤。形态学改变包括：纵隔和膈肌胸膜的受累、环绕状胸膜增厚、结节状胸膜增厚、胸膜轮廓不规则、胸膜的浸润等征象。

8. **膈肌病变** MRI 冠状位成像对膈肌的显示有非常高的应用价值。造影剂增强的 MRI 可见病变组织的异常强化，呈高信号，从而与呈中等信号的膈肌区分开来。

MRI 对纵隔疾病的诊断优势主要在于：① 软组织分辨力高，成像参数多，任意平面成像，无须注入造影剂即可显示血管结构。② MRI 可以准确显示纵隔肿瘤的部位和侵犯范围，还可以估计其良恶性。③ MRI 在对胸腺瘤与胸腺增生的鉴别诊断方面优于 CT。胸腺瘤在 T_1WI SE 序列上呈中等信号，与肌肉相仿；在 T_2WI SE 序列上呈高信号，低于脂肪。④ 胸内甲状腺肿为颈部连至前纵隔的病变，在 T_2WI 序列上呈不均匀高信号，MRI 冠状位或矢状位检查可以显示病变的全貌，对病变的定位及定性诊断非常有价值。⑤ 胸内异位甲状腺旁肿瘤在 MRI 平扫时信号没有特异性，在 T_1WI SE 序列上呈中等信号，与肌肉相仿；在 T_2WI SE 序列上呈高信号，低于脂肪。⑥ 由于 MRI 对水的高度敏感性，MRI 在纵隔囊性病变的诊断方面优于 CT。一般囊性病变在 T_1WI 序列上呈均匀低信号；在 T_2WI 序列上呈均匀高信号，边界清晰。⑦ MRI 对于较小的纵隔淋巴结的显示和定性作用优于 CT。应用 STIR-TSE 序列，在去除高信号脂肪的影响后，可以显示较小的纵隔淋巴结。

五、肠道 MRI 检查

(一) 小肠 MRI 检查

1. 常规扫描

(1) 平衡式稳态自由进动 (FIESTA)：冠状位成像，一次屏气得到小肠的全景图像，无运动伪影，小肠浆膜面和腹腔脂肪之间可见到连续的线状无信号带，可作为判断浆膜面的完整性的参考；肠腔内液体高信号可与肠壁产生清晰对比。抑脂后，可清晰显示系膜血管。不足之处是受磁敏感伪影干扰较明显，T_2 对比较差，不适合对病变进行细微观察。

(2) 单次激发半傅里叶采集快速自旋回波 (HASTE) 序列：一次激发完成一层扫描，所以数据采集快速获得 T_2WI，成像速度可小于 1 s/幅，与冠状位 FIESTA 配合应用，可以消除磁敏感伪影，显示肠黏膜尤其是空肠的羽毛状黏膜要较 FIESTA 清晰。但 K 空间滤过效应的存在，可引起肠系膜血管和小淋巴结显示模糊。

(3) 快速扰相梯度回波 (FSPGR) 序列：一般应用二维成像序列，采用较大的翻转角和较短 TR 获得 T_1 加权。以冠状位成像为主，若发现病变可在局部补充高分辨的轴位断层图像。

(4) 快速恢复快速自旋回波 (FRFSE) 序列：结合呼吸门控应用，可采用多次信号平均以提高图像质量。一般在发现病变后，作为显示病变细节应用。T_2 对比良好，图像信噪比高。应用于小肠成像，一般不采用抑脂技术。

(5) 三维容积内插快速梯度回波 (LAVA) 序列：这类序列具有成像速度快、覆盖范围广的优势，结合冠状及轴位扫描，可定位及清晰显示病灶，即使腔内有少量气体也不会产生明显的磁敏感伪影。

2. 小肠水成像 磁共振水成像的原理主要是根据体内静态或缓慢流动的液态水具有长 T_2 弛豫呈高信号、周围组织 T_2 值较短呈低信号的特点，应用长 TR 加超长 TE 产生重 T_2 效果，使含水器官显影。能够显示肠腔轮廓改变，如克罗恩病的假憩室形成、粪石所致充盈缺损、肠梗阻时肠腔狭窄与扩张、肠腔受压移位，在显示肠梗阻的过渡带时图像尤为清晰。

(二) 直肠 MRI 检查

1. 常规扫描

(1) 直肠 T_2 加权序列：FSE 或 FRFSE T_2WI 不仅可分辨直肠肠壁的分层结构，而且可反映病变内部丰富的组织成分差异，为直肠 MRI 的主要方法。对于直肠检查，一般不用抑脂技术，这是因为直肠肠壁肌层的相对低信号与直肠周围脂肪可形成良好的对比，有利于病变浸润深度和对肠周脂肪的侵犯程度的判断，同时直肠周围淋巴结相对的低信号与脂肪高信号的较大反差对比易于淋巴结的检出。直肠 FSE T_2WI 序列常规应做病变短横断位、矢状位和冠状位的扫描。横断位主要用于病变对肠壁累及程度及产生部位的判断，结合矢状位和冠状位可以很好地显示病变部位与周围结构的解剖关系。

（2）直肠 T_1 加权序列：

① SE 序列：在直肠应用中，SE-T_1WI 序列要求受检者保持均匀呼吸即可，该序列具有图像信噪比高、序列结构简单、信号变化容易解释等优点。

② FSE 序列：其成像效果同 SE 序列相似，可以获得较高信噪比的图像。

③ FSPGR 序列：一般应用于二维成像，采用较大的翻转角和较短 TR 获得 T_1 加权。成像速度较 SE、FSE 快，单层图像获得时间小于 1 s，一次屏气下可完成直肠的 T_1 加权薄层扫描。

2. 直肠磁共振 DWI　DWI 对肿瘤评价有独特优势，它提供了 T_1WI 及 T_2WI 之外新的组织特征对比，并拥有相对稳定的量化值，即 ADC 值。高 b 值直肠 DWI 图像可以很好地显示病变。

六、肝脏、胆道和脾脏 MRI 检查

（一）肝脏 MRI 检查

肝脏 MRI 检查以横断位为主，辅以冠状位。必要时可加矢状位或斜位的扫描。一般情况下，腹部横断位的相位编码方向选择前后方向，并尽可能采用矩形 FOV。冠状位的相位编码方向一般选择左右方向。

1. 常规扫描

（1）SE 序列：在肝脏应用中，SE T_1WI 序列要求受检者均匀呼吸，并施加呼吸补偿技术。该序列的优点在于：图像有较高的信噪比；序列结构比较简单，信号变化比较容易解释；无须屏气，有利于儿童及年老体弱者的检查。

（2）二维扰相 GRE 序列：该序列是目前常用的肝脏 T_1WI 序列。该序列具有以下特点：采集速度快，一次屏气可以完成全肝的 T_1WI 的采集；图像有足够的信噪比和良好的组织对比，T_1 对比总体上优于 SE T_1WI 序列；既可用于平扫，又可用于动态增强扫描；可以用于化学位移成像。

（3）三维扰相 GRE 序列：该序列是目前常用的肝脏 T_1WI 序列之一，通常使用快速采集技术并采用容积内插技术，如 GE 公司的 LAVA 序列。该序列具有以下特点：快速采集，如果同时采用多种快速采集技术，其采集速度超过二维扰相 GRE 序列；与二维采集相比，图像层厚可更薄，有利于小病灶显示；容积内连续采集，更有利于后处理重建；用于增强扫描，可以同时得到肝实质和血管的图像。

（4）二维反转恢复快速梯度回波序列：该序列属于超快速的 T_1WI，其优点在于采集速度快，单层采集时间在 1 s 以内，因此即使受检者不屏气也没有明显的呼吸运动伪影。该序列在肝脏中一般仅用于不能屏气者的 T_1WI 或动态增强的扫描，也可用于肝脏

单层的灌注加权成像。

（5）肝脏 T_2WI 序列：

① 呼吸触发中短回波链 FSE（TSE）T_2WI 序列：是目前应用广泛的肝脏 T_2WI 快速序列，一般把该序列当作腹部 T_2WI 首选序列，该序列缺点在于呼吸不均匀时有严重的运动伪影。

② 长回波链屏气 FSE（TSE）T_2WI 序列：该序列优点在于成像速度快，可以进行屏气扫描；可以进行权重较重的 T_2WI，有利于实性病变与良性富水病变的鉴别。该序列在肝脏中主要用于不能均匀呼吸但能屏气的受检者。

③ 半傅里叶采集单次激发快速 SE T_2WI 序列：该序列特点是信号采集速度快，单层成像时间不到 1 s，即便不屏气也没有运动伪影；与单次激发 FSE T_2WI 序列相比，适用于肝脏 T_2WI 检查；由于回波链长，图像的软组织 T_2 对比度比屏气的长回波链 FSE 差。该序列在肝脏中仅用于不能屏气又不能均匀呼吸的受检者。

（6）DWI 序列：DWI 序列对肿瘤评价有独特优势，它提供了 T_1WI 及 T_2WI 之外新的组织特征对比，并拥有相对稳定的量化值即 ADC 值。

2. 动态增强扫描　首选三维容积内插快速扰相 GRE T_1WI 序列。肝脏属于实性器官，天然对比度往往不好，需要借助对比剂制造人工对比度。增强扫描不但可以增加病变的检出率，对于病变的定性诊断也颇有帮助。因此，对于肝脏病变特别是肝脏肿瘤或肿瘤样病变的 MRI 检查，应该常规进行动态增强扫描。

肝脏动态增强扫描：首选三维容积内插快速扰相 GRE T_1WI 序列；其次是二维扰相 GRE T_1WI 序列，并选用脂肪抑制技术。对比剂用量为 0.1 mmol/kg（0.2 mL/kg），成人一般为 15 mL 左右，流速为 2~3 mL/s，高压注射器推注，如无高压注射器用手推可同样能达到团注效果。

注射对比剂后扫描延迟时间：在正常循环状态下，肝动脉期的时间为 23~25 s，扫描时应把 K 空间的中心数据采集时间置于开始注射对比剂后 23~25 s。对于二维扰相梯度回波 T_1WI 序列或没采用 K 空间中心优先采集的三维扰相梯度回波 T_1WI 序列来说，如果整个序列的采集时间为 20 s 左右，则动脉期为 15~18 s，门脉期为 50~60 s，平衡期为 3~4 min。有些新型的高场 MRI 设备三维容积内插快速扰相 GRE 序列采集整个肝脏的时间只需要 3~12 s，因此可进行多动脉期扫描得到动脉早、中、晚期的图像，这使得对时相掌握的要求可以有所降低。

扫描时相的判断标准如下。① 动脉期：动脉的信号强度达到最高，门静脉主干可有轻微显影，脾脏花斑样强化，肾皮质增强，正常肝实质内可有轻度强化；② 门脉期：肝实质信号达到峰值，肝静脉和门静脉信号均显示良好，正常脾脏均匀强化，正常肾皮、髓质分界仍较清楚；③ 平衡期：动、静脉血的信号接近，肝实质均匀强化但信号强度较门脉有所降低，正常肾脏皮质分界不清，肾盂、肾盏内可有对比剂排泄。

（二）胆道 MRI 检查

胆道 MRI 检查主要采用磁共振胰胆管成像（MRCP）。MRCP 主要有 3 种方式，即呼吸触发或屏气三维采集 MRCP、二维连续无间隔薄层扫描 MRCP 及二维厚层块一次投射法 MRCP。MRCP 的扫描层面必须平行于目标胆管走行方向，这样得到的图像不仅有利于显示局部解剖结构细节，重建图像的质量也能得到改善。

要重视原始图像的观察。尽管 MRCP 重建图像观察胆管的全貌较好，但难以显示胆管内的细微结构改变，胆管内小病灶如小结石、小肿瘤很容易被高信号的胆汁掩盖。而薄层原始图像则有利于管腔内小病灶的显示。同时，MRCP 不应单独进行。MRCP 属于重加权序列，除了水样成分的胆汁呈现很高信号外，其他组织几乎没信号，MRCP 不能观察管壁及管腔外的结构改变，而后者对于胆道病变的诊断至关重要。

在进行多角度厚层块投射法 MRCP 时，各个角度层块扫描之间应该有 5 s 以上的时间间隔。否则因为饱和效应，从第二个角度开始的各个层块会出现信号明显衰减的现象，影响 MRCP 的图像质量。

（三）脾脏 MRI 检查

脾脏 MRI 检查相对比较简单，患者准备、检查体位和线圈的放置同肝脏 MRI 检查。脾脏 MRI 检查的主要序列包括屏气的扰相 GRE T_1WI、脂肪抑制 FSE T_2WI 及动态增强扫描。扫描方位以横断位为主，辅以冠状位和矢状位。脾脏的 T_2 值大于肝脏，在 1.5 T 场强下为 70~90 ms，因此脾脏 T_2WI 的 TE 应适当延长到 80~100 ms。与胰腺和胆道相比，脾脏 MRI 检查对设备的要求要低一些，低场 MRI 设备可以用作脾脏的 MRI 检查。

DWI 对胰腺囊性病变的鉴别诊断有一定作用。胰腺导管内乳头状黏液肿瘤（IPMT）可产生大量黏液，积聚在胰管内造成胰管扩张。IPMT 扩张胰管导致 ADC 值降低，在 DWI 上可表现为高信号，与慢性胰腺炎造成的胰管扩张存在明显差异。多数情况下，胰腺癌与慢性胰腺炎症的鉴别并不困难，但有些特殊的慢性胰腺炎如自身免疫性胰腺炎可表现为全胰或局部胰腺的肿大，形态改变与胰腺癌类似，有时鉴别诊断存在困难。

功能性 MRCP 主要用于观察胰液的分泌和排空情况，以评价胰腺外分泌腺功能。经静脉注射胰泌素（secretin），剂量为每千克体重 1 U。利用 SS-FSE 序列进行连续的厚层块投射法快速 MRCP 采集，每隔 10~30 s 采集一次，连续采集 10 min。通过观察主胰管直径及十二指肠内液体量的动态变化，来评价胰液分泌和排空的情况。

七、泌尿系统生殖系统及乳腺 MRI 检查

（一）肾脏 MRI 检查

肾脏 MRI 检查以横断位及冠状位并重。一般情况下，肾脏横断位以前后方向为相位编码方向，并尽可能同时采用矩形 FOV。冠状位扫描选择左右方向为相位编码方向。

1. 常规扫描

（1）常规 T_1WI、T_2WI：肾脏 MRI 检查时，常规 T_1、T_2 图像可以很清楚地显示肾脏的形态和结构，在 T_1、T_2 图像上均可显示正常肾脏的皮、髓质界限，以 T_1 图像效果更好。除显示肾脏病变外，T_1 结合 T_2 脂肪抑制序列可以更好地显示肿瘤和腹膜后淋巴结转移。

（2）增强扫描：增强扫描可显示肾实质病变的血供，肾脏为富血供器官，皮质和髓质的血供不同，多数肾脏病变相对肾实质为少血供。增强扫描可以更加清楚地显示病灶与肾实质的对比。

（3）磁共振尿路造影（MRU）：肾实质病变有时会累及肾盂，行 MRU 检查可更好

地显示肾实质病变与肾盂的关系。

（4）CE-MRA：三维高分辨血管成像可显示肾肿瘤的血供。

（5）DWI：DWI 可无创地反映人体水分子的扩散运动，而肾实质内水分子的扩散是其一项主要生理功能，所以理论上讲 DWI 可反映肾脏的生理功能。

2. MRU 技术的运用　MRU 利用磁共振水成像原理，对尿道中的尿液成分进行成像，能清晰地显示肾脏集合系统、输尿管、膀胱。磁共振水成像是利用了重 T_2 的效果，即长 TR、特长 TE，使静态液体显影，而非静态液体不显影或显影很弱。MRU 所使用的扫描序列对流速慢或停滞的液体（如脑脊液、胆汁、尿液、肠内液等）非常灵敏，呈高信号，而使实质性器官和流动液体（如动脉血）呈低信号，两者结合，则在低或无信号的背景上产生高信号的液体图像，从而达到水成像的效果。

（二）子宫 MRI 检查

1. *常规扫描*

（1）磁共振的任意方位成像和良好的软组织分辨率可以准确地显示病变的大小、数目、形态、部位及邻近关系。沿子宫长轴的矢状位成像较其他方位可更好地显示子宫的轮廓，可以清晰地显示宫体、宫颈带蒂状解剖，为判定子宫肌瘤的突出方向以及肿瘤的侵犯范围提供直观的解剖基础。而最佳显示卵巢的方位是冠状位。

（2）磁共振丰富的成像序列及各种技术可以很好地显示病变的组织学特征，做出定性诊断。因 T_1WI 上子宫各层信号对比不明显，故 T_2WI 是女性生殖系统的主要扫描序列。多序列成像，不仅在盆腔内的各个器官间、器官与组织间，而且在器官内部因信号差异而出现良好的层次。流动补偿技术的应用可极大地减少血管搏动伪影的干扰；脂肪抑制成像用于或排除病变中的脂质成分，鉴别脂肪和出血。因此，畸胎瘤、子宫肌瘤、子宫内膜异位症、卵巢囊肿等在 MRI 扫描中颇具特征性，定性诊断准确率很高。

2. *动态增强扫描*　动态增强扫描可以提高肿瘤的空间分辨力，更有利于内膜癌的评估。还有研究者利用多期多层面小角度 FSE 成像序列来分析子宫的收缩情况，可完全去除呼吸及肠蠕动的影响，以提高子宫病变的检出率并可分析子宫运动情况。三维增强扫描序列可用于评价内膜癌肌层和宫颈浸润程度，其敏感度和特异度均可高达 95%，是对内膜癌分期的一项非常有效的方法。

3. DWI　卵巢的子宫内膜异位性囊肿、单纯卵巢囊肿、浆液性及黏液性囊肿、恶性囊性卵巢肿瘤及类似恶性的良性囊性病变的 ADC 值，有助于病变的鉴别及囊性内容物的分析。子宫内膜癌、宫颈癌及其转移病灶在 DWI 上常呈现明显高信号。

（三）前列腺 MRI 检查

前列腺是人体最易发生疾病的器官之一，可受多种良性和恶性疾病的侵犯。绝大多数 40 岁以上的男性有前列腺增生，前列腺炎可累及青年和老年男性。当然，前列腺最重要的疾病还是前列腺癌，对前列腺癌的诊断和分期是影像诊断的主要任务。MRI 的出现和发展，对前列腺疾病，尤其是前列腺癌的诊断是一大贡献，其已成为最主要的检查手段之一。MRI 较高的软组织分辨力和不同组织的多种信号特征，使之成为目前最好的前列腺癌局部分期的影像检查技术。但是，对于前列腺癌的定性诊断，其价值尚未得到公认。

1. 常规扫描　由于前列腺的 MRI 检查目的多是对前列腺癌进行分期，所以检查序列既要有前列腺局部的高分辨 T_1、T_2 像，又最好能包括盆腔大范围扫描，以利于增加分期诊断的准确性。

除各种常规扫描外，还可以使用动态增强扫描、扩散成像、波谱成像等扫描序列。冠状或矢状位 T_2 序列显示前列腺尖部和底部的病灶较好；冠状位加抑脂扫描，定位中心放于前列腺前方，可同时显示盆腔（主要在髂血管旁）淋巴结的转移，对分期的帮助很大。矢状位和横断位的大范围扫描，使用的是快速序列，双回波可更好地显示盆腔骨转移和淋巴结转移的情况。如果低场扫描仪无 T_1 对比的快速序列，也可选择只做轴位的 SE 或 FSE T_1 序列。另外，对于血管淋巴结的显示，T_2 脂肪抑制优于脂肪不抑制者。

2. 动态增强扫描　动态增强扫描可提高肿瘤的诊断、鉴别诊断率和前列腺癌的分期准确率。Brown 等最早将动态增强法用于前列腺癌的 MRI 检查，结果发现团注早期更易确定腺体内的肿瘤。Jager 等应用单层快速动态增强扫描及 TurboFlash 减影技术，使肿瘤显示较好，对判断部分病例的包膜穿破有一定作用，提高了肿瘤的分期正确率。同时，动态增强扫描对前列腺癌患者选择行根治术特别是神经保留术有较高价值。另外，肿瘤的血管生成对其潜在生长、转移及预后都起重要作用，非灌注血管不会导致肿瘤生长或转移，而是会导致肿瘤对放疗不敏感。所以区分灌注与非灌注血管非常重要，快速动态增强能显示灌注区血管，可为血管生成及其形态学提供功能信息，而形态学与动态增强相结合可提高肿瘤的诊断率，并致相应疗效提高。因此，快速动态增强检查成为众多无创性影像检查方法中显示血管供应的最佳方法，可在肿瘤分期及评价治疗方面提供更多信息。

由于不同 MRI 扫描仪所提供的快速序列是不同的，所以对扫描参数的选择要视具体情况而定，通常覆盖全部前列腺，快速多时相 T_1 对比成像、脂肪抑制、造影剂以 2 mL/s 以上团注即可行动态增强扫描。一般在造影剂注射同时开始扫描，第一个时相可作为减影的蒙片，造影剂到达前列腺后扫 3~8 个时相，3 min 内完成全部扫描即可。每个时相扫描时间最长不宜超过 30 s。关于前列腺增强后的时间-信号强度曲线，国内外有不少研究结果认为，快速、早期、大幅强化是前列腺癌的强化特点，但也有少血供的前列腺癌表现为缓慢持续强化。同时应注意的是，正常前列腺外周带和中央腺体的强化特点是不同的。有一些研究根据强化曲线的各种参数来鉴别癌与非癌组织，初步认为可能有助于癌的半定量鉴别诊断，但未见大规模临床应用的报道，目前对强化曲线的分析主要还是靠定性。

3. DWI　DWI 从分子运动角度显示前列腺的分子及细胞生物学特性，不仅能在高场 MRI 扫描仪上扫描，在多数低场及中场 MRI 扫描仪上也可完成扫描，不需直肠内线圈，扫描时间也较短。如果 DWI 能对肿瘤的诊断提供帮助，则其临床应用价值更大。扩散为分子的不规则随机运动，即布朗运动，DWI 是唯一能在活体中评价分子扩散运动的无创性检查方法。水分子在生物体内的扩散过程包括随机扩散、浓度梯度下的扩散、分子的跨膜扩散及主动转运等。分子会与许多微小的组织结构产生相互作用，其运动自由度受到许多障碍物的限制，包括细胞膜、纤维结构和各种大分子等。当这些因素发生改变时，组织的扩散特性也发生相应的改变，从而反映出分子水平的病理生理过程。人体组织的扩散特性多用 ADC 值来表示。一般来说，ADC 值的大小取决于成像物质及其内部分子的空间分布。

（四）阴囊及睾丸 MRI 检查

在尽量保持双侧睾丸的位置相同的情况下，横断位、冠状位为基本方向，矢状位显示附睾与睾丸的关系较好。T_2 脂肪抑制序列显示睾丸的结构及病变效果最佳。正常的睾丸 T_1WI 为中等信号，T_2WI 为均质高信号。白膜 T_1WI、T_2WI 均为线样低信号，厚度<1 mm。

附睾 T_1WI 比睾丸稍低，T_2WI 为略低于睾丸的不均质高信号。左侧睾丸位置略低于右侧。对于不同的临床情况，扫描范围应有所不同。通常对炎症性疾病和外伤的检查范围可包括阴囊局部和盆底部位。对于肿瘤性病变则要行大范围扫描，以了解淋巴结转移的情况，扫描范围至少包括整个盆腔，甚至可上达肾门水平。对于隐睾的检查，应自髂前上棘至阴囊，强调薄层扫描。

（五）腹膜后间隙 MRI 检查

对腹膜后间隙的病变，MRI 最大的优点是可以直接获取多断面成像，观察肿物与邻近器官结构的关系。有时可应用口服造影剂使肠道充盈。采用的扫描序列取决于仪器的磁场强度和具备的硬、软件，以及病变的性质。常规采用 T_1WI 及 T_2WI，用或不用抑脂序列，用或不用增强扫描。快速 SE 序列可以节约采集数据的时间，在一次屏气获得多层面高质量的图像，减少呼吸或肠蠕动伪影。由于腹膜后病变常累及输尿管和血管，所以在常规扫描的基础上可以加扫 MRU 和（或）CEMRA 以了解病变与这些结构的关系。DWI 有时对腹膜后病变的评估也有一定帮助。

腹膜后病变往往体积较大，所以 MRI 扫描范围常较大。另外，要求显示清楚腹膜后病变与相邻重要血管和脏器的关系，对局部常要做较高分辨力的扫描，而且要多方向成像。一般来讲，平扫 T_2 脂肪抑制序列和 T_1 序列是最主要的序列，脂肪抑制与脂肪非抑制序列要相互参照。

（六）乳腺 MRI 检查

双侧乳腺检查以横断位为主，矢状位为辅。

1. 常规扫描　MRI 检查由于没有统一标准而具有众多复杂的成像序列，目前多采用 SE、FSE 和 STIR 序列。SE 序列为 MRI 中最基本的序列。FSE 序列可明显减少成像时间。STIR 序列又称短恢复时间反转恢复序列，主要应用于脂肪抑制，是乳腺 MRI 检查中必不可少的序列，这是由乳腺结构特点所决定的。

乳腺结构因人种、年龄以及月经周期的不同而异。有些研究者根据 MRI 检查结果将乳腺又大致分为脂肪型、腺体型及介于两者之间的中间型三类。脂肪型多见于老年人，由于脂肪组织较多，乳腺腺体萎缩，在 MRI 上形成良好对比。腺体型多见于青年妇女，其腺体丰满，乳腺的脂肪结构较少，在 MRI 上显示清晰，为条状中等信号强度，低于脂肪组织信号。中间型多见于生育过的中年妇女。

因乳腺富含脂肪组织，T_1WI、T_2WI 呈高信号，严重干扰平扫和增强时对病灶的观察，因此乳腺 MRI 多采用脂肪抑制技术。脂肪抑制技术主要有频率选择法脂肪抑制和 STIR T_2WI 图像，在诊断囊肿或纤维腺瘤方面很有价值。

研究结果表明，STIR 可区分不同肿块的信号特征，尤其是浸润性导管癌（IDC）、纤维腺瘤（FA）和乳腺囊肿间信号均匀度有显著性差异。IDC 肿块多数呈不均匀中、低信号团块，中央常见斑点状高信号及斑片状低信号区系肿瘤内部变性坏死等多种复杂病理成分所致。FA 多数为均质高信号肿块，反映了 FA 内部病理成分的一致性。乳腺囊肿为形态规则、边缘光滑的均匀高信号囊腔。乳腺炎性肿块为范围更加广泛的高信号区，内部可见更高信号的液化区和低信号脂肪组织，周边信号渐进减低，并可与皮肤和胸肌筋膜粘连形成局限性增厚水肿。

2. 动态增强扫描　乳腺磁共振动态增强扫描的机制较为明确，即恶性肿瘤在生长过程中会分泌肿瘤血管生成因子，如血管内皮生长因子（VEGF），该因子促进肿瘤毛细血管的分化和生成。组织学研究显示，这些毛细血管具有异常的管壁结构，内皮通透性高。因此，肿瘤血管具有双重特性：① 血管数目（血管密度）增加，局部对比剂的流入量增加；② 血管通透性增加，肿瘤部位对比剂的渗出增加。同时，由于肿瘤毛细血管结构异常，动静脉交通是其另一特征，这常引起"灌注短路"。

3. DWI　DWI 不需要增强，检查时间短。有研究报道恶性病变在 DWI 表现为明显高信号，良性病变高于或略高于腺体信号。恶性肿瘤的 ADC 值明显小于良性病变和正常组织。其鉴别乳腺良恶性病变的能力与时间–信号强度曲线近似。通过测量肿瘤 ADC 鉴别乳腺良恶性病变是一个有效的方法，但由于良恶性病变 ADC 亦有重叠现象，所以应该客观地评价 ADC 在鉴别乳腺良恶性病变中的作用。

八、骨关节系统及软组织 MRI 检查

（一）肩关节 MRI 检查

肩关节 MRI 成像中（图 10-23），由于 SE 序列的图像具有最可靠和最容易解释的图像对比，同时又具有良好的信噪比，因此其被广泛应用，尤其是被用作标准序列进行 T_1WI 的扫描。FSE（TSE）的图像对比和 SE 序列相当，又可以极大地缩短扫描时间，因此也被广泛应用于肩关节的扫描中，尤其是作为 SE 序列的替代进行 T_2WI 或者双回波加权像的扫描。当然，考虑到 FSE（TSE）序列的特性，一般不选用太长的回波链（回波数≤7 个）以减少细节模糊现象，同时经常和脂肪抑制技术联用以抑制相对亮的脂肪信号。

SE 或 FSE 的双回波成像可以同时获得质子加权像（PDWI）和 T_2WI，在肩关节中也应用较多。脂肪抑制的 FSE PDWI 显示肩关节的盂唇较好。

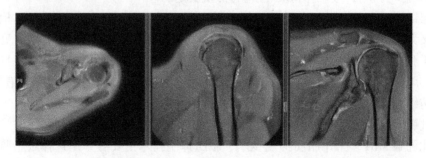

图 10-23　肩关节横断位（左）、斜矢状位（中）及斜冠状位（右）成像

GRE 序列主要应用于肩关节的盂唇，其中较长 TR、中等 TE 的 T_2^* WI 为显示盂唇病变的较好手段。对于肩袖病变，与 SE 或 TSE T_2WI 比较，GRE T_2^* WI 虽然可以增加诊断敏感性，但同时显著降低了特异性，因而并没有被常规应用。三维 GRE 序列最大的优点是可以获得比二维扫描更薄的层厚，理论上可以更好地显示盂唇病变。

（二）肘关节 MRI 检查

SE 序列或 FSE（TSE）序列为肘关节 MRI 扫描的主要序列。从图像对比度以及扫描时间上考虑，一般 SE 序列只用作 T_1WI，而短回波链的 FSE 序列作为 SE 序列的替代进行 T_2WI 或双回波扫描。SE T_1WI 显示解剖结构层次较为清晰，同时对骨髓病变也具有比较高的敏感性，包括骨髓浸润性病变以及软骨病变诱发的软骨下骨髓水肿等。

FSE 序列的 T_2WI 或双回波图像则一般加用脂肪饱和抑制，以减轻脂肪高信号对病变的影响，同时也使一些病变更加醒目。如前所述，肘关节 MRI 的完整检查需要进行三个方位的扫描，但实际工作中，为了节约扫描时间，一般只在某一方位（如冠状位）单纯进行 SE T_1WI，其他方位则通常进行双回波扫描，以质子权重像（PDWI）替代 SE T_1WI。

STIR 序列经常被用于肘关节的 MRI 扫描，尤其是在中低场机器中或脂肪饱和抑制效果不佳的病例中。STIR 序列有助于发现细微的创伤以及骨髓病变。GRE 序列在肘关节中很少应用。这是因为目前 GRE 序列的应用主要集中于纤维软骨（半月板、盂唇、三角软骨等）和关节透明软骨。进行扫描参数设定时，首先应该保证图像具有较高的空间分辨力，这样才不会遗漏肘关节的细微病变。一般 FOV 设定为 120~160 mm，层厚为 3~4 mm，矩阵在 256×192 以上即可以满足肘关节 MRI 的诊断要求。

（三）腕关节 MRI 检查

SE 序列和 FSE 序列是腕关节 MRI 最常应用的序列。同其他大关节一样，临床上比较可行的办法是进行 SE T_1WI 和 FSE T_2WI 扫描，后者还经常和脂肪饱和技术联用。由于扫描时间的限制，上述 2 种序列一般只进行二维成像，但由于其最薄层厚一般在 3 mm 以上，因而并不足以显示很多腕关节结构（如月骨、三角韧带、关节软骨、掌侧和背侧桡尺韧带等）。

STIR 序列也被经常应用，其对骨髓病变以及软组织病变的高敏感性是突出的优点，但缺点是扫描时间较长和图像信噪比较低。GRE 序列在腕关节 MRI 中获得很大的重视，尤其是三维扫描技术。三维扫描突出的优点是可以获得无间隔的薄层图像（层厚 ≤ 1 mm），这点对于显示细小而又复杂的腕关节结构非常有效。从临床实用角度，偏 T_1 权重或者偏 T_2^* 权重的三维序列均可应用，后者对于三角纤维软骨盘病变的定性可能更有帮助。三维 GRE 扫描也有其固有的缺点，如扫描时间相对更长、磁化率伪影更重、软组织对比尤其是韧带的对比不如 SE 和 FSE 序列清晰等。

三角纤维软骨复合体是腕关节 MRI 关注的重点之一。选择扫描序列时，应该选择短 TE 的序列（如 SE T_1WI、FSE PDWI 以及 GRE）重点观察其形态变化，而选择长 TE 的序列（FSE T_2WI）、STIR 序列或 T_2WI 则重点观察其信号变化。理论上，正常三角纤维软骨盘在所有序列上都应该表现为低信号。但是，如果采用上述短 TE 序列扫描，很多无症状腕关节的三角纤维软骨盘都会出现信号异常增高，这种异常信号虽然被认为是退变性改变，但并不具有明确的临床价值。目前，一般认为 FSE T_2WI、STIR 序列或 $T_2{}^*WI$ 显示的水样信号异常才代表撕裂或穿孔。从扫描参数上看，腕关节 MRI 要求的是高空间分辨力扫描，在全身主要大关节中要求也是最高的。例如在二维扫描时，FOV 一般谱在 80~120 mm，层厚≤3 mm，扫描矩阵为 256×256 才能满足诊断要求。

（四）髋关节 MRI 检查

SE T_1WI 是髋关节 MRI 检查中非常重要的序列，通常 TR 在 500 ms 左右，TE 在 20 ms 左右。SE T_1WI 不但能够提供高信噪比的解剖图像，其对骨髓病变也具有相当高的敏感性，而这点对于早期股骨头缺血坏死的诊断非常重要。一般情况下，正常骨髓在 SE T_1WI 上呈明显高信号，而绝大多数的骨髓病变均表现为低信号，因此常规应该避免进行脂肪抑制 SE T_1WI 扫描，以防这种对比的丧失。

与 SE T_2WI 比较，FSE T_2WI 最大的缺点在于骨髓的信号增高，从而很大程度上降低了其对骨髓充血水肿以及血管肉芽组织增生的显示能力，而这些恰恰是早期股骨头缺血坏死的重要征象。因此，FSE T_2WI 应该常规和脂肪抑制技术联用，以增加其对骨髓病变的诊断能力。

STIR 序列也是髋关节 MRI 扫描中经常应用的序列，它对于骨髓病变以及微小的损伤性病变具有极高的敏感性。STIR 序列在中低场机器中应用较为广泛，但在高场强机器中应用较少，这主要是由于 STIR 的扫描时间相对更长和信噪比相对更低，而高场强条件下脂肪饱和抑制的效果一般比较令人满意。

（五）膝关节 MRI 检查

SE 序列作为最经典的成像序列（图 10-24），在需要保持长时间不动的任何关节的 MRI 扫描中均应该被考虑到。SE T_1WI（TR 约为 500 ms，TE 为 12~20 ms）具有信噪比较高、解剖显示好，扫描时间相对较短的特点，再加上 SE T_1WI 对骨髓病变的高敏感性，使 SE T_1WI 被广泛应用。理论上，SE T_1WI 诊断半月板病变较为敏感。

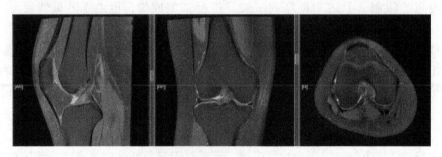

图 10-24　膝关节矢状位（左）、冠状位（中）及横断位（右）成像

SE T_2WI 应该是诊断膝关节各种韧带断裂的主要序列，而且也是很多非创伤性关节病变的主要定性手段，因此必不可少。但是，SE T_2WI 过长的扫描时间是应用中的主要障碍，尤其是在繁忙的 MRI 中心。目前，很多 MRI 中心已经利用 FSE（TSE）T_2WI 替代标准的 SE T_2WI 扫描。当然，为了防止细节分辨能力的下降，FSE T_2WI 一般不采用过长的回波链（回波数≤7 个）；同时，为了克服脂肪高信号的影响，FSE T_2WI 经常和脂肪抑制技术联用。对于韧带重建术后怀疑再次断裂的患者，FSE T_2WI 具有最小的磁

化率伪影，因而优于 SE T_2WI 以及 T_2^*WI，应该作为首选。PDWI 可以和 T_2WI 同时获得，一般是同时获取 FSE PDWI 和 FSE T_2WI。与 SE PDWI 不同，FSE PDWI 由于采用了较长的 TR（3 000 ms 以上）和受有效 TE 后的回波影响，关节液为高信号，从而能够和半月板以及关节软骨形成良好的对比。

STIR 序列主要用于骨髓性病变和关节软骨病变的检查。从图像对比和诊断能力上说，STIR 和脂肪饱和抑制 FSE T_2WI 类似，根据具体的设备情况两者择一即可。在高场强条件下，脂肪饱和抑制 FSE T_2WI 在膝关节检查中一般均可以获得良好的效果，因此应用更为广泛。

（六）踝关节 MRI 检查

SE 序列以及 FSE（TSE）序列是踝关节 MRI 的主要选用序列。依据前文多次提及的原则，临床中比较可行的策略是应用 SE 序列进行 T_1WI 扫描，而用相对短回波链（回波数≤7 个）的 FSE 序列代替 SE 序列进行 T_2WI 扫描。在骨关节系统 MRI 中，FSE 序列还经常进行双回波扫描（TR/TE = 3 500ms/20 ms，85 ms），同时获取 FSE PDWI 和 T_2WI，前者对于纤维软骨以及关节透明软骨的病变都有相当的诊断价值，而且具有比较好的图像信噪比（图 10-25）。

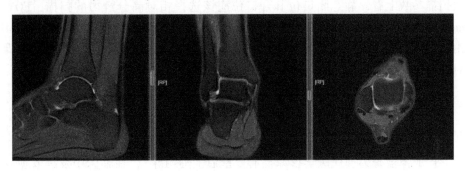

图 10-25　踝关节矢状位（左）、冠状位（中）及横断位（右）成像

脂肪抑制技术在踝关节 MRI 中的应用也比较广泛。它通常作为一种病变敏感探测技术被广泛使用，尤其是对骨髓病变。常用的 2 种扫描方法为 STIR 扫描和脂肪饱和抑制 FSE T_2WI。2 种扫描方法获得的图像基本类似，对骨髓病变的敏感性也类似，因此临床上两者择一即可在踝关节检查中获得很好的脂肪抑制效果，而且扫描时间较短，因此应用更为普遍。

从序列扫描参数上说，踝关节 MRI 要求的是相对高空间分辨力扫描。二维扫描时 FOV 通常设定在 120~160 mm，层厚采用 3 mm 或 4 mm，间隔为 0.3 mm 或 0.4 mm，扫描矩阵在 256×192 以上。

（七）颞下颌关节 MRI 检查

颞下颌关节 MRI 的重点是关节盘，而关节盘病变多表现为形态和位置的异常。基于此点，能够提供清晰解剖位置和软组织层次对比的序列为首选序列，如 SE T_1WI 或 SE PDWI。SE T_2WI 不适合于上述目的，因为其长的 TE 导致多数关节组织（具有较短的 TE）的信号明显衰减，从而减少了层次对比度。但是，SE T_2WI 可以提供关节积液、肿瘤、炎症或水肿等相关信息，对关节盘外的其他病变更加有效（图 10-26）。

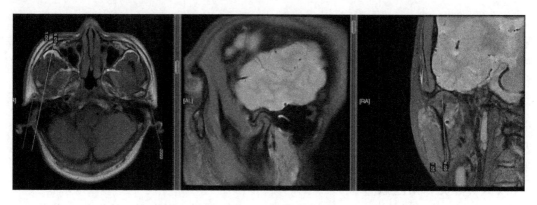

图 10-26　颞下颌关节横断位（左）、矢状位（中）及冠状位（右）成像

事实上，由于 SE PDWI 和 SE T_2WI 可以同时获得，临床上便经常省略 SE T_1WI 而只进行 SE 双回波扫描，这样就可以满足绝大多数病变的诊断要求。FSE 的双回波扫描和 SE 双回波扫描的图像对比基本类似，也是临床可选用的序列之一。与 SE 双回波序列比较，FSE 序列最大的优点就是节约了扫描时间，这种优势在开口位扫描时最为明显。

从扫描参数上看，静态闭口位和开口位应该选择相对高分辨力的扫描，FOV 约为160 mm，层厚为 3~4 mm，扫描矩阵在 192×256 以上。如果进行颞下颌关节动态 MRI 扫描，由于主要观察目标是关节盘的位置变化，因而可以牺牲一定的空间分辨力以保证足够的时间分辨力。

第八节　磁共振成像设备未来发展的方向

磁共振成像被誉为现代医学影像技术"皇冠上的明珠"，在临床中发挥着愈发重要的作用。近年来，以人工智能、脑科学等为代表的新一轮科技革命正在重构全球创新版图。加大对磁共振相关技术的研究，将大幅提升临床诊疗水平；加速推动人工智能与磁共振技术的融合，对促进相关技术领域的发展具有重大意义。

一、设备组件方向

（一）硬件设备

1. 磁体　7.0 T 磁体是截至目前业内应用的最高端高阶超导匀场（3 阶，13 通道）磁体。

高场强磁共振仪是目前 MRI 设备发展的主流机型。近十年来，3.0 T 磁共振仪在临床应用越来越广泛，7.0 T 磁共振仪陆续进入部分科研机构和医院，更高场强（如10.5 T、21.1 T 等）磁共振仪尚未进入国内市场。MRI 设备也向着更大磁体孔径、更多通道接收线圈、更低噪声梯度切换、更快扫描速度等方面发展。更高场强的 MRI 设备，对结构的显示更加清晰，为疾病的精确诊断提供更有力的保障。

2. 梯度　截至目前，GE 最强大的全身梯度线圈设计以及 UltraG 梯度技术，梯度极值可达到业界最高［梯度磁场强度为 113 mT/m，梯度磁场切换率为 260 T/（m・s）］，性能上获得40%左右的提升。

3. 射频　目前业内可以做到临床/科研双射频模式自由切换。

4. 线圈　针对不同体形、不同检查部位的专用线圈，研发更高的通道数。收发一体线圈的开发以及扫描加速技术的研发也进一步提高了图像质量，加快了扫描速度，图像信噪比更佳，细节显示细腻，能够满足更多的临床应用场景。

（二）主要产品

1. 西门子医疗高场产品

（1）MAGNETOM Terra：2017年，西门子旗下的MAGNETOM Terra获得美国FDA审批，成为全球首款可用于临床的7.0 T磁共振设备。

（2）MAGNETOM Prisma：目前业界顶级的科研型3.0 T磁共振设备之一（图10-27），凭借强大的硬件平台成为人类连接组计划（HCP）研究、欧洲脑计划、日本脑计划唯一指定的3.0 T磁共振设备。Prisma具有与7.0 T设备相当的极致均匀磁体、80/200超高性能梯度、射频并行发射TrueShape"雕刻"平台，以及单视野单次扫描64通道射频接收平台。在科研上，Prisma能实现亚毫米级的高清脑功能成像，精准定位功能区，辅助神经外科设定精细手术方案，避免皮层病变的漏诊和误诊；能实现不屏气高清自由呼吸增强成像，确保儿童、年老体弱患者高质量磁共振体部成像；能实现2 mm高清弥散成像，发现微小病灶，实现早期精准诊断。

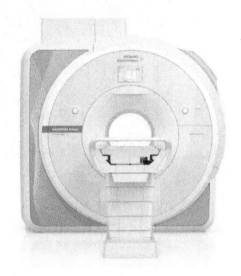

图10-27　西门子MAGNETOM Prisma 3.0T磁共振仪

（3）10.5 T和11.7 T磁共振设备：2019年，西门子10.5 T磁共振和11.7 T磁振设备也正式装机开始测试。

2. GE医疗高场产品

（1）SIGNA™ 7.0T：2020年，GE医疗的7.0 T磁共振系统——SIGNA™ 7.0T亮相RSNA线上展馆。

（2）SIGNA Premier：是GE医疗目前最高端的3.0 T磁共振设备。该设备具有五大优点。① 70 cm孔径下的超均匀磁体：配备了业内最高的三阶匀场技术，实现最稳定B_0场的动态校正和扫描，将全身扩散成像技术的分辨率和信噪比提高1.5倍以上；② 超级梯度SuperG：真实测量的临床梯度值，70 cm超大孔径下实现80 mT/m的最大梯度场强和200 T/（m·s）的梯度切换率；③ 146通道高通量采集：采用了全新的1：1：1（1个采集通道，对应1个模数转换器，对应1条光纤）射频架构，将通道数增加至最高146通道，更实现了单视野64⁺的全身扫描，配备"Orchestra"交响图像重建平台，使K空间数据以81 000幅/s高速输出；④ 创新AIR技术平台：与GE Architect相同的AIR技术平台，包括AIR Touch（智能生物感知技术）、AIR Coil（线圈革命技术）

和 AIR thunder（闪速射频大数据传输技术）；⑤ 全面定量的科研平台：全新的 Quant-Works 全息定量磁共振平台，使功能、结构均可定量，带来了更精细、更丰富的功能图像及定量数据（图 10-28）。

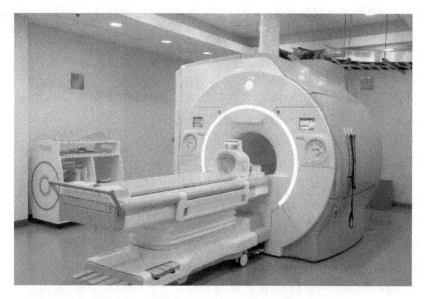

图 10-28　GE SIGNA Premier 3. 0 T 磁共振仪

3. 飞利浦医疗智能产品——金梭磁共振 Ingenia Elition

（1）特点：金梭磁共振设备采用了全新的梯度设计，用高精密度水刀切割代替传统的手工缠绕进行梯度线圈的制作，实现了创新的 220 T/（m·s）梯度切换率及 0 涡流成像，缩短了 TR、TE 时间，将扫描速度提高 50%，图像信噪比提高 40%，在磁共振上实现了 18 s 的三维不打药冠脉扫描。

（2）优势：金梭磁共振设备搭载的 AI 感知系统，使患者不再需要呼吸绑带的捆绑，磁体后方的光学探测器可以实时探测患者体部亚毫米级的运动，其内置的 AI 技术可识别与目标采集部位相关的呼吸运动信号。

4. 联影医疗智能产品——uMR Omega　搭载突破技术极限的颠覆性 75 cm 超大孔径，可轻松容纳大体形、肥胖受检者；孔径内配有人文关怀光环境，可舒缓受检者紧张情绪；为受检者提供"头等舱式"的 MRI 扫描体验。

二、磁共振成像技术方向

（一）软件技术

定量技术是 MRI 软件的发展方向。例如：血氧水平依赖功能磁共振成像（blood oxygen level dependent functional MRI，BOLD-fMRI）实现了对神经元功能的探索；化学饱和转移（chemical exchange saturation transfer，CEST）成像用于分子水平成像；动脉自旋标记（arterial spin labeling，ASL）在无对比剂增强的情况下可定量测量血流量；合成 MRI（synthetic MRI）单次扫描可以得到 T_1、T_2、RD、R_1、R_2 等组织定量数据。智能化定位、无创化扫描、降噪及静音、并行扫描及欠采样提速，为 MRI 软件的发展方向。

（二）临床应用

1. 神经影像学　脑卒中的发病率呈现逐年上升趋势，是我国致死率最高的疾病，不同的 MRI 检查序列对疾病不同时期的诊疗发挥着重要作用。目前临床公认的是，急性期通过 DWI 序列可以较准确地显示病灶；亚急性期通过 T_2WI FLAIR 序列检测病灶动态变化。多种 MRI 新技术的崛起为脑血管病的全面评估提供了新思路。例如，MRS 技术可以反映脑细胞的物质变化，可用于脑细胞内的酸中毒、能量代谢障碍评估；MRI 血管造影能提高动脉瘤及脑动脉畸形的诊断率，对于疾病预防发挥有重要作用；酰胺质子转移成像反映酰胺与水分子之间的交换，通过检测组织 pH 变化进而反映梗死区域大小。

脑肿瘤分类已进入分子分型阶段，MRI 在揭示肿瘤本质、对肿瘤精准评估与预后方面均起到重要作用。例如，磁共振弹性成像（magnetic resonance elastography，MRE）可以检测肿瘤黏度、硬度，具有区分肿瘤良恶性及病理分型的潜能；DTI 可以对肿瘤周围水肿进行分析，在检测脑肿瘤复发方面比较有前景；基于机器学习的 MRI 多序列纹理分析，对脑肿瘤分型的诊断能力高于普通放射科医生。

神经退行性疾病主要包括阿尔茨海默病（Alzheimer's disease，AD）和帕金森病（Parkinson's disease，PD）。此类疾病多起病隐匿，随病情进展逐渐出现包括记忆功能减退、认知功能障碍、性格行为异常在内的多种临床症状，目前对神经退行性疾病治疗多以改善症状为目的，无法阻止疾病病程进展。DTI 可用于评估大脑白质的完整性，CEST 可用于测量游离蛋白质分子及其交换特性，磁敏感加权成像（susceptibility weighted imaging，SWI）可以在人体内活体测量铁含量。由此可见 MRI 可以从结构、功能甚至分子成像水平对中枢神经系统进行全方位的评估，对疾病的早期诊断和鉴别诊断尤为重要。

近几年，炎性脱髓鞘疾病的研究日益深入，fMRI、MRS、磁化传递成像及铁沉积成像等技术对探究疾病演变及损害机制发挥着重要作用。以 7.0 T 为代表的超高场 MRI 能够更加清楚地显示脑部细微结构，在疾病鉴别诊断及检测方面具有良好的应用前景。

2. 心胸影像学　过去，由于肺组织质子密度低、气体-肺实质界面高磁敏感效应以及呼吸、心跳等运动伪影影响，胸部 MRI 检查开展困难。近年来，随着 MRI 设备升级、呼吸触发、心电门控及并行采集等扫描技术的发展，容积内插屏气检查（volumetric interpolated breath-hold examination，VIBE）和超短回波时间（ultrashort echo time，UTE）序列出现，显示出胸部 MRI 用于肺部病变检出的潜力，但其目前尚不能替代 CT 检查。

近十年是全球心血管 MRI 研究的黄金时期，我国心血管 MRI 也得到迅猛发展。磁共振电影技术能够反映心肌运动，心肌灌注能够检测心肌缺血，钆对比剂延迟强化能够识别心肌坏死，血流成像能够评估血流动力学，目前均已广泛应用于临床。近年来，多种新技术也颇有研究前景，特征追踪技术通过心脏电影序列在心动周期中追踪心内膜及心外膜，可以快速定量评估心脏整体和局部的多种应变参数，是检测心肌应变的首选方法；T_1 mapping 技术可以定量评估心肌各像素的 T_1 值，结合增强前后变化，计算细胞外容积分数（extracellular volume fraction，ECV），对早期诊断弥漫性心肌纤维化很有意义；磁共振指纹（magnetic resonance fingerprinting，MRF）技术能够在单次扫描中同时提供心肌组织多参数定量信息，也可将 SWI、DWI、PWI 等融入成像框架，可能是未来心脏磁共振（cardiovascular magnetic resonance，CMR）成像的潜在发展方向。

3. 骨肌影像学 骨肌系统病变种类繁多，影像学评估一直是难点和热点。MRI 具有良好的组织分辨率和对比度，能清晰显示韧带、肌肉、血管、关节囊、滑膜，在炎性病变、肿瘤及肿瘤样病变中能显示病变范围及侵犯深度，在诊断及治疗评估方面发挥着重要作用。

MRS 能够检测活体组织器官生化改变和代谢方式，在代谢性肌炎及骨肌肿瘤研究中有巨大优势。DWI 可以区分细胞毒性水肿和血管源性水肿，能够鉴别肿瘤的侵犯范围和生长活跃性程度，是诊断、治疗后残留及复发的有力技术。近年来出现的体素内不相干运动（intravoxel incoherent motion，IVIM）不仅能提供体素内单纯水分子扩散的定量信息，还能反映毛细血管网中血流微循环灌注的情况，进一步提高诊断准确性。

近年来，随着 fMRI、动态对比增强 MRI、DTI 等新技术的出现，能无创性评估组织微观生理、病理状态，为骨肌疾病诊断提供新思路。但随着影像检查数据的井喷式增长，对影像专业人才的需求也剧增，近几年人工智能的出现一定程度上缓解了这一矛盾，其在病灶检出、病灶分割、治疗规划中发挥着巨大优势。

4. 腹盆影像学 MRI 在腹盆肿瘤中的应用主要集中在恶性度分级、淋巴结分期、治疗疗效检测等方面。血管侵犯是预测肝癌术后复发的独立危险因素，目前临床肝脏 MRI 扫描采用多期动态增强序列，可以观察肿瘤血管生成情况，对于临床诊断及治疗后评价有一定意义，若采用肝脏特异性对比剂，则能更准确地实现对肝癌微血管侵犯的评价。肝脏纤维化是各种慢性肝病向肝硬化发展的关键环节，DWI 可以反映组织水分子扩散情况，用于肝纤维化诊断与分期，近年来出现的 IVIM、MRE 等 MRI 新技术为临床长期随访及疗效监测提供了良好方法。影像组学也是近几年的研究热点，其可用于结直肠肿瘤新辅助放化疗后的生存预测。MRS 也常用于研究活体组织中病灶的代谢物，但是易受胃肠运动及气体影响，因此在胃肠道研究中应用不多。表观扩散系数（apparent diffusion coefficient，ADC）可以用于鉴别侵犯性宫颈癌有无脉管浸润，但由于缺乏标准化参数及大规模数据报道，现在临床上未广泛使用。

5. 乳腺影像学 随着 1.5 T 及以上场强 MRI 设备的普及，脂肪抑制快速并行采集、动态对比增强扫描等技术的发展使 MRI 成为乳腺疾病检查的重要方法。MRI 不仅能够显示乳腺病灶的形态学特点，还能提供水分子扩散、血流动力学等信息，对于病灶良恶性鉴别，尤其对于致密型腺体病灶的诊断能力明显高于其他影像学检查方法。近年来，影像组学和深度学习在乳腺癌诊疗方面的研究越来越多，是未来研究的方向。

（三）智能化

以下以 GE 磁共振设备为例。

1. 与人工智能平台结合 如 AIR™人工智能平台。

2. 特点 业内首个美国 FDA 认证深度学习图像重建平台。其中，AIR™ x 智能定位技术和 AIR DL Recon 重建技术对于 7.0 T 磁共振的使用与科研来说具有重要意义。

3. 优势

（1）AIR™ x 智能定位技术：能够准确地对头部同一平面进行扫描，实现可重复性研究，为真正的精准医疗或者个性化医疗提供保障。

（2）AIR DL Recon 重建技术：可以在大幅提升信噪比的前提下去除模糊伪影，保证精细信息的准确体现，而在 AIR DL Recon 的技术前提下可以进一步提升 SIGNA™ 7.0 T 的分辨率，把解剖图像提升至微米量级。

超高场磁体具备更高的场均度以及 GE 独有的高阶超导动态匀场功能，能够以令人难以置信的分辨率和细节成像对大脑和关节的解剖构造、功能、新陈代谢和微血管系统进行高分辨率成像，达到介观（介于宏观与微观之间的一种体系）成像水平，获得前所未有的细节影像效果。

（3）非对比剂高分辨率 4D 外周磁共振血管成像：是基于压缩感知的回顾性回波成像技术。外周动脉疾病（peripheral arterial disease，PAD）是一种动脉粥样硬化性血管疾病，近年来发病率逐年增高，严重者导致患者截肢甚至死亡。早期发现和诊断对于预防并发症而不加重 PAD 很重要。非对比增强磁共振血管成像（NCE-MRA）常应用于 PAD 患者的检测中，但是目前的 NCE-MRA 技术存在图像质量和采集时间的限制。在飞利浦 3.0 T 磁共振设备上进行实验，对基于回顾性回波平面成像（retrospective echo planar imaging，REPI）的 4D-FLOW 序列结合压缩感知技术（compressed SENSE）进行研究，发现相较于传统的 SENSE（敏感度编码）技术，结合了 REPI 和 compressed SENSE 的成像方法具有更好的血管成像能力，即使使用高达 10 倍的加速因子（扫描时间约 1 min），仍然可提供足够的图像质量。这一方法在进一步评估 PAD 病理时可能具有临床可行的扫描时间，并且未来还可以扩展到其他部位的成像中，如腹部 MRA。

（4）使用压缩感知 AI 增强的 mDixon-Quant MRI 在腰椎研究中的应用：基于人工智能的压缩感知（compressed SENSE AI，CS-AI）技术已被证明可以同时加快采集时间和确保图像质量，但尚不清楚 CS-AI 不同加速因子在测量骨髓脂肪含量方面的准确性。该研究首次探索了在腰椎研究中使用基于 CS-AI 加速的 mDixon-Quant MRI 技术，发现 CS-AI 技术不仅缩短了 MRI 采集时间，还确保了图像质量、临床诊断的准确性和临床工作效率；并通过比较不同加速因子的 CS-AI 技术和传统 CS 技术，发现腰椎椎骨脂肪含量的测量结果在不同技术之间没有显著差异，然而 CS-AI 和 CS 组之间的信噪比和对比度噪声比存在显著差异，说明 CS-AI 在图像质量方面具有优势。在比较不同加速因子的组别时，发现 CS-AI 的加速因子为 3 时，扫描时间最短且图像质量较好；当加速因子为 7 和 8 时，尽管扫描时间进一步缩短，但图像质量明显下降。研究结果表明，通过适当选择加速因子，可以缩短腰椎 MRI 的采集时间，同时确保图像质量和临床诊断的准确性。这些研究结果对临床医生使用 CS-AI 观察微小解剖结构具有指导意义。

（5）深度学习助力加速心脏电影（CINE）成像：CMR 被视为无创评估心室容积和功能的参考标准。通过多次屏气采集，获得穿越心室的多层二维 CINE 平衡稳态自由进动（bSSFP）短轴成像以减轻呼吸运动的影响。然而长时间的多次屏气采集对患者来说可能存在困难，并导致图像质量不佳。并行成像（SENSE）和压缩感知（CS）可以缩短采集时间并保持图像质量，一些人工智能方法也显示出加速扫描的能力。研究比较了基于 CS-AI 的 CINE 序列与 SENSE 和 CS 之间的图像质量、容积和功能参数，并探究了使用深度学习重建的图像对其他基于深度学习的分割模型的影响。结果表明，在患者中应用 CS-AI 重建评估心脏功能具有高可行性，并且使用 CS-AI 重建的图像对 AI 分割模型的性能影响较小。扫描时间从传统的 SENSE 加速时的 11~12 s 降低到 7~9 s（图 10-29）。

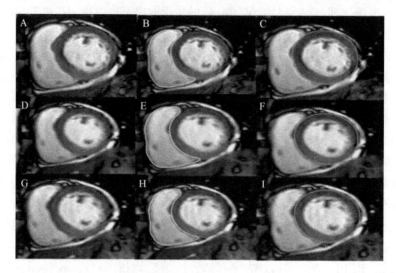

图 10-29　心脏磁共振成像

使用 SENCE（A—C）、compressed-SENSE（D—F）和 CS-AI（G—I）重建的心脏电影 bSSFP 短轴成像。A 和 G 显示相似的诊断图像质量，而 B 显示略低的图像质量。B、E、H 为右心室心内膜分割输出；C、F、I 是左心室心内膜和心外膜的分割输出。

（6）影像组学助力预测局部晚期直肠癌的病理完全缓解（pCR）：新辅助化疗放疗（nCRT）已被证明对局部晚期直肠癌（LARC）的病情缓解具有有效性，大约有 20% 的患者可以达到病理完全缓解的程度。患者对 nCRT 的反应对预后和治疗决策尤为重要。目前，治疗反应是在术后通过组织病理学评估来确定的，而在切除手术之前预测 pCR 可能有助于治疗计划的制订。因此，开发一种非侵入性的反应评估模型有助于术前预测。影像组学可以从医学影像中提取高维、可挖掘的数据，并提供可能有助于诊断、预后和治疗反应等方面的定量特征。该研究利用多中心、多厂商的数据验证了该方法在预测 pCR 方面的泛化能力，并比较了不同分类器的判别性能。结果表明，基于随机森林模型的临床和影像组学模型在预测 pCR 方面表现十分优异，AUC 在内部和外部的验证集中可达到 0.906 和 0.872。

（7）深度学习助力高质量 DTI 重建及骨关节 MRI：DTI 可以用于非侵入性研究神经纤维束、活体白质和白质束的方向和结构连接。近几年，深度神经网络被广泛地应用于 DTI 重建，然而这些网络要求重建数据的扩散梯度方向与训练数据相同，这很大程度上限制了它们的应用。一种基于动态卷积的网络，可通过 DWI 和扩散方向信息来获取动态卷积核参数。与其他深度学习网络相比，该方法在 6 个扩散梯度方向的 DTI 参数图中具有更低的归一化均方根误差（NRMSE）和更高的峰值信噪比（PSNR）。

半月板异常与膝关节疼痛、膝关节骨关节炎（KOA）和膝关节结构损伤相关。MRI 骨关节炎膝评分（MOAKS）是最常用的半定量评分系统之一，然而 MOAKS 系统工作量巨大，并且由于个人的主观性其经常产生偏差。深度学习已被广泛应用于 MR 图像分析，然而手动绘制 ROI 的过程烦琐又耗时。因此，基于全监督和弱监督网络开发了一种完全自动化的方法，将膝关节半月板分割为六个角落：内侧和外侧半月板的前角、体部和后角。模型可据此将半月板损伤自动分类。结果表明，该模型在分割和分类方面取得了出色的准确性，有效提高了临床医生进行诊断的效率和准确性。

（8）基于非增强心脏电影磁共振成像的深度学习预后模型在心力衰竭患者中的应用：心力衰竭（heart failure）在全球范围内影响着超过 6 400 万人口，对心力衰竭的预后预测和风险分层可以帮助筛查高风险患者及制定后续临床治疗策略。包括临床生物标志物和心脏磁共振经典心脏功能参数在内的传统风险预测模型已得到广泛评价，人工智能也已经应用于心血管成像中。然而，当前基于心血管成像模态的深度学习预测模型仅限于单维度参数。因此该研究结合深度学习方法，基于心血管磁共振的传统功能参数和心肌应变以及临床特征构建了多源生存预测模型。结果表明，与传统预测模型相比，基于深度学习的多元模型在预后价值方面表现更好，并对心力衰竭患者的风险分层有所帮助。

第十一章　正电子发射计算机断层显像（PET/CT）设备

✚ 第一节　PET/CT 的出现

传统简单的计算机断层成像（CT）可以清楚地获得病变的解剖结构信息，但是仅靠结构特点诊断疾病有局限性，对有些病变的性质比如肿瘤的良恶性、肿瘤有无复发，CT 均难以做出准确的判断，不能准确地反映疾病的生理代谢状态。而正电子发射计算机断层显像（PET/CT）的出现恰好能够解决这一难题。

一、正电子的发现

这段历史可以追溯到 20 世纪 30 年代。1932 年，美国物理学家安德森（P. W. Anderson）通过对宇宙射线的研究，发现并观测到第一个正电子，并因此获得 1936 年诺贝尔物理学奖。这为之后正电子在医学影像中的应用奠定了基础。同时，对正电子扫描设备的研究也没有停歇，包括探测器材料、临床应用、孔径、探测器设计等方面，设备发展经历了正电子平面扫描、闪烁晶体探测器、快速晶体扫描、正电子三维扫描和连续进床等几个重要阶段。1953 年，斯威特（W. H. Sweet）和布劳内尔（G. L. Brownell）发表了一篇关于应用符合探测来定位脑肿瘤的文章，文中提到于头部两侧放置一对 NaI 检测器进行符合探测，得出了正电子分布图。

20 世纪 60 年代后半期，来自美国华盛顿大学的特波戈西安（Terpogossian）、菲尔普斯（Phelps）和来自加利福尼亚大学的霍夫曼（Edward Hoffman）等设计出一种带铅准直器的探测器，此为初期的正电子平面扫描机，可惜当时的检测结果不甚理想。1966 年，伽马相机的发明人安格（Anger）用两个闪烁相机在不使用传统准直器的情况下探测正电子湮灭的辐射光子，从而设计出正电子照相机的技术模型，同时也创立了符合探测方法。但此时，正电子探测成像仍然停留在医学应用的初级阶段即二维成像，技术的限制制约了正电子成像的发展。一直到 1970 年，医学影像技术迎来了一个重要的进展——计算机断层技术。该技术可以通过大量的数据，利用数学计算法重现断层影像。华盛顿大学的特波戈西安和菲尔普斯受到第一台 CT 机发明的启发，结合过去十几年对正电子成像的研究，开始在正电子探测中应用这一重要技术，改进正电子扫描的显像质量，也显示了该技术对于影像发展的无限生命力。1976 年，第一台商品化 PET 成功问世。

二、PET/CT 的成像原理

PET 全称为正电子发射显像（positron emission tomography），大家都称其为"派

特"，它是一种先进的核医学影像技术，是反映病变的基因、分子、代谢及功能状态的显像技术。将 PET 和 CT 整合在一台仪器上，即组成一个完整的显像系统，被称作 PET/CT 系统（integrated PET/CT system），患者在检查时经过快速的全身扫描，可以同时获得 CT 解剖图像和 PET 功能代谢图像，两种图像优势互补，使医生在了解生物代谢信息的同时获得精准的解剖定位，从而对疾病做出全面、准确的判断。

PET/CT 利用正电子核素标记葡萄糖等人体代谢物作为显像剂，通过病灶对显像剂的摄取来反映其代谢变化，从而为临床提供疾病的生物代谢信息。PET 采用正电子核素作为示踪剂，通过病灶部位对示踪剂的摄取了解病灶功能代谢状态，可以宏观地显示全身各脏器功能及代谢等病理生理特征，从而更容易发现病灶。CT 可以精确定位病灶及显示病灶细微结构变化。PET/CT 融合图像（图 11-1）可以全面发现病灶，精确定位及判断病灶良恶性，故能早期、快速、准确、全面地发现病灶。

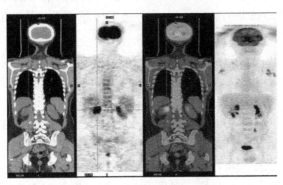

图 11-1　PET/CT 融合图像

1998 年，第一台 PET/CT 出现，安装于美国匹兹堡大学医学中心。PET/CT 的出现，极大地弥补了传统影像检查设备的不足。PET/CT 将功能成像与解剖成像相结合，不仅可以提供良好的空间分辨率，还可以反映分子功能的活动，与疾病的生理、生化过程密切相关，因此 PET/CT 利用其敏感性强、空间分辨率高、成像范围广的特点，在疾病良恶性诊断、分期、疗效评估等方面发挥了重要的作用，逐步成为临床重要的选择。然而，PET/CT 同样存在缺陷，如检查费用高、组织分辨率低、药物依赖性强等，限制其进一步的临床应用与发展。

第二节　PET/CT 的设备组成

全套 PET/CT 系统一般由 PET 主机、回旋加速器和药物自动合成装置三大部分组成。

一、PET 主机

PET 主机是 PET/CT 检查的成像部分，外形类似 CT 机，由计算机系统、探头（含机架）和电子线路组成。计算机系统接收采集和图像处理的指令，完成对探头和床机械运动的控制，对采集的信号进行处理，重建三维图像。PET 探头由若干个探测器排列组成，而每个探测器件又由晶体和光电倍增管（PMT）所组成。晶体的性能及尺寸直接影响探测效率、能量分辨率、灵敏度和空间分辨率。

（一）PET 探测器的结构

PET 探测器由晶体（crystal）、光电转化器（photomultipliers）和后续电子线路组成。

1. 晶体　从临床经验来看，目前用于 PET 探测器的晶体主要有 BGO、LYSO、LSO 和 LBS 四种。其中，LYSO、LSO 以及 LBS 这三类晶体由于含有金属镥（Lutetium），因此余辉时间明显减少。一般认为晶体余辉时间小于 80 ns 就可以实现 TOF 技术。而 BGO 等晶体余辉时间太长，不能实现 TOF 技术，即将被淘汰。当然，含镥晶体（LSO、LYSO）也有其不足，就是含有自身本底放射性，有效原子序数偏小，会导致射线探测效率降低。所以，一般来说 LYSO、LSO 和 LBS 这三类晶体在 PET 探测器中的最佳长度为 20 mm 左右。所以，如果选择 LYSO、LSO 或 LBS 这三类晶体，那么就必须用 TOF 技术来弥补或克服其探测效率低的固有缺陷。

2. 光电转化器　伽马射线与晶体作用产生的荧光需要采用光电转化器才能转变为电信号。目前常见的光电转换器有光电信增管（PMT）、硅光电倍增管（SiPM）和数字光子计数（DPC）三类。

（1）PMT：传统的 PET 探测器采用把单个闪烁晶体耦合在 PMT 上的办法，PMT 是在 1951 年由雷恩（Wrenn）和斯威特首先提出的，也在 PET 探测器的历史长河中扮演着极其重要的作用。但是，由于它体积大，易受干扰，需高电压，且会产生热量使温度升高等，导致放大增益有很大偏差（温度升高 1 ℃，增益偏差 3%），因此科学家又推出了 SiPM，不但明显提高了 PET 探测器的空间分辨率，而且能够提高 PET 的 TOF 技术，最重要的是其对磁场不敏感，这使得一体化的 PET/MR 成为可能。

（2）SiPM：亦称半数字化固相阵列式光电转化器。从其名字就可以看出，其功能和原理依然没有脱离传统光电倍增管的范畴，最多只能算半数字化探测器。其最早用于倒车雷达、质谱仪等信号采集元件，在 PET/CT 的应用最早在 2004 年前后。

SiPM 较传统的 PMT 而言，采用了半导体集成电路芯片技术。这种半数字化芯片产品体积明显减小，可以做到高度的集成化，同时可以实现 PET 中关键的 TOF 技术。但是，模拟信号到数字信号的模数转换依然需要后续 ASIC 电路来解决，SiPM 只是和原来的 PMT 一样，单纯地进行信号的接收放大，其采集到的电信号通过后续的电路去估算大致的光子计数，并转化成数字信号，一个输出等于所有脉冲的叠加，处理过程依然受到模拟电路的影响。

同时，由于 SiPM 属于硅光元件，即使在外部没有任何输入的情况下，依然会产生暗电流噪声。对于温度的敏感性，SiPM 虽然略低于 PMT，但是受到其模拟元件的本质限制，无法摆脱温度漂移的影响，温度每上升 1 ℃，其增益偏差在 3% 左右。在采集过程中，随着计数率（输入）的增加，SiPM 也经常受到模数转换、带宽限制、噪声干扰等因素的影响，出现响应不及时的情况，也就是我们通常所说的不应期，或者用 PET/CT 的专用术语——"死时间"问题。

此外，目前的 SiPM 生产商其主要供货对象并不是 PET/CT，这主要是受采购数量的制约，导致至今依然没有一台采用 SiPM 探测器的 PET/CT 能够实现 SiPM 探测器和晶体尺寸一致。这也是 PET/CT 进入全数字时代的另一大障碍，众多此类产品不得不继续沿用为 PMT 设计的 Block 结构，探测器尺寸大大缩小，从而无法实现与晶体一一对应以及晶体的完全覆盖，直接带来的后果就是丢失数据。大量真实的符合事件因为 SiPM 响应不及时而没被系统有效记录。为了解决这个问题，需要将所有的计数收集起来，然后通过后续的多次重建来解决。显然软件算法的弥补并不能解决根本问题，硬件设计或材质的改变才是必然的道路。因此，研究人员将希望寄予实现进一步的数字化，来破解所有模拟元件带来的困扰。

（3）DPC：鉴于上述 SiPM 的一些缺点，DPC 应运而生。相较于 SiPM 单纯放大信号以及包含的所有噪声，并在后续 ASIC 电路中进行模数转换，DPC 芯片通过为每个 ADP 单元（微米级）设计一套完整的 CMOS 电路，使其在放大之前即可完成可见光信号能量判断，并将其转换为数字信号。"0101" 的数字信号可以直接通过光纤传递给后端采集和处理工作站，不再需要 ASIC 电路和任何模拟电路，实现了零模拟噪声，也不会对噪声进行放大。

由于 DPC 芯片是第一款专门针对 PET/CT 设计的探测器芯片，所以每个独立探测器的尺寸就是根据目前最广泛使用的晶体切割尺寸设计的，因此实现了探测器和晶体单元的一一对应，而且可以 100% 覆盖晶体。这种一一对应结构为 PET/CT 带来的好处是显而易见的：PET 光子闪烁定位，第一次实现了直接定位，不再依赖于 Block 结构的估算方式，极大地提高了 PET 的定位精度和处理速度。由于采集有效计数的提高，系统的有效灵敏度也得到极大提高，前端硬件设计上的噪声去除避免了长期以来后续软件多次迭代算法的去噪处理，极大地节省了重建的时间。同时，一一对应结构带来的另一个好处是第一次能够通过每个探测器校正，消除晶体差异带来的固有均匀性问题，每个探测单元实现归一化的采集放大效果。正是由于良好的均匀性，后续定量的准确性才能有所保证。

此外，由于使用 DPC 的设备在最前端实现数字化和信号噪声识别，信噪比会有很大提高，其采集通道比现在采用 SiPM 探测器的 PET/CT 的通道数量高了 N 个数量级，探测器几乎拥有了无限的带宽，且输入和输出信号始终保持很好的线性关系，可实现 1 倍以上的最大计数率。因此，数字化的优势就显现出来：一一对应——超高采集效率、100% 完全覆盖、无须模拟定位、高密集探测器阵列；一步到位——无须多余迭代，几乎是零仿真噪声、零传输衰减、无限带宽；PET 的关键参数 TOF 的时间分辨率目前可以降到只有 310 ps。

综上所述，PET 探测器经过近 70 年的发展，其整体性能有了长足的进步，良好的设计和完善的 PET 探测器技术对促进正电子成像的新应用和新产业的形成具有重要的意义。

（二）PET/CT 计算机系统重建技术

图像重建对提高 PET 的分辨率、提升定量及半定量数值的精度起到重要作用。传统 PET/CT 重建方法主要有解析法和迭代法。其中，解析法常用滤波反投影法（filtered back-projection，FBP），其重建速度快但噪声大，导致精度受限；迭代法最常用有序子集最大期望值法（ordered subset expectation maximization，OSEM），其具有较好的分辨率和抗躁能力，定位及定量也较为精确，但重建速度慢。

随着技术的进步，各厂家纷纷研发新的重建方法，包括点扩散函数（PSF）、超高清（UHD）、飞行时间（TOF）、Q. Clear（也称 BPL）等。较传统重建技术，这些新方法在缩短成像时间的同时，提高了图像质量和参数的准确性。作为第一代技术，PSF 主要可以纠正由于空间位置不同引起的错误，从而提高 PET 图像的空间分辨率，在临床使用多维尔评分（DS）评估 ^{18}F-FDG（氟-18-脱氧葡萄糖）PET 图像时，肿瘤和参考器官的量化避免了光学误解的问题。

与传统的重建算法相比，PSF 建模在肿瘤中显著增加了标准摄取值（SUV），但在肝脏中仅适度增加该值。张新等人评估 TOF 技术在一体化 PET/MR 上图像质量、半定量分析中的应用价值，对比研究 21 例肿瘤患者 TOF 及非 TOF 方法重建的 PET 图像对于原发肿瘤性病变的 SUV_{max}、SUV_{mean} 和信噪比的差异，证实利用 TOF 技术重建获得的图像在病灶的半定量分析上优于非 TOF 重建方法，同时 TOF 可较明显改善图像质量。

TOF 是 "time of flight" 的简写，即 "飞行时间"，这个技术的基本原理是：PET 探测器能分辨出一对由湮灭反应产生的方向相反的伽马光子到达探测器的时间差，凭这个时间差，就可以确定湮灭事件发生的具体范围。

近年来，超级迭代 Q. Clear 作为第三代重建技术，实现了高清图像与真实 SUV 定量的目标，成为应用的热点。有研究证实，Q. Clear 重建技术在稳定正常组织代谢参数的前提下，明显降低了图像噪声，提高了信噪比，能很大程度上改善图像质量，尤其对体质量较大的受检者的图像质量改善更加明显。

二、回旋加速器

回旋加速器是用于生产放射性核素的装置。它利用被加速的带电粒子（质子、氦核和 α 粒子等）轰击靶物质引起核反应，生产出短寿命和超短寿命的乏中子放射性核素，如 C、N、F 等，再通过化学分离法即可得到高放射性浓度的核素。

三、药物自动合成装置

药物自动合成装置是生产示踪剂的装置，它连接回旋加速器的靶室，并接收其生产的放射性核素，通过化学合成过程，将放射性核素标记在药物上，并进行一系列处理，再经过严格的物理化学检验的质量控制，最终生成可供静脉注射的示踪剂。目前用于临床上最常见的示踪剂是 ^{18}F-FDG。

✚ 第三节　PET/CT 临床应用现状与发展

肿瘤是中国居民的主要死亡原因之一，2020 年中国癌症新发病例约 450 万例，死亡约 300 万例。早发现、早诊断、早治疗是降低恶性肿瘤病死率、延长生存时间的关键措施。近年来，PET/CT 广泛应用于临床，并在肿瘤的诊断、分期、疗效评价、检测复发转移、预后评估等方面显示出重要的作用和价值。

一、肿瘤的早期诊断

肿瘤的早期诊断对患者治疗方案的制订和预后具有至关重要的意义。PET/CT 不但可以反映肿瘤的形态特征，还可以通过肿瘤的代谢情况，对其发展程度进行判断。刘芳蕾等在 2013 年的研究中证实，^{18}F-FDG PET/CT 对肺结节的早期诊断有较高的价值，对肺癌的分化程度也有一定的提示作用，联合血清肿瘤标志物检测可提高肺癌早期诊断的特异度；李佳铮等指出，PET 对早期胃癌的检出能力有限，但可辅助预测早期胃癌内镜下黏膜切除术（ESD）的根治性及监测术后复发；李可心等研究发现 ^{18}F-FDG PET/CT 利用糖酵解总量（TLG）、肿瘤代谢体积（MTV）等代谢参数可预测早期宫颈癌盆腔淋巴结转移。PET/CT 不仅适用于肿瘤的早期诊断，对非肿瘤性病变的早期诊断同样具有提示意义。

二、良恶性病变的诊断及鉴别

肿瘤良恶性的诊断及鉴别是临床遇到的普遍问题，影响治疗方案的选择。传统影像往往通过形态、密度及信号的改变进行诊断，但部分复杂病变仍难以鉴别。利用良恶性肿瘤不同的生理、生化特征，PET/CT 可以通过肿瘤代谢情况，提示病变的良恶性，进而指导临床治疗方案的选择。

三、肿瘤的分期与再分期

恶性肿瘤定性后，全面了解病变范围、进行肿瘤分期是选择临床治疗方案的关键。同样，治疗后的肿瘤再分期对治疗决策、疗效和预后评估至关重要。PET/CT 可全面、直观地发现病变在全身的分布，进而明确分期及再分期。

四、评估疗效与预后

恶性肿瘤治疗有效的表现，首先为活性的降低，反映在增生的减缓和代谢的减低上，进而肿瘤体积减小或消失。而往往恶性程度越高的肿瘤，其活性越高，增生越迅速，其代谢也更加旺盛。PET/CT 可以利用这一特征进行代谢显像，从而通过代谢的高低进行疗效的评价，并且可以根据肿瘤恶性程度的高低，评估患者的预后。

PET/CT 作为应用广泛的分子影像学检查方法，联合不同影像手段，优势互补，利用其敏感性及特异性为多种疾病的诊断、分期、治疗决策提供可靠的分子水平依据。随着影像技术、算法、设备的更新，以及新型药物的研发与试用，相信 PET/CT 在未来的临床应用中将扮演更加重要的角色。

✚ 第四节　PET/CT 技术及设备新发展

PET/CT 作为当今医学影像检查中高端的功能成像产品，可以对人体组织的功能、代谢和受体分布等进行显像，具有灵敏、准确、特异及定位精确等特点。目前国内市场缺口较大，市场规模达千亿元级别，临床应用的需求推动了核心技术的迅速发展。

在 PET/CT 的新技术中，有一个特别有意义的技术革新，即赛诺联合推出的 PET 心脏时空成像技术，其替代传统心电门控来追踪心脏运动，并且只需要利用 PET 数据完成重建而无须基于 CT 数据进行衰减校正。这是一个很好的突破，亦受到多位核医学专家的高度评价。

一、技术创新

（一）PET 心脏时空成像技术

WHO 统计结果表明，截至 2020 年，中国每年因心血管疾病死亡的人数已达到 400 万人，其中缺血性心脏病更是占据全球前十位死亡原因榜首。此外，虽然随着冠状动脉搭桥术或冠状动脉成形术的广泛应用，心血管疾病的病死率大大降低，但发病率仍居高不下，且其对不可逆的心肌损害无明显改善。

无创的心脏核素显像对心血管疾病的早期识别、疗效监测及预后评价意义重大。不论是什么核素显像方式，只要涉及心脏，门控都是必不可少的。

传统的心电门控显像存在扫描时间长、丢拍、定量参数偏离、医护人员有额外辐射风险等问题。赛诺联合推出的 PET 心脏时空成像解决方案，可以通过智能心脏运动追踪、TOF 双定量重建和深度学习智能降噪等多项独有技术，给临床提供更精准、更量化、更快速的全新 PET 心脏显像方法，相对于传统的心脏显像方法具有明显的优势。

心脏运动追踪的难度远远超过呼吸运动追踪，不仅因为心脏搏动频率是呼吸频率的 5 倍，更因为心脏运动同时包含了心脏搏动和呼吸运动。赛诺联合推出的 PET 心脏时空成像能替代传统复杂的外接心电图门控，并且更加精确，不会出现丢拍、定量参数偏离的现象。

（二）TOF 双定量重建技术

传统衰减校正以 CT 数据为基础，受心脏及呼吸运动的影响，无法精确匹配 CT 和 PET 图像，可能导致心肌伪影，影响诊断。赛诺联合推出的 TOF 双定量重建技术基于 Pole Star Flight 200 ps 量级时间分辨率的优异 TOF 定位特性，从 PET 数据本身提取衰减校正信息，保证心肌 PET 显像无限接近真实情况，实现心脏成像的绝对定量（图 11-2）。

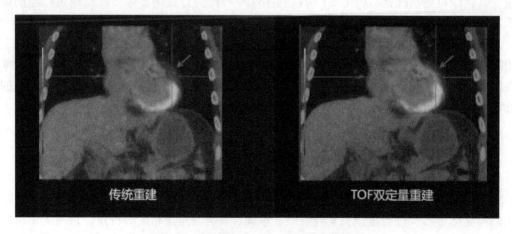

传统重建　　　　　　　　TOF双定量重建

图 11-2　传统重建与 TOF 双定量重建对比

基于赛诺联合独有的优异泛化性能算法，TOF 双定量重建技术能够将 PET/CT 心脏门控显像扫描缩短到传统时间的 1/5，大大提高 PET/CT 心脏应用的实操性和普及性。

二、设备创新

除了赛诺联合推出的 PET 心脏时空成像技术外，GE、西门子、飞利浦、联影医疗、东软医疗、永新医疗以及明峰医疗等在 PET/CT 领域也有不少进展。

（一）GE 五维全息一站式精准 PET/CT 新技术

GE 带来了全新五维全息影像平台，实现了 PET/CT 精准一站式成像。基于最先进的超高单位灵敏度硬件设计，五维全息影像平台（超级迭代至清成像平台）真正实现全面提升 PET/CT 图像信噪比、分辨率、定位精度、微小病灶探测能力及清除病灶伪影等多项能力，助力精准诊疗一体化及高端影像组学研究的前沿应用。

（二）西门子精准定量解决方案

PET/CT 在肿瘤的精准诊疗中扮演着重要的角色，其中 PET/CT 的定量技术发挥了巨大的作用。如今面临的难题是如何在实现定量的基础上提升定量技术的精度及准确性。对此西门子在整个影像流程中都采取了独特的定量技术，在设备采集端西门子推出了后数字 PET/CT-Broad Quantification 技术，它拥有业界最高 TOF 时间分辨率，可达到 214 ps，真正实现光子冻结及广域高清，大幅提高了设备采集端的精度。

（三）飞利浦数字光子计数探测器

Vereos PET/CT 的数字光子计数探测器能够极大地释放 PET 的数字 TOF 技术潜能，从源头实现变革模拟，去伪存真，跨越式提升 PET/CT 图像质量、缩短扫描时间、降低辐射剂量，有效拓宽科研应用边界，同时集成飞利浦星云工作站智能化、自动化和高度互联的图像后处理系统，助力高效精准诊疗。

（四）联影医疗全芯数字 PET/CT 系统技术

uMI Panorama 是联影医疗推出的最新一代全数字化 PET/CT 系统，该设备基于uExcel 技术平台打造，TOF 时间分辨率、轴向视野自由扩展等核心系统性能指标在国际上领先；AI 全智能化工作流程让扫描更加快速便捷，双模态 AI 迭代重建技术实现PET/CT 扫描辐射剂量的"双低"。

（五）东软医疗数字化时代下的新思考

东软医疗自主研发的超高性能（超高集成、超强兼容）ASIC 芯片，搭配 SiPM，通过数字化解决方案，实现了超高的 TOF 时间分辨率。该方案显著提升图像质量、缩短扫描时间并降低注药剂量。同时，基于数字化，该方案创新性实现 PET/CT 设备的彻底无源，除去日常质控和时间校准，设备的季度校准也无需棒源、水模注药等放射源。

（六）永新医疗临床前分子影像技术

永新医疗的多模态动物专用 PET/SPECT/CT 产品的技术创新主要集中于两方面：一方面是工程层面，主要包括 DOI 深度探测、ASIC 芯片、定量重建、药代动力学技术；另一方面是临床层面，主要包括临床前分子影像的应用范围，以及医工结合助力核医学科研发展。

（七）明峰医疗 PET/CT 技术新进展

明峰医疗推出超高端全数字化 ScintCare PET/CT 750 T，其搭载第四代 MF 全数字化 PET 探测器，具有 403.2 mm 超宽的轴向视野，23.5 cps/kBq 灵敏度，380 ps TOF 时间分辨率，可实现更快的扫描速度、更精准的图像质量、更高效的临床体验和更智能的临床应用。

三、未来市场

近年来，我国癌症患者人数持续增长，结合我国癌症治疗水平的现状，这预示着我国癌症患者特别是高发病率的癌症患者，对 PET/CT 早筛有广阔的市场需求。据了解，我国癌症患者人数从 2014 年的 384.4 万人增加到 2020 年的 457.2 万人，预计 2030 年我国癌症患者将增加到 569.6 万人。

目前肿瘤早筛的手段非常有限，而肿瘤早筛需要精准的肿瘤早筛技术，其中 PET/CT 应用最为普遍。PET/CT 作为"查癌神器"临床需求非常大。

在此前很长一段时间里，国内 PET/CT 等高端医疗影像设备完全依赖进口，其市场一直被 GE、飞利浦和西门子等跨国企业主导。但随着国家对国产医疗设备的大力支持，近几年来国产 PET/CT 设备发展也开始加速，在我国市场占有率也持续走高。

许多国产厂商开始不断推陈出新，打破了国外对 PET/CT 核心技术的垄断。例如，赛诺联合通过产学研医合作，推动 PET/CT 核心技术研发，已经成功研制出三代 PET/CT 产品。此外，近年来我国多地将 PET/CT 检查项目纳入医保，将进一步刺激国内 PET/CT 技术的发展。未来，在世界高端医疗设备市场当中，必将有国产设备的一席之地。

参考文献

［1］樊绮诗，钱士匀．临床检验仪器与技术［M］．北京：人民卫生出版社，2015．

［2］夏薇，陈婷梅．临床血液学检验技术［M］．北京：人民卫生出版社，2015．

［3］许文荣，林东红．临床基础检验学技术［M］．北京：人民卫生出版社，2015．

［4］宋海波．中国体外诊断产业发展蓝皮书［M］．上海：上海科学技术出版社，2022．

［5］尹一兵，倪培华．临床生物化学检验技术［M］．北京：人民卫生出版社，2015．

［6］邹雄，李莉等．临床检验仪器［M］．2版．北京：中国医药科技出版社，2015．

［7］张卓然．临床微生物学和微生物检验［M］．3版．北京：人民卫生出版社，2006．

［8］倪语星，尚红．临床微生物学与检验［M］．4版．北京：人民卫生出版社，2007．

［9］韩丰谈．医学影像设备学［M］．4版．北京：人民卫生出版社，2016．

［10］张起虹．医用电离辐射防护与安全［M］．3版．南京：江苏人民出版社，2016．

［11］余建明，曾勇明．医学影像检查技术学［M］．北京：人民卫生出版社，2016．

［12］王骏，刘小艳，陈凝．CT/MR/DSA/乳腺技师业务能力考评应试指南［M］．沈阳：辽宁科学技术出版社，2017．

［13］徐跃，梁碧玲．医学影像设备学［M］．3版．北京：人民卫生出版社，2010．

［14］高剑波．中华医学影像技术学［M］．北京：人民卫生出版社，2017．

［15］王鸣鹏．医学影像技术学［M］．北京：人民卫生出版社，2012．

［16］石国明，韩丰谈．医学影像设备学［M］．北京：人民卫生出版社，2016．

［17］燕树林，王鸣鹏，余建明，等．全国医用设备使用人员（CT/MR/DSA）上岗考试指南［M］．北京：军事医学科学出版社，2009．

［18］章伟敏．MR检查技术卷［M］∥秦维昌．医学影像技术学．北京：人民卫生出版社，2014．

［19］汤光宇，李懋．磁共振成像技术与应用［M］．上海：上海科学技术出版社，2023．

［20］杨正汉，冯逢，王霄英．磁共振成像技术指南［M］．2版．北京：人民军医出版社，2010．

［21］石明国．医用影像设备（CT/MR/DSA）成像原理与临床应用．北京：人民卫生出版社，2013.

［22］石洪成，刘国兵，张一．全身 PET/CT 临床应用探索［M］．上海：上海科学技术出版社，2023.

［23］陈盛祖．PET/CT 技术原理及肿瘤学应用［M］．北京：人民军医出版社，2007.

［24］张时民．五分类法血细胞分析仪测定原理和散点图特征［J］．中国医疗器械信息，2008，14（12）：1-9，44.

［25］乐家新．血细胞分析仪白细胞散点图分析及临床意义［J］．临床检验杂志（电子版），2012，1（1）：28-29.

［26］中国免疫学会临床免疫分会专家组．自身免疫病诊断中抗体检测方法的推荐意见［J］．中华检验医学杂志．2020，43（9）：878-889.

［27］陈显，刘洲君，朱绍汶，等．全自动血型仪在血型检测中的应用［J］．临床输血与检验，2014，16（3）：250-252.

［28］林兴建，叶少荣．KJX-1A 型冰冻血浆解冻箱的工作原理及维修经验［J］．医疗设备信息，2003，18（12）：74.

［29］邹艳萍．解冻血浆纤维蛋白析出研究［J］．内蒙古中医药，2010，29（23）：78.

［30］程聪，张少强，吕翠，等．输血科血浆解冻质量控制管理系统的建立与应用［J］．中国输血杂志，2018，31（1）：82-85.

［31］张龙江，卢光明．双能量 CT 的技术原理及在腹部的应用［J］．国际医学放射学杂志，2010，33（2）：118-121.

［32］申森．核磁共振设备日常维修与维护方法［J］．设备管理与维修，2021（24）：65-67.

［33］BELLIVEAU J W, KENNEDY D N, MCKINSTRY R C, et al. Functional mapping of the human visual cortex by magnetic resonance imaging［J］. Science, 1991, 254（5032）：716-719.

［34］陈红日，杨文蕊，李青润，等．应用磁共振动脉自旋标记技术对不同运动亚型帕金森病患者脑灌注改变的研究［J］．磁共振成像，2021，12（8）：1-5，10.

［35］刘辉明，尹国平，别非，等．对比集合序列与常规序列头部 MR 图像质量［J］．中国医学影像技术，2019，35（2）：268-271.

［36］VERFAILLIE S C, ADRIAANSE S M, BINNEWIJZEND M A, et al. Cerebral perfusion and glucose metabolism in Alzheimer's disease and frontotemporal dementia：Two sides of the same coin?［J］. Eur Radiol, 2015, 25：3050-3059.

［37］苏晓艳，赵莲萍，谢宇平，等．原发性失眠患者脑磁共振波谱成像研究［J］．磁共振成像，2022，13（2）：47-51.

［38］刘娜，张浩南，张煜堃，等．磁共振 IDEAL-IQ 与 mDixon Quant 技术对腹部、椎体脂肪定量的对比分析［J］．磁共振成像，2022，13（3）：49-53.

［39］Report on stroke prevention and treatment in China Writing Group. Brief report on stroke prevention and treatment in China, 2020［J］. Chin J Cerebrovasc Dis, 2022, 19（2）: 136-144.

［40］MATSUMOTO K, NOHARA Y, SOEJIMA H, et al. Stroke prognostic scores and data-driven prediction of clinical outcomes after acute ischemic stroke［J］. Stroke, 2020, 51（5）: 1477-1483.

［41］中华医学会神经病学分会，中华医学会神经病学分会脑血管病学组．中国急性缺血性脑卒中诊治指南 2018［J］．中华神经科杂志，2018，51（9）：666-682.

［42］张帅，李春媚，宋国栋，等．酰胺质子转移磁共振成像在缺血性脑梗死分期中的应用［J］．山东医药，2016，56（43）：52-54.

［43］DE CIANTIS A, BARBA C, TASSI L, et al. 7T MRI in focal epilepsy with unrevealing conventional field strength imaging［J］. Epilepsia, 2016, 57（3）: 445-454.

［44］冯会，时高峰，刘辉，等．自由呼吸 Star-VIBE 序列动态增强 MRI 联合 DWI 在孤立性肺结节诊断中的应用［J］．放射学实践，2020，35（7）：855-859.

［45］夏艺，管宇，刘士远，等．超短回波时间（UTE）肺部 MR 成像对慢性阻塞性肺疾病的初步应用［J］．临床放射学杂志，2018，37（3）：401-405.

［46］朱洁，沈浮，袁渊，等．磁共振影像组学对直肠癌新辅助治疗后病理完全反应的评估价值［J］．放射学实践，2022，37（4）：426-431.

［47］杜名，辛军．PET/CT 应用现状及进展［J］．中国临床医学影像杂志，2021，32（12）：898-901.

［48］杨星，洪军，刘晶，等．PET 的基本结构、原理与特色［J］华北国防医药，2004，16（3）：221-222.